HOLISTIC INTEGRATIVE MEDICINE
THEORY & PRACTICE

整合医学
——理论与实践⑬

主　编　樊代明

副主编　曹田宇　沃龙飞

编　者　（按姓氏笔画排序）

王　佩　王　晨　刘宇尧　芦国芳

李丹秀　张文尧　张晓慧　范阿慧

周　云　鱼静敏　赵　玉　段理理

惠　娟

世界图书出版公司

西安 北京 上海 广州

图书在版编目(CIP)数据

整合医学:理论与实践⑬/樊代明主编. — 西安:世界图书出版西安有限公司,2022.6
ISBN 978 - 7 - 5192 - 9558 - 5

Ⅰ.①整…　Ⅱ.①樊…　Ⅲ.①医学 – 研究　Ⅳ.①R

中国版本图书馆 CIP 数据核字(2022)第 078520 号

书　　名	整合医学——理论与实践⑬
	ZHENGHE YIXUE　LILUN YU SHIJIAN
主　　编	樊代明
责任编辑	杨　莉　刘　倩
装帧设计	新纪元文化传播
出版发行	**世界图书出版西安有限公司**
地　　址	西安市锦业路 1 号都市之门 C 座
邮　　编	710065
电　　话	029 - 87214941　029 - 87233647(市场营销部)
	029 - 87234767(总编室)
网　　址	http://www.wpcxa.com
邮　　箱	xast@ wpcxa.com
经　　销	新华书店
印　　刷	西安雁展印务有限公司
开　　本	787mm×1092mm　1/16
印　　张	11.75
字　　数	240 千字
版次印次	2022 年 6 月第 1 版　2022 年 6 月第 1 次印刷
国际书号	ISBN 978 - 7 - 5192 - 9558 - 5
定　　价	80.00 元

医学投稿　xastyx@163.com ‖ 029 - 87279745　029 - 87279675

生物分子的翻译后修饰（post transcription modification，PTM）
是生物体维持正常生命活动时在细胞内发生的重要生化过程。
它不仅是将生物体装扮得千姿百态的"活园丁"，也是呵护千变
万化的生命过程的"保护伞"，更是抵御各种千奇百怪的内生或
外侵因素的"御林军"。目前已经发现的生物体内的 PTM 至少
有数十种，其中最常见、最重要的有甲基化、乙酰化、泛素化、
糖基化及磷酸化等。这些 PTM 可以表现在 DNA 和 RNA 水平上，
更多的是发生在蛋白质，特别是组蛋白的某些氨基酸的残基上。
每一种修饰又因其修饰酶及去修饰酶的种类和功能不同而分为编
码器（Writer）、解码器（Eraser）和读码器（Reader），这三者的
种类又分别有几种至几百种不等。正因如此，才造就了生物体的
多姿多彩，铸成了保护生命的铜墙铁壁。可以这么说，生物体从
单细胞生物一直进化到人类，用了数十亿年，其中除了基因的进
化外，更多的是翻译后修饰的作用。生物体进化越到高级阶段，
越是这样，越至近期，越是这样。我们深信，一切生物体，包括
人类将来的继续进化，可能更多会表现为 PTM 导致的进化。因
此，对 PTM 的探索和研究正在成为，也必将成为人类阐明疾病的
发生发展机制、寻找疾病的诊断治疗靶标、研发疾病的诊疗技术
方法，以及从根本上呵护人体健康最重要的领域。

整体整合医学（Holistic Integrative Medicine，HIM）简称整
合医学，是从人的整体出发，将医学相关领域最先进的理论知
识与临床各专科最有效的实践经验分别加以有机整合，并根据
社会、环境、心理等实际情况进行修正、调整，使之形成更加
符合和适合人体健康保障及疾病预防与诊疗的新的医学知识体

系。本册正是以生物细胞泛素化修饰为切入点，整合叙述了泛素化的发现历史，泛素化的研究方法、研究内容和研究成果；其与其他 PTM，即甲基化、乙酰化、糖基化和磷酸化间的关系，特别是其与细胞生物学行为如增殖、分化、凋亡、转移、耐药、血管生成、上皮—间质转化（EMT）及间质—上皮转化（MET）的联系；最重要的是对其与人体生理功能及其疾病发生发展关系的整体联系进行了整合分析和详细描述。我们试将这些医学相关领域泛素化最先进的理论知识与临床最有效的实践经验相整合，从而为形成更加符合和适合健康保障和疾病诊治的新医学体系奠定理论基础。

最近，我写的一篇 3 万字的文章《整合医学——从医学知识到医学知识论》，指明整合医学其实是医学知识论，它不是一个医学专业，也不是一个医学学科，但它适于所有医学专业和学科。医学知识论有 3 个功能：①它是研究医学知识的本质特征、形成方法和价值取向的认识论及方法学；②它是指导医生合理应用医学知识和正确诊治疾病的认识论及方法学；③它是利用现有普通知识凝聚创造更高层次医学知识的认识论和方法学。因此，《整合医学——理论与实践》聚焦人体重要生化过程中的甲基化、乙酰化、泛素化、糖基化和磷酸化，分 5 册进行详细分述，与读者从医学知识论高度探讨"五化"与人体功能、人体疾病及人体健康间的关系，从而为丰富、加深及拓宽对整合医学的理解和实践提供参考。

人体的重要生化过程十分重要，但也十分复杂，与生命过程的"大大小小"和"时时刻刻"相关，所以观察、研究及分析，特别是整合十分困难。本书只是一个开始，书中内容定有很多不足、不全，甚至不对之处，祈望读者谅解并指正，让我们共同携手，努力为其完善贡献力量。

樊代明

2022 年 2 月 10 日

目录

第一章　概　论

◎曹田宇　沃龙飞

一、泛素化概论

蛋白质的翻译后修饰（post-translational modification，PTM）是机体应对内外部环境做出的一种极其敏感、迅速并可逆转的调节方式。小分子修饰如磷酸化、甲基化及乙酰化修饰的机制与功能在细胞生物学的多个方面都已得到广泛而深入的研究。而泛素化（ubiquitination）作为一类作用方式更加复杂且结果更加多样的蛋白质修饰方式，在细胞生物学功能中扮演重要的角色。

与磷酸化、甲基化以及乙酰化修饰所添加的单一基团不同，泛素（ubiquitin，Ub）是一种由 76 个氨基酸组成的小分子蛋白质，其广泛存在于所有真核细胞中，且序列高度保守，例如酵母与人的泛素化序列仅差 3 个氨基酸。通过对蛋白质稳定性、定位、活性以及相互作用的调控，泛素化广泛参与诸如转录调节、DNA 损伤修复、细胞周期、细胞凋亡、囊泡运输等生理过程。

自 20 世纪 70 年代被发现并冠以 ubi-词缀（意为无处不在），到 2004 年瑞典皇家学会将该年度诺贝尔化学奖授予以色列科学家 Aaron Ciechanover、Avram Hershko 和美国科学家 Irwin Rose，以表彰他们在泛素调节的蛋白质降解机制研究中的贡献。半个世纪以来，作为生物化学研究的一个重大成果，它已然成为研究、开发新药物的重要靶点。

泛素化是指泛素分子在一系列酶的作用下，将细胞内的蛋白质分类，从中选出靶蛋白分子，并对靶蛋白进行特异性修饰的过程。泛素分子全长包含 7 个赖氨酸位点（K6、K11、K27、K29、K33、K48 和 K63）和 1 个位于 C 端的甘氨酸（Gly）位点以及位于 N 端的甲硫氨酸（Met1）位点。根据现有研究结果，无论在细胞内环境还是胞外反应体系，泛素自身的每个赖氨酸位点以及 N 端的甲硫氨酸（Met1）位点都可发生泛素化从而延伸泛素链。其中对 K48 和 K63 位多聚泛素化的研究最为广泛，而其他类型的泛素化链研究较少且被认为是非典型泛素化。

泛素酶包括：E1 泛素活化酶（ubiquitin-activating enzyme）、E2 泛素缀合酶（ubiquitin-conjugating enzymes）和 E3 泛素连接酶（ubiquitin-ligase enzymes）。首先，E1 利用 ATP 提供的能量在泛素 C 端赖氨酸（Lys）残基上的羧基基团与自身的半胱氨酸（Cys）残基上的巯基基团间形成高能硫酯键，从而活化泛素分子。继而，激活的泛素通过硫酯键再被接合到 E2 的 Cys 残基上。最后，激活的泛素或者通过 E2 直接连接到蛋白底物上，或是在 E3 作用下通过泛素的羧基末端与靶蛋白 Lys 残基的 ε-氨基之间形成氨基异肽键而将泛素转移到靶蛋白上。如果靶蛋白结合单个泛素分子则称为单泛素化；如果靶蛋白的多个 Lys 残基同时被单个泛素分子标记称为多泛素化；而靶蛋白的单个 Lys 残基被多个泛素分子标记则称为多聚泛素化。

由于泛素化的多样性与多价性，其广泛参与人体的各种生理过程，包括细胞增殖、凋亡、自噬、内吞、DNA 损伤修复以及免疫应答。此外，泛素化失调在疾病中也发挥重要作用，如癌症、神经退行性变、肌肉营养不良、免疫疾病以及代谢综合征。尤其对于肿瘤以及神经退行性变，调控泛素化通路已被认为是治疗肿瘤及神经退行性病变的一种有前景的策略。

由于泛素化修饰对底物的巨大影响，因此与其他 PTM（如磷酸化、乙酰化）相似，泛素化也是一个被严格调控的可逆过程，尤其是去泛素化酶使泛素化修饰具有良好的平衡性。研究表明，细胞内广泛存在许多去泛素化酶（deubiquitinating enzymes，DUB），主要分为以泛素羧基末端水解酶家族和泛素特异性加工酶家族为主的 5 种类型。去泛素化酶对泛素化过程不仅起着抑制作用，而且可以通过分解泛素化抑制因子、再循环泛素分子、校对泛素化进程等方式促进泛素化过程，从而与泛素化系统共同组成一个几乎覆盖所有细胞功能的复杂网络。

尽管许多泛素化修饰的原则得到了阐明，但泛素化修饰的生化机制与生理功能远未得到充分研究。与此同时，对于泛素化修饰的进一步理解必将推动一系列相关疾病的研究与治疗，泛素化通路与炎症、肿瘤与自身免疫性疾病的相互关系取得了巨大突破，并有望为上述疾病的治疗方式提供新思路。因此，随着对泛素化修饰的深入研究与治疗技术的不断发展，调控泛素化通路将成为一种富有前景的高度特异性的治疗方法。

第二章　泛素化的发现和发展

◎沃龙飞　王　佩

　　真核生物蛋白质组学的主要部分受翻译后修饰的控制和调控，其中最突出的是严格保守的蛋白质泛素的共价修饰（即泛素化）。泛素化是指泛素分子在一系列特殊酶的作用下，对靶蛋白进行特异性修饰的过程，特殊酶包括泛素活化酶（E1）、连接酶、缀合酶和降解酶等。泛素化在蛋白质的定位、功能、代谢、调节和降解过程中均具有至关重要的作用。同时，它们也广泛参与到包括细胞周期、增殖、凋亡、分化、转移及其基因表达、转录调控、信号传导以及损伤修复、炎症免疫等一系列生命活动的调控过程中。研究表明泛素化与肿瘤、心血管系统、神经系统等疾病的发生密切相关（图2-1）。

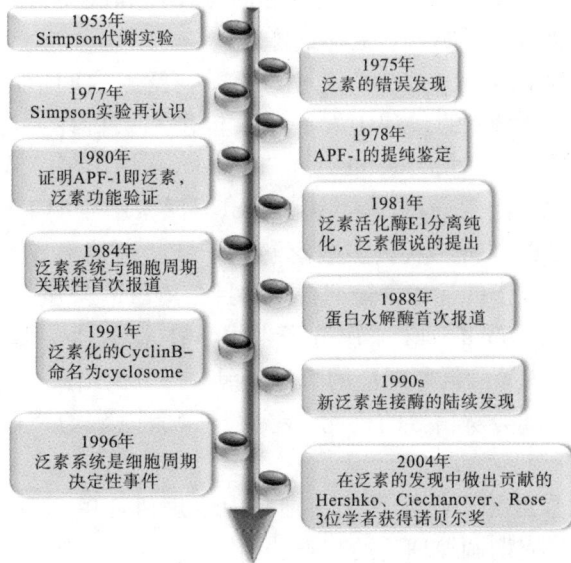

1953年
Simpson代谢实验

1975年
泛素的错误发现

1977年
Simpson实验再认识

1978年
APF-1的提纯鉴定

1980年
证明APF-1即泛素，
泛素功能验证

1981年
泛素活化酶E1分离纯
化，泛素假说的提出

1984年
泛素系统与细胞周期
关联性首次报道

1988年
蛋白水解酶首次报道

1991年
泛素化的CyclinB-
命名为cyclosome

1990s
新泛素连接酶的陆续发现

1996年
泛素系统是细胞周期
决定性事件

2004年
在泛素的发现中做出贡献的
Hershko、Ciechanover、Rose
3位学者获得诺贝尔奖

图2-1　泛素化的研究进程

一、泛素化的发现

泛素的发现最早要追溯到 1953 年，当 DNA 双螺旋结构登上 *Nature* "舞台"，Simpson 利用放射性核素进行代谢实验并发表了《生物细胞蛋白质分解中需要代谢能量即需要 ATP 的加水分解》论文。其后很长一段时间里，这篇文章被忽视了。当时热力学的世界观认为加水分解反应是产能反应，与需要能量的合成反应不同，该过程是不需要能量参与的。

1975 年，Goldstein 把泛素当作胸腺激素，但不久就明确了其不过是标本中混入的物质。也就是说，泛素是一种"被错误发现的分子"。但正是这个研究创造了"泛素"这个名字，使其得以流传史册。Goldstein 等为了强调这个物质在所有的组织细胞中普遍存在，即其普遍性（ubiquity），称其为泛素（ubiquitin）。

1977 年 Goldberg 等报道网织红细胞的提取液中加入 ATP 可显著促进蛋白质的分解，也就是伴随着蛋白分解有能量消耗，这篇论文唤醒了在图书馆底沉睡已久的 Simpson。

1978 年，Ciechanover 等通过 DEAE - 纤维素柱和吸附高浓度盐析的方法成功提纯 ATP-dependent proteolysis factor（APF - 1）。APF - 1 是一种热稳定性较好的小分子蛋白，1980 年该蛋白质被 Wilkinson、Urban 和 Hass 等证明其就是泛素。

二、泛素化的发展

1980 年，Ciechanover 等通过 ^{125}I 标记证实泛素可与一些蛋白质形成共价连接。同年，Hershko 等发现多个泛素分子以链状方式，通过 C 端羧基与底物赖氨酸 ε-氨基形成酰胺键。ATP 的参与提供了反应过程的可控性和底物特异性，这一现象提示泛素介导的蛋白质酶解可能具有生物学普遍意义。

1981 年，泛素活化酶 E1 被分离纯化，该酶与泛素之间形成高能硫酯键。同时，在纯化泛素活化酶 E1 的过程中发展了共价亲和层析柱方法，此法对于 E2、E3 酶的纯化至关重要。同时，Hershko 和 Ciechanover 提出了泛素在蛋白质分解中所起基本作用的假说：泛素通过泛素活化酶 E1、泛素缀合酶 E2、泛素连接酶 E3 的多级反应与目标蛋白共价结合，多数泛素分子枝状连接形成聚泛素链，而聚泛素链成为蛋白水解酶攻击的标记，被捕捉到的目标蛋白迅速分解。

20 世纪 80 年代，Varshavsky 采用分子生物学技术将 Hershko 等用生物化学方法认定的 E1、E2、E3 等酶群所对应的酵母基因一一分离出来。这些研究将明确泛素链作为细胞体内实际分解信号的机能，将"泛素假说"的"假说"二字从文字上去掉了。

1984 年，首次报道关于泛素系统在细胞内生理机能的里程碑式的论文面世，奠定了泛素参与细胞周期调控理论的基础。

其后对于泛素的研究从 1984 年与泛素相关的文章不足 100 篇，到 2020 年已经将近 6000 篇，这也从侧面反映了泛素研究的飞速发展。而且在生命科学领域的顶级杂志 *Nature*、*Science*、*Cell* 中，每期都登载有"泛素"话题，现在关于泛素的研究仍在快速发展中。泛素—蛋白水解酶体作为决定体内众多生理反应能够快速、一过性、单向进行的合理手段，在细胞周期、凋亡、代谢调节、免疫应答、信号传递、转录控制、质量管理、应激应答、DNA 修复等生命科学的众多领域起到了重要作用，这已经成为难以动摇的事实。

（一）Hershko 的泛素假说

Hershko 和 Ciechanover 提出了泛素在蛋白质分解中起基本作用的假说：泛素活化酶 E1、泛素缀合酶 E2、泛素连接酶 E3 的多级反应与目标蛋白共价结合，多个泛素分子枝状连接形成聚泛素链，而聚泛素链成为蛋白水解酶攻击的标记，从而被捕捉到的目标蛋白被迅速分解。该"泛素假说"后来得到广泛认同，其要点在于代谢能量是泛素活化所必须的。从概念上讲，在蛋白分解的过程中存在 ATP 消耗。该假说与学界所预想的 ATP 依赖性的蛋白水解酶的概念完全不同，这一系列研究结果是由生物化学方法所取得的，而和当时蓬勃发展的分子生物学技术并无关联。

在 Hershko 和 Ciechanover 提出泛素假说的最初 5 年，由于其超出常识，*Nature*、*Science* 等世界一流的杂志也不认可他们的研究成果，所以在很长一段时间内拒绝将其刊登。

（二）Varshavsky 的遗传学研究

关于证明泛素系统离体作用研究中贡献最大的是 Varshavsky 及其共同研究者（图 2 - 1），他的门生很多（例如 Finley、Jentsch、Hochstrasser 等），现在仍然作为这个领域的带头人。1977 年，Varshavsky 在进行染色体的研究时注意到 Goldknopf 和 Busch 关于泛素修饰的报告，并且围绕泛素化的组蛋白 H2A 的染色体相关机能进行了研究。以此为契机，Varshavsky 于 1980 年左右开始使用出芽酵母的反向遗传学技术研究泛素系统。继而将 Hershko 等在生化学所认定的 E1、E2、E3 等酶群所对应的酵母基因一个一个地分离出来。这些研究明确了泛素链

图 2 - 2　泛素化研究著名学者
Alexander J. Varshavsky

作为细胞体内实际分解信号的机能，将"泛素假说"的"假说"二字在文字上去掉了。

为了充分理解泛素系统对细胞生理的影响，Varshavsky 以酵母作为模型进行研究。研究发现蛋白质的降解需要多个泛素分子组成的链，而不是多位点的单泛素修饰。该项工作揭示了多泛素链的功能，并且展示了单个泛素分子是如何组装成链的——泛素分子之间通过异肽键相连，位点通常是 K48 和 G76。Varshavsky 还确

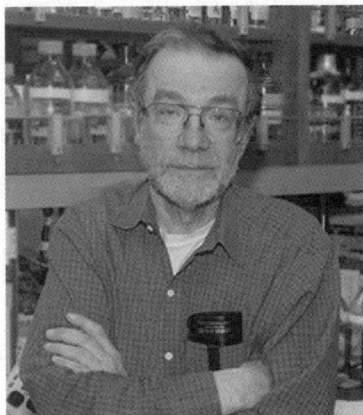

定了泛素系统在细胞中的功能，包括参与调控细胞周期、损伤修复 DNA、合成蛋白质、转录调控、应激反应等。Varshavsky 的研究证明泛素系统不仅在试管中起作用，在活细胞中也至关重要。

Varshavsky 克隆了泛素基因，发现了第一个被泛素化的底物，第一个去泛素化的酶和第一个特异性的 E3 泛素连接酶。此外，他还鉴定了泛素化的非降解功能。1986 年，Varshavsky 发现了决定蛋白会被降解的规则——N 端规则，他们以一连串遗传学的研究取得了关于泛素系统相关的许多前瞻性研究成果。当时，这一系列在 *Nature*、*Science*、*Cell* 杂志上发表的论文席卷了蛋白质分解的世界。

（三）蛋白质水解酶体的发现

从能量依赖性蛋白质分解机制的观点来看，"泛素假说"仍有重大缺陷，即泛素修饰只是 ATP 消耗的一个装置而已。1983 年，Goldberg 通过证明泛素修饰后的蛋白质分解仍然需要 ATP 的加水分解，因而主张"在蛋白质分解过程中 ATP 依赖性的 2 段学说"。也就是说，虽然已经证明泛素以能量依赖性的信号附加机制，作为蛋白水解酶的攻击标识这个概念是正确的，但实际上泛素修饰后的蛋白质分解仍然需要能量。这个假说的要点在于作为第二个 ATP 消耗的分子机制，真核生物也存在着同样的 ATP 依赖性蛋白水解酶。这意味着在泛素登场前 Goldberg 的预测一半是正确的。这个推断发现了被称为"蛋白水解酶体"的 ATP 依赖性的蛋白水解酶。1988 年，蛋白水解酶体出现在科学杂志上，但明确其分子结构是在 10 多年以后。花费如此长时间的原因是这个酶体分子量大到 250 万，总的亚基数达 100 个，是生命科学史上最大最复杂的分子。

（四）诺贝尔化学奖的获奖及其影响

2004 年，Hershko、Ciechanover、Rose 等 3 人获得了诺贝尔化学奖。对此，无论是当事人还是相关领域的研究者都是既欢迎又惊讶，"竟然没有 Varshavsky 而是 Rose"，"不是生理学或医学奖而是化学奖"。Rose 是研究 ATP 的酶反应学的权威，在初期和 Hershko、Ciechanover 共同研究，对泛素修饰反应机制的探明有重大功绩，其最初使用生化学手段主张泛素假说。其后，他在人才的培育上也有非凡成就，培养的这 3 名学者都有极大的功绩。Varshavsky 未能获得诺贝尔奖的确令人非常遗憾。如果没有 Varshavsky 的杰出工作，对泛素的研究难以扩展到现在这个地步。而且，Varshavsky 在 *Nature*、*Cell*、*Science* 等杂志上刊登关于泛素系统的论文有数十篇之多。与此相对的是，此次获诺奖的 3 人关于泛素系统的论文几乎为 0。

关于此项诺贝尔化学奖，笔者认为其代表基因工学、分子生物学等现代技术的快速发展，这种进步本身就应该带来人体基因解析的大幅进步，而这 3 个人使用的生化学和酶学的基础性的所谓低技术却有了新概念的发现，具有特别重大的意义。因此，诺贝尔委员会正是表明自己要表彰这种"最原始的发现"而授予了 3 人该奖项。现代高度发展的生命科学出现了量产论文现象，而此次诺贝尔化学奖的授予也可以说是为这种真正带有独创意味的发现所做的特别提示（图 2-3）。

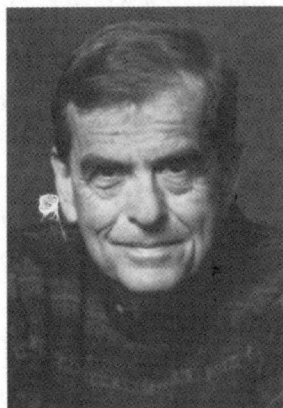

| Aaron Ciechanover | Avram Hershko | Irwin Rose |

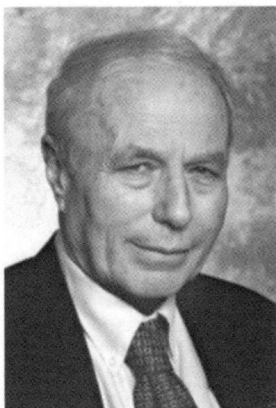

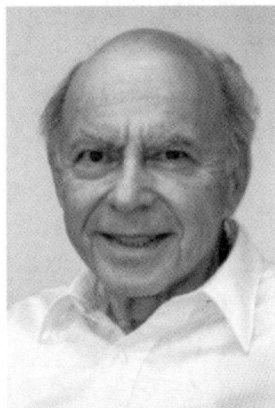

图 2-3　泛素化研究诺贝尔奖获得者

近年来，泛素研究在医学、病理生理学等领域日渐扩大，很多人认为更应该授予生理学或医学奖，而实际上却是化学奖。这个化学奖有必要把目光放在蛋白质作为配体的独特调节机制的发现及其生物学意义这一焦点问题上正确认识。Hershko 的智慧，Ciechanover 卓越的技术和行动力，Rose 深厚的酶学素养，这 3 个个性和才能毫不相同的学者共同努力的结果建立了泛素作为蛋白质分解信号的假说。从这 3 个人对确立基本概念的贡献出发，大概能够理解诺贝尔化学奖的意义。

（五）泛素背后的故事

2004 年 10 月 6 日，瑞典皇家科学院宣布将 2004 年诺贝尔化学奖授予以色列科学家 Aaron Ciechanover、Avram Hershko 和美国科学家 Irwin Rose，以表彰他们发现了细胞是如何摧毁有害蛋白质的（即泛素调节的蛋白质降解）。学界都在研究蛋白质的诞生，他们却研究蛋白质的死亡。

评审委员会认为蛋白质是构成包括人类在内的一切生物体的基础，几十年来生物学家在解释细胞如何制造蛋白质方面取得了很多进展，却很少有研究对蛋白质的降解问题感兴趣。今年获得化学奖的 3 位科学家独辟蹊径，于 20 世纪 80 年代初发现了被调节的蛋白质的降解。人类很多疾病正是这一降解过程异常所致。评委们指出，"泛素调节的蛋白质降解"方面的知识将有助于攻克子宫颈癌和囊性纤维化等疑难疾病。目前已有建立在这一研究成果基础上的药物问世，正在美国食品和药物管理局（Food and Drug Administration，FDA）进行检测。评委们在现场解释整个理论时特意用碎纸机将两张完整的彩纸瞬间绞碎，以此比喻细胞好比一个高效的"控制站"，能够制造蛋白质但又能在瞬间把某些特定蛋白质"降解"为碎片。

这是以色列人首获科学类诺贝尔奖。在宣布大厅，工作人员当场把电话接到了获奖者之一——Aaron Ciechanover 在以色列海法的家中。尽管 Ciechanover 语速极快的以色列英语让很多人不得不最大限度地竖起耳朵，但现场所有人还是从他的语音中感受到了兴奋。Ciechanover 笑言他还没来得及把消息告诉亲朋好友，也没想以后怎么用这笔奖金，"在此刻，我觉得已经不是我自己了！"。当记者问到作为一名非美国人赢得科学类的诺贝尔奖有什么感受时，他激动地说："我深深为我的祖国感到骄傲！"。Ciechanover 还说他相信他们的发现对攻克癌症以及多种疾病会有很大帮助。此前，以色列人曾获得过和平奖和文学奖。评委代表 Larce Thelander 在现场就评选人的国籍问题接受新华社记者采访时说，他们在评奖时不考虑研究人员的民族和国籍。他指出，"我们只选择那些最有突出成就的、对人类贡献最大的、最优秀的科学家"。

早在 1942 年，学界就发现了蛋白质分子的降解现象，其中 Hershko 也属于早期探索者之一，但这个阶段他们一直把研究方向瞄准 ATP 的作用。20 世纪 70 ~ 80 年代，Ciechanover 与 Hershko 曾在 Rose 主持的 Fox Chase Cancer Center 做访问学者。在这期间，他们联名发表了一系列论文，揭示了泛素调节的蛋白质降解机制，指明了蛋白质降解研究的方向。三位科学家在 1979 年 12 月 10 日一期《美国科学院学报》上连续发表的两篇文章，被诺贝尔化学奖评选委员会称为"突破性成果"，奠定了他们获奖的基础。

蛋白质降解相当于蛋白质优胜劣汰，蛋白质是包括人类在内各种生物体的重要组成成分。对于生物体而言，蛋白质的生老病死至关重要。然而，科学家关于蛋白质如何"诞生"的研究成果很多，迄今至少有 5 次诺贝尔奖授予了从事这方面研究的科学家，但关于蛋白质如何"死亡"的研究却相对较少，此次诺贝尔化学奖表彰的就是这方面的工作。所谓泛素调节的蛋白质降解其实就是一种蛋白质"死亡"的重要机制。

蛋白质有生有死。科学家相信蛋白质生死如同盖楼和拆楼，其合成复杂，降解却容易。蛋白质是由氨基酸组成的，氨基酸如同砖头，蛋白质则如结构复杂的建筑。正如同有各种各样的建筑，生物体内也存在着各种各样的蛋白质。不同的蛋白质有不同的结构，也有不同的功能。蛋白质的合成通常要比蛋白质的降解复杂得多，毕竟拆楼容易盖楼难。蛋白质的降解在生物体中普遍存在，比如人吃进食物后，食物中的蛋白质在消化道中就被降解为氨基酸，随后被人体吸收。在这一过程中，一些简单的蛋白质降解酶（如胰岛素）发挥了重要作用。科学家对这一过程研究得较为透彻，因而在很长一段时间他们认为蛋白质降解没有值得深入研究的内容。然而，20 世纪 50 年代的一些研究表明，事情恐怕没有这么简单。蛋白质有两种死法：一种不需要能量，只需要蛋白质降解酶参与；另一种需要能量，是一种高效率、指向性很强的降解过程。最初的一些研究发现，蛋白质的降解不需要能量，这如同一幢大楼自然倒塌一样，并不需要炸药来爆破。然而，20 世纪 50 年代科学家却发现，同样的蛋白质在细胞外降解不需要能量，而在细胞内降解却需要能量。20 世纪 70 年代末 80 年代初，Aaron Ciechanover、Avram Hershko 和 Irwin Rose 进行了一系列研究终于揭开了该谜底。

　　原来，生物体内存在着两类蛋白质降解过程。一种是不需要能量的，例如发生在消化道中的降解，这一过程只需要蛋白质降解酶参与；另一种则需要能量，它是一种高效率、指向性很强的降解过程。如同拆楼，如果大楼自然倒塌，并不需要能量，但如果要定时、定点、定向地拆除一幢大楼，则需要炸药进行爆破。废品会被贴上标签，一种被称为泛素的多肽就像标签，被贴上标签的蛋白质会被运送到细胞内的"垃圾处理厂"进行降解。这3位科学家发现，一种被称为泛素的多肽在需要能量的蛋白质降解过程中扮演着重要角色。这种多肽由76个氨基酸组成，它最初是从小牛的胰脏中分离出来的，它就像标签。这3位科学家进一步发现了这种蛋白质降解过程的机制。原来细胞中存在着E1、E2和E3 3种酶，它们各有分工。E1负责激活泛素分子。泛素分子被激活后就被送往E2，E2负责把泛素分子绑在需要降解的蛋白质上。但E2并不能识别指定的蛋白质，这就需要E3帮助，即E3具有辨认指定蛋白质的功能。当E2携带着泛素分子在E3的指引下接近指定蛋白质时，E2就把泛素分子绑在指定蛋白质上。这一过程不断重复，指定蛋白质上就被绑了一批泛素分子。被绑的泛素分子达到一定数量后，指定蛋白质就被运送到细胞内的一种称为"蛋白酶体"的结构中。这种结构实际上是一种"垃圾处理厂"，它根据绑在指定蛋白质上的泛素分子的标签决定接受并降解这种蛋白质。蛋白酶体是一个桶状结构，通常人体细胞中含有3万个蛋白酶体，经过它的处理，蛋白质就被切成由7~9个氨基酸组成的短链。这一过程十分复杂，自然需要消耗能量。新蛋白质需要接受质检，泛素调节的蛋白质降解过程如同一位重要的、把关严格的质量监督员。通常有30%新合成的蛋白质没有通过质检而被销毁。后来很多科学家的大量研究结果证实，这种泛素调节的蛋白质降解过程在生物体中的作用非常重要。但如果它把关不严，就会使一些不合格的蛋白质蒙混过关；如果把关过严，又会使合格的蛋白质供不应求。这都容易使生物体出现一系列问题。例如，一种称为"基因卫士"的P53蛋白可以抑制细胞发生癌变，但如果对P53蛋白的生产把关不严，就会导致人体抑制细胞癌变的能力下降，从而诱发癌症。事实上，人体一半以上种类的癌细胞中，这种蛋白质都发生了变异。泛素调节的蛋白质降解在生物体中十分重要，因而对它的开创性研究也就具有了特殊意义。目前，在世界各地的很多实验室中，科学家不断发现和研究与这一降解过程相关的细胞新功能。这些研究对进一步揭示生物的奥秘，探索一些疾病的发生机制和治疗方式具有重要意义。

　　"在过去几十年里，生物化学家一直在致力于探索细胞是如何产生各式各样的蛋白质的。但对蛋白质究竟是如何毁灭的，一直鲜有人问津。Aaron Ciechanover、Avram Hershko和Irwin Rose逆主流而动，进行反向医学研究于20世纪80年代初发现了细胞最重要的循环过程之一——被管制蛋白质的退化。为此，他们被授予诺贝尔化学奖。""通过发现蛋白质管理系统，Aaron Ciechanover、Avram Hershko和Irwin Rose让我们从分子的层面上来理解细胞控制一些非常重要的生化过程成了可能，这些重要的生化过程包括细胞循环、DNA 修复、基因复制和新生蛋白质的质量控制等。像这类有关受控蛋白质死亡的新知识还有助于解释免疫系统是如何工作的，而免疫系统的某些缺陷将导致各种各样的疾病，包括某种形式的癌症。"

参考文献

［1］ Simpson MV. The release of labeled amino acids from the proteins of rat liver slices. Journal of Biological Chemistry，1953，201（1）：143 – 154.

［2］ Schlesinger DH，Goldstein G，Niall HD. The complete amino acid sequence of ubiquitin，an adenylate cyclase stimulating polypeptide probably universal in living cells. Biochemistry，1975，14（10）：2214 – 2218.

［3］ Etlinger JD，Goldberg AL. A soluble ATP-dependent proteolytic system responsible for the degradation of abnormal proteins in reticulocytes. Proceedings of the National Academy of Sciences，1977.

［4］ Ciehanover A，Hod Y，Hershko A. A heat-stable polypeptide component of an ATP-dependent proteolytic system from reticulocytes. Biochemical and Biophysical Research Communications，1978，81（4）：1100 – 1105.

［5］ Wilkinson KD，Urban MK，Haas AL. Ubiquitin is the ATP-dependent proteolysis factor I of rabbit reticulocytes. ScienceDirect. Journal of Biological Chemistry，1980，255（16）：7529 – 7532.

［6］ Ciechanover A，Heller. ATP-dependent conjugation of reticulocyte proteins with the polypeptide required for protein degradation. Proceedings of the National Academy of Sciences，1980.

［7］ Hershko A，Ciechanover A，Heller H，et al. Proposed role of ATP in protein breakdown：conjugation of protein with multiple chains of the polypeptide of ATP-dependent proteolysis. Proceedings of the National Academy of Sciences，1980，77（4）：1783 – 1786.

［8］ Wilkinson KD，Urban MK，Haas AL. Ubiquitin is the ATP-dependent proteolysis factor I of rabbit reticulocytes. ScienceDirect J. Journal of Biological Chemistry，1980，255（16）：7529 – 7532.

［9］ Ciechanover A，Elias S，Heller H，et al. "Covalent affinity" purification of ubiquitin-activating enzyme. Journal of Biological Chemistry，1982，257（5）：2537 – 2542.

［10］ Hershko A. ，Ciechanover A，Varshavsky A. The ubiquitin system. Nat Med 6，2000，1073 – 1081.

第三章 泛素化的研究方法

◎沃龙飞 王 佩

蛋白质与泛素的共价修饰对于哺乳动物细胞中的大多数生物过程都至关重要。许多蛋白质以动态方式与单个或多个泛素分子或链缀合，通常能够确定蛋白质的半衰期、定位或功能。自发现泛素以来，基于生物化学和成像的研究泛素化的方法一直在发展和改进。泛素化是通过在 Western Blot 印迹上解析泛素链和（或）泛素化的底物进行经典研究的，而生化实验是鉴定底物的首选方法。随着激光共聚焦、超分辨率显微镜和可视化蛋白链试剂的发展和应用，基于成像的方法越来越多地补充了生化方法。

一、生物化学方法

亲和分离技术是基于生物分子之间特异性相互作用发展而来的，广泛应用于亲和色谱、样品前处理等领域。近年来，以相应的泛素化修饰为靶标，构建高亲和力、高专一性的亲和配基，发展亲和分离的新方法，成为蛋白质泛素化修饰分析研究的有力工具。与此同时，质谱技术的高速发展为泛素化蛋白质的高通量鉴定提供了保障。将亲和分离和液相色谱 – 质谱联用技术整合是泛素化修饰通路研究中不可或缺的方法，为揭示蛋白质泛素化修饰的生物学效应和探索疾病调控规律提供重要支持。

（一）免疫亲和分离法用于泛素化修饰分析

免疫亲和分离是基于抗原 – 抗体特异性相互作用进行目标分子分离的方法。抗体作为最经典的生物识别分子，具有亲和力高、选择性好的特点，在蛋白质泛素化的分离分析中发挥了至关重要的作用。例如，泛素分子的单克隆抗体既可特异性识别单泛素化产物，也能识别多泛素化缀合物，已广泛应用于泛素化蛋白质的分离富集。此外，K48、K63 和 M1 等泛素链的特异性抗体也被用作特定泛素链的亲和识别配基，在相关泛素化功能研究中发挥作用。

泛素化蛋白质经酶解后，产生的非泛素化肽段对泛素化位点的检测产生严重干扰。为了促进蛋白质泛素化位点的高通量鉴定，研究人员以抗赖氨酸-ε-甘氨酸-甘氨酸（Lys-ε-Gly-Gly、K-ε-GG）抗体为亲和配基，将其化学交联在蛋白 A 琼脂糖珠表面，制备了新型分离材料，用于泛素化肽段的富集。泛素分子 C 端存在精氨酸-甘氨酸-甘氨酸（Arg-Gly-Gly、RGG）三肽片段，其中 C 末端甘氨酸的羧基通过异肽键连接到底物蛋白质的赖氨酸残基的 ε-氨基上，由此形成特征的 K-ε-GG 标签，可被 K-ε-GG 抗体特异性识别。因此，含 K-ε-GG 抗体的琼脂糖珠可用于蛋白质泛素化修饰的特异性分析。该方法实现了细胞和组织样本中泛素化肽段的亲和分离，结合 LC-MS/MS 鉴定到了 10 000 个泛素化位点。

泛素化修饰种类多样复杂，且泛素也会被进一步修饰，因此亟须特异性更高的抗体作为识别元件。虽然抗 K-ε-GG 抗体在泛素化鉴定中发挥了重要作用，但是研究发现神经前体细胞发育下调因子 8（neural precursor cell expressed developmentally down regulated 8，NEDD8）、干扰素刺激基因 15（interferon-stimulated gene 15，*ISG*15）等类泛素分子也会对蛋白质进行修饰。NEDD8 或 *ISG*15 的底物蛋白质经酶切后也会产生 K-ε-GG 结构，从而干扰泛素化位点的鉴定。为了解决这些问题，Akimov 等以泛素分子 C 端独有的 13 肽为靶标，制备了一种新型的单克隆抗体 UbiSite。当泛素化蛋白质经赖氨酸 C 端内切酶（LysC）水解后，泛素分子 C 端的 13 个氨基酸被保留在底物肽段上，因而可被 UbiSite 特异性识别。利用 UbiSite 为配基的亲和分离材料，他们实现了不同组织来源细胞样本中泛素化肽段的富集分离，结合 LC-MS/MS 鉴定到了 63 455 个泛素化位点，对应 9 207 个泛素化蛋白质。同时鉴定了 104 个 N 末端泛素化蛋白质，发现 N 末端泛素化和乙酰化之间呈负相关，为相关的生物学研究提供了重要信息。

（二）基于 UBD 亲和识别的泛素化修饰分析

泛素结合结构域（ubiquitin binding domains，UBD）一般由 20～150 个氨基酸组成，与泛素或多聚泛素链存在特异性相互作用。目前已鉴定出近 25 个不同亚家族的 UBD，包括泛素相关结构域（ubiquitin-associated domain，UBA）、泛素相互作用基序（ubiquitin-interacting motifs，UIM）、锌指（zinc finger，ZnF）家族的泛素结合锌指结构域（ubiquitin-binding zinc finger domain，UBZ）等。其中一些 UBD 对特定泛素修饰方式具有专一性识别能力，例如蛋白 hHR23A 的 UBA 可优先结合 K48 泛素链，受体相关蛋白 80（receptor-associated protein 80，RAP80）中的 UIM 可特异性识别 K63 泛素链。以这些 UBD 为亲和配基，制备分离材料，在蛋白质泛素化修饰研究中具有重要的应用价值。

随着蛋白质泛素化研究的日益深入，基于 UBD 的亲和分离法面临一些挑战。和抗体相比，多数 UBD 和泛素分子之间亲和力弱（Kd = 10～500μmol/L）。同时 UBD 对不同类型的泛素链具有亲和力差异，难以全面反映蛋白质的泛素化水平。

为获得具有普适性的 UBD 并提高泛素化蛋白质的分离效率，利用多个对不同泛素链具有结合力的 UBD 为识别配基，以聚甘氨酸为柔性连接分子，构建了串联杂交泛素结合结构域（tandem hybrid UBD，ThUBD）。ThUBD 由 2 ~ 4 个混合型 UBD 单元串联而成，有利于多位点同时识别，可实现对 7 种不同泛素链的高效结合，其中 ThUBD 和 K48 泛素链的 Kd 值可达 4.46μmol/L。结合该亲和分离方法，实现了高转移人肝癌细胞中泛素化蛋白质的分离纯化；结合 LC-MS/MS 技术，成功鉴定了 1 125 个泛素化蛋白质。

泛素链的长度往往通过分析其凝胶电泳的迁移率来确定。底物蛋白质上泛素化修饰位点的多样性为不同泛素链的长度测定提出了巨大挑战。通过串联 UBA 片段构建了可特异性识别多聚泛素链的串联泛素结合实体（tandem ubiquitin-binding entities，TUBE），建立一种泛素链长度分析新方法 Ub-ProT（Ub chain protection from trypsinization）。TUBE 和泛素链的结合可保护泛素化蛋白质不受去泛素化酶（deubiquitinases，DUB）和蛋白酶体的降解，保持了完整的结构特性，进而可用电泳对其长度进行简单快速分析。该研究团队将 Ub-ProT 应用于酵母裂解物中底物蛋白质上泛素链的长度测定，发现 K11 和 K63 泛素链主要以二聚体形式存在，而 K48、K6 和 K29 泛素链中泛素分子多达 7 个，揭示了哺乳动物细胞中表皮生长因子受体（epidermal growth factor receptor，EGFR）泛素修饰特点，其中 K63 连接的泛素链以四聚体至六聚体为主。

（三）基于多肽识别的泛素化修饰分析

多肽是重要的内源性生理活性物质，参与调节生物体内众多的生理过程。与抗体等生物大分子相比，多肽具有相对分子质量小、分子相互作用快、可控性强、制备简便稳定等特点。针对细胞、蛋白质等靶标，人工设计合成靶向多肽已成为化学和生物学关注的热点，也为复杂生命体系的分离分析提供了识别工具。在泛素分子末端加多聚组氨酸标签（His6 - tag），再利用固定化金属离子亲和色谱（immobilized metal affinity chromatography，IMAC）进行泛素化蛋白质的分离、富集或纯化是多肽识别在泛素化修饰分析中的一个重要应用。镍离子固定化亲和色谱分离主要在变性条件下进行，有效降低了 DUB 对泛素化蛋白质的水解活性，同时可避免蛋白 - 蛋白相互作用引起的非泛素化蛋白质的结合，在蛋白质泛素化的分离分析中具有独特优势。

由直链多肽环化形成的环肽具有亲和力高、选择性好、抗生物降解等优势，在特定泛素链的高效分离中具有应用前景。分别以 K48 泛素二聚体（K48Ub2）和泛素四聚体（K48Ub4）为靶标，利用 mRNA 展示技术获得随机肽库，筛选得到了靶向环肽 Ub2i、Ub2ii、Ub4i 及 Ub4ix。利用表面等离子体共振（surface plasmon resonance，SPR）及 1H - 、15N-NMR 分析了环肽和 K48 泛素链的相互作用。结构分析表明，Ub2ii 和 K48Ub2 的作用位点位于泛素分子由亮氨酸、异亮氨酸和缬氨酸形成的疏水表面，结合比为 1 : 1，Ub4ix 则同时结合 K48Ub4 的前 3 个泛素分子。

其中3种环肽（Ub2i、Ub2ii和Ub4i）对K48Ub2及K48Ub4均具有高结合能力，亲和力可达"nmol"水平，环肽Ub4ix则可特异性识别K48Ub4，Kd值低至6nmol/L。针对不同结构泛素链设计筛选亲和多肽作为识别配基，为蛋白质泛素化特异性分析提供了新工具。

相比于K48、K63修饰泛素链的相对高丰度，K6、K29和K33泛素链在细胞内含量极低，并且缺乏特异性识别分子。以K6和K33泛素链为靶标，通过多肽噬菌体展示技术，筛选出了K6和K33泛素链的多肽Affimer，测定了Affimer和K6、K33、K11泛素链的结合热力学和动力学特性。其中，K6 Affimer可特异性识别K6泛素链（Kd < 1nmol/L），K33 Affimer对K33和K11泛素链均具有高效结合能力。将K6 Affimer应用于人胚胎肾细胞中泛素化蛋白质的亲和分离，结合绝对定量法和Bottom-up分析方法，不仅实现了K6泛素链的高效富集，而且鉴定了泛素连接酶HUWE1，揭示了HUWE1介导线粒体融合蛋白2（mitofusin2，Mfn2）上K6泛素链的修饰功能。

（四）基于多种亲和配基的泛素化修饰分离分析

细胞内泛素化蛋白质的含量普遍很低。通过单一亲和配基直接分离复杂生物样品中的泛素化蛋白质或肽段分离效果仍比较有限，尤其是一些非典型的、丰度极低的泛素化修饰类型很难实现高效富集。为了降低背景干扰，提高亲和分离效率，利用多种配基进行串联或并联识别可望实现蛋白质泛素化的高效、高灵敏度分离分析。例如，将生物素－链霉亲和素识别体系（Kd = 10 ~ 15mol/L）与His6－金属离子识别相结合，构建新型串联亲和标签：组氨酸－生物素（histidine-biotin，HB）。携带HB标签的泛素化蛋白质可在变性条件下，被镍亲和树脂、链霉亲和素琼脂糖捕获，从而实现分离纯化。基于该方法，在酵母细胞中分离鉴定到了258个泛素化蛋白质。利用泛素分子N端的His6标签，结合底物蛋白C端的生物素标记，建立一种双分子亲和纯化法。镍亲和色谱的初次分离，可得到所有泛素化蛋白质，后续链霉亲和素的再次纯化可去除其他非目标蛋白质的干扰，最终得到所需的泛素化靶蛋白。该方法被应用于3种特定泛素化靶蛋白的分离，纯度高达95%。

联合使用抗体和UBD作为亲和配基进行蛋白质泛素化的识别和分离分析也是一种行之有效的方法。为了实现泛素连接酶相关底物蛋白质的高效鉴定，利用蛋白Ubiquilin－1的UBA片段，构建携带FLAG标签的TUBE。TUBE对8种泛素链均具有结合能力，可防止底物蛋白的去泛素化和降解。在TUBE对泛素链识别的基础上，利用抗FLAG抗体和抗K-ε-GG抗体进行两步亲和纯化，实现了底物蛋白泛素化肽段的高效分离富集。结合LC-MS/MS方法，鉴定了连接酶FBXO21的底物蛋白质，这可望成为泛素连接酶功能研究的有效手段。

一系列酶促级联反应执行蛋白质泛素化过程。通过泛素连接酶和UBA片段的融合，设计携带FLAG标签的连接酶陷阱。UBA和泛素链的结合，有利于提高连接酶对其泛素化底物的亲和力。针对连接酶陷阱上的 FLAG 标签和泛素分子上的 His6 标签，以抗 FLAG 抗体和镍离子为识别单元，建立串联亲和纯化方法实现了酵母和哺乳动物细胞中泛素连接酶相关底物蛋白的亲和分离，结合质谱技术可以鉴定到多种新型底物蛋白。

二、生物信息学方法

随着泛素化修饰研究的深入，越来越多泛素化修饰相关的蛋白质组学数据不断产出，对这些数据进行合理的组织、存储、管理以及分析就十分必要。现今泛素化修饰的生物信息学研究主要围绕泛素化修饰相关蛋白质数据库的建立、泛素化修饰网络的构建和分析以及泛素化修饰位点的预测等方面展开，随着实验数据的产出及生物信息学技术的发展，对泛素化相关蛋白质数据的解读将更为全面，可以帮助更为深入地理解泛素化修饰的机制。

（一）泛素-蛋白酶体系统相关蛋白质数据的收录

随着世界范围内泛素化修饰相关的研究报道越来越多，泛素-蛋白酶体系统相关蛋白质数据不断产出，合理地组织、储存、呈现以及更新这些数据很有必要，这也是进行后续数据分析工作的基础。很多实验室都十分关注这一问题，由此形成了一些较有特色的数据库，本节予以简要介绍。

1. UbiProt：泛素化修饰底物蛋白数据库

UbiProt（http://ubiprot. org. ru/）是一个收录泛素化修饰底物蛋白的数据库，由俄罗斯下哥罗德国立医学院创建。该数据库旨在系统收录泛素化底物蛋白数据，以供深入研究使用。UbiProt 数据库中每个数据条目描述了特定的泛素化底物蛋白信息，包括蛋白的性质、物种来源、泛素化修饰特征、参考文献及相关链接等。该数据库主要包含了一些大规模组学实验数据，其余的底物蛋白数据是从针对特定蛋白的泛素化修饰实验研究中得到的，数据库所有的条目都是通过人工手动的方式进行提取并注释的。UbiProt 数据库以泛素化底物数据为主要收录对象，但是该数据库数据信息并不完善，例如很多条目的底物并不包含相应的 E1、E2、E3 信息，且数据较为陈旧，后续更新情况不及时，可能是由于其采用的是人工提取的方法并缺少实时维护。

该数据库收录的主要是酵母和人的泛素化底物蛋白数据；来源于酵母的数据有 948 个，来源于人的数据有 137 个，来源于人的泛素化底物数据规模很小，并且相应条目的注释信息不够完善，加之该数据库长久未更新，使用较不便。但是该数据库的建立具有开创性意义，它是首个专门针对泛素-蛋白酶体系统进行数据收集的数据库，首次尝试将分散的泛素化底物蛋白数据进行组织整理，且该数据库具备数据提交的功能，UbiProt 的发布对于泛素化修饰的生物信息学研究具有重要意义。

2. hUbiquitome：经实验验证的人类泛素化相关蛋白质数据库

hUbiquitome（http://202.38.126.151/hmdd/hubi/）是北京大学发布的一个数据库，旨在收录具有高可信度的实验验证的人类泛素化相关蛋白质，该数据库共收录了 1 个 E1、12 个 E2、138 个 E3、279 个底物蛋白以及 17 个去泛素化酶。该数据库规模较小，但可信度较高。由于所收录的均为经过实验验证的数据且均为人工手动录入，因此提高了数据库所收录数据的可靠性，但同时降低了数据量。倘若加入质量控制体系，多渠道收集数据并对数据进行打分，将有助于提高数据量。此外，该数据库的条目注释信息较少，每个条目包含的相关信息不多，但该数据库包含了数据提交功能，更为友好的是提供了原始数据下载的功能，这是相对于其他泛素化相关蛋白质数据库的显著优点。

3. E3Miner：使用文本挖掘方法建立的泛素化 E3 数据库

E3Miner（http://e3miner.biopathway.org/e3miner.html）是一个提取泛素化修饰 E3 信息的在线文本挖掘工具，由于其较好地整理并呈现了已挖掘到的泛素化修饰 E3 相关信息，所以在此将其作为泛素化修饰相关蛋白质数据库之一进行介绍。

基于 E3 在泛素化修饰通路中的重要性，关于 E3 新的研究报道不断涌现，然而过去并没有针对泛素化修饰 E3 特定的文本挖掘工具。针对这一问题，韩国科学技术院计算机技术系开发了 E3Miner 文本挖掘工具，旨在挖掘出海量文献中的 E3 信息。通过文本挖掘 MEDLINE 中泛素化修饰相关文献的摘要来获得泛素化修饰 E3 及其相应底物蛋白、E2、E1 以及 DUB 信息。该数据库首次将文本挖掘的方法应用于泛素化修饰相关蛋白数据的挖掘过程中，并做成了在线工具。由于文本挖掘方法会补充大量的数据，能够将分散在各文献报道中的数据提取出来，所以该方法在各种数据库建设过程中一直扮演较为重要的角色，然而该方法可信度较低。E3Miner 开创了泛素化修饰研究领域应用文本挖掘方法的先例，这对于后续相关数据库的建设是一个很好的基础。

基于文本挖掘的方法建立了该数据库，为了展示其挖掘算法具有较高的正确率，每个 E3 条目的注释信息都给出了对应句子的原文出处，这对使用者能够定位到具体出处的文献提供了便利，然而经过测试发现该数据库提供的 E3 底物信息与 UniProt 数据库相应条目注释段提供的底物信息重合度较低，即该数据库采用的文本挖掘算法召回率较低，很多已被报道的 E3、底物蛋白数据并未被准确挖掘。此外该数据库同样存在更新维护不及时的缺点，且不支持数据的批量下载，这使得其可用性降低。但它将文本挖掘的方法引入泛素化相关蛋白数据的收集，为后续相关工作奠定了基础。

4. E3Net：升级的 E3Miner

针对 E3Miner 收录数据不完全，与 UniProt 注释信息重合度低的缺点，韩国科学技术院生物信息学实验室在 E3Miner 的基础上设计了 E3Net（http://pnet.kaist.ac.kr/

e3net/），该数据库在数据量方面较 E3Miner 有显著提升，且界面更为友好和美观。从数据量及注释信息的丰富程度上看，该数据库是当前泛素化修饰相关蛋白数据库中最为出色的，共收录了 427 个物种中 2 201 个泛素化修饰 E3 及 4 896 个底物蛋白信息，其中包含 493 个 E3 与 1 277 个底物蛋白之间的 1 671 个特异选择关系，该数据库的来源主要是通过文本挖掘方法挖掘 MEDLINE 摘要得到的结果，UniProt 相关条目注释信息，公共泛素化数据库收录数据以及高通量实验数据。

该数据库收录的数据侧重于阐明泛素化修饰 E3 与底物蛋白之间的对应关系，同时给出了相应的生物学功能分析，但该数据库缺少 E3 相对应的 E2 信息，从整个泛素－蛋白酶体系统的角度看其数据不够全面，注释信息的完整性也有待进一步完善，在数据的更新及下载方面同样存在需要改进之处。然而，该数据库是当前该领域最完全丰富的泛素化系统相关蛋白数据库，对于泛素化修饰领域的研究具有重要意义。

综合以上各数据库的特点可以发现，目前仍没有一个综合、全面的泛素－蛋白酶体系统相关蛋白质数据库，各个数据库均有所侧重，例如 UbiProt 侧重收录泛素化底物信息；hUbiquitome 侧重人的泛素化数据，注重数据可靠性的同时降低了数据量；E3Miner 和 E3Net 侧重收录 E3 信息，数据库条目以 E3 为主键。以上各数据库都存在数据更新不及时，数据库发布后续的维护工作不够，且注释信息在不同程度上存在不够完善的问题。尽管 UbiProt 和 hUbiquitome 均在网站上设计了数据提交功能，但鲜有应用。且除 hUbiquitome 外，其他 3 个数据库均无数据批量下载功能，这反映出这些数据库不够开放的缺点，或与其发布的定位有关。倘若如 UniProt 等综合数据库一样，定位于做完整的丰富的数据库，将泛素－蛋白酶体系统相关蛋白数据予以全面收录并完善相应更新维护工作，对泛素化领域的科研工作者来说将会是一个福音。

（二）泛素化修饰网络的构建和分析

1. 在酵母中尝试构建泛素化修饰网络

泛素化修饰网络可被描述为包括泛素、类泛素蛋白质（包括它们的结合、去结合状态）、所结合底物蛋白、关键酶以及蛋白酶体所构成的系统。较早时候部分研究致力于探究泛素化系统结构和功能的关系以及个别组分的进化信息，而把泛素化系统作为一个体系进行整体研究的工作尚属空白。针对这一现象，美国国立卫生研究院（National Institutes of Health，NIH）的以模式生物酵母为研究对象构建了第一个全面综合的泛素化修饰网络，并对网络进行了整体性质的分析，获得了诸多较有启发性的结果。

除了泛素分子之外，还存在很多类泛素分子，例如 SUMO、Nedd8、Urm1。泛素化修饰与类泛素化修饰有多种形式且可对底物蛋白产生不同的影响。例如，通过第 48 位赖氨酸形成的多聚泛素链参与的泛素化修饰，以及 neddylation 修饰和 urmylation 修饰可使底物蛋白被蛋白酶体招募并水解。与之相对应的是，通过第 63

位赖氨酸形成的多聚泛素链以及单个泛素分子参与的泛素化修饰，以及 sumoylation 修饰会改变底物蛋白的性质及相互作用，由此产生初级的调控作用。Sumoylation 已被证实参与到若干生物学功能的调控过程中，诸如核质运输、细胞周期、核孔复合体相关的相互作用、DNA 修复和复制以及 mRNA 质量控制，其他泛素分子如 Apg12 形成的类泛素化修饰会调控细胞特定的生物学进程（如自噬作用）。各种类泛素化修饰在细胞活动中同样扮演重要角色。

将包含泛素化修饰核心组分（直接参与泛素结合、去除、循环利用以及相关复合体构成的组分）的系统称作泛素系统，尽管之前有其他实验室研究报道泛素系统中个别组分的起源及进化信息，但鲜有研究试图从整体角度来描述泛素化系统。随着实验技术的发展，至少对于被深入研究的模式生物酵母来说，研究泛素化系统的整体性质已具备了可行性。通过研究大量的泛素化系统相关数据来广泛地确定酵母的泛素系统组分，再将已知的物理、遗传以及生化相互作用进行整合，并采用图表和网络的形式呈现这些数据，如此可通过图算法的理论从整体上理解泛素化系统。研究据此呈现了泛素化系统的网络结构，通过分析泛素化网络研究揭示了泛素化系统一些有趣的生物学特征，包括之前未知的泛素化系统组分之间的作用关系以及与其他调控机制之间的交互，最终成功构建第一个全面综合的泛素化系统网络。

通过建立第一个综合模式的生物酵母的泛素化网络，能够了解泛素化网络里的子网络，并从网络中发现了同源基因的多样化生化性质及具有类似生物学功能的组分。最终，研究还将泛素化修饰系统与其他调控系统诸如转录调控系统进行对比，以及通过泛素化网络的结构性质理解特定组分的进化趋势。该研究的意义重大，对其他真核生物泛素化网络的构建具有指导意义。

2. 人类泛素 – 蛋白酶体系统 E2 与 RING 类 E3 相互作用网络

针对泛素化修饰系统中关键酶之间的特异选择性，有报道 E2 与 RING 类 E3 的相互作用，这对于理解泛素化修饰系统中关键酶的级联反应具有指导意义。

泛素化修饰 E2 与 E3 之间选择性的相互作用是泛素化修饰通路的关键一步，目前有限的实验研究线索表明 E2 结构中的 UBC 折叠在 E2 与 E3 的相互作用中发挥重要作用。另一方面，RING 类 E3 的一端通过 RING-finger 结构域结合搭载泛素分子的 E2，另一端结合特定的底物蛋白起到类似脚手架的作用。现有信息表明 E2、E3 之间的选择性结合取决于这两个结构域中的关键残基，这是 E2、E3 之间具有高度选择性分子层次的原因。特定的相互作用被限定在 E2 的 UBC 折叠和 E3 的 RING-finger 结构域之间，研究对象共包含 35 个 E2 UBC 折叠和 250 个 E3 RING-finger 结构域。基因组规模的蛋白质相互作用实验可帮助深入理解 E2 与 E3 的相互选择关系。在构建泛素化 E2 与 E3 之间的相互作用网络以便深入分析 E2 与 E3 之间的这种选择关系，使用酵母双杂交实验手段进行筛选。结果显示超过 300 个 E2 – E3 相互作用，其中大部分是之前未知的，多数 E2、E3 可与多个 E3、E2 相互作用，其中一些 E2、E3 较为活跃，会与更多的 E3、E2 发生相互作用。研究发现 E2 - E3 的选择与之前体外泛素化实验的相关报道高度一致，其中一个与较多 E3 有相互作用关系的 E2，即 UBE2U，在实验中验证其是存在最多相互作用 E3 的 E2。使用 GST 融合蛋白沉降技术实验验证了 E2、UBE2U 与 E3、MDM2 之间的相互作用，以及一些节点 E2 与 E3 之间的相互作用，证实了实验的高度可靠性。该研究展示的相互作用为研究 E2 与 E3 之间的选择性相互作用网络提供了一个全新角度。

E2 与 E3 相互作用关系对于深入理解泛素化修饰系统中关键酶之间的选择关联很有意义，该项研究可以启发后续关于 E2 与 E3 选择性的研究并可放大到整个泛素化修饰网络中。其可用于鉴别泛素化修饰系统中相关组分之间的特异选择性，这是一项开创性的工作，对于认识泛素化修饰系统中关键酶之间的选择，E3 与底物之间的选择具有指导意义。

（三）泛素化修饰位点的预测及泛素化修饰 motif 的研究

1. 泛素化修饰位点的预测

由于泛素化修饰在调节细胞活动中发挥重要作用，学界发展了大量的纯化底物蛋白的方法。同时，大规模鉴定泛素化修饰底物蛋白和泛素相关蛋白质组学的研究也折射出鉴定泛素化修饰底物和修饰位点的重要性。亲和纯化、蛋白水解消化、质谱分析被应用于大部分的研究中。为了更为有效地探索更多未被发现的泛素化修饰位点，生物信息学预测的方法有助于鉴定可能的泛素化位点。

正确使用有效分类特征和合适的分类器对设计有效的泛素化修饰位点预测体系至关重要。过去，大量基于序列的特征曾被用来区分蛋白质的功能。例如，Auto-Motif程序使用了 6 类特征和支持向量机（SVM）来预测翻译后修饰；POPI 程序使用理化性质作为有效特征来预测肽段的免疫原性。在最新研究中，科学家评估了 3 类可以从蛋白序列中提取的有效特征，分别为传统的氨基酸序列信息、进化信息以及理化性质。与此同时，他们也评估了 3 种机器学习分类器，即 k-nearest neighbor、Nave Bayes 以及 SVM。采用的泛素化数据集包含了 157 个泛素化修饰位点及 3 676 个推定非泛素化修饰位点，这些数据是从 UbiProt 数据库中 105 个蛋白质数据中提取出来的。结果显示最好的预测结果出自 SVM 分类器和全部理化性质的整合。

不相关的信息会影响分类器的分类效果，可使用 IPMA 算法筛选出有益理化性质的子集以提高预测结果的准确度，同时这些经过筛选的理化性质作为分类指标有助于理解泛素化修饰的深层机制。通过使用 31 个筛选出的理化性质作为分类参数，研究建立了预测泛素化修饰位点的预测体系 UbiPred，其预测准确度达到 84.44%。相比之下，氨基酸序列与 SVM 结合的准确度为 65.57%，进化信息、全部理化性质对应的准确度分别为 66.33% 和 72.19%。除了预测准确度，受试者工作特征曲线（ROC 曲线）通常被用来评估分类器的区分能力。ROC 曲线下包含的面积越大，则表明分类器的区分能力越高。UbiPred 的 ROC 值高达 0.85。

此外，应用决策树方法C5.0来获得基于规则的知识并分析31个有益的理化性质，5个简洁易懂的规则提供了一个可区分泛素化位点和非泛素化位点的方法。该预测方法是现有各种预测模型中结果较为理想的，这对于相关的实验研究具有很好的指导性，同时也有助于深入理解泛素化修饰的机制，该研究方向具有广阔前景。

2. 泛素化修饰 motif 的研究

随着泛素化修饰底物蛋白及修饰位点数据的不断产出，用生物信息学的方法分析这些数据，研究其内在规律已成为研究热点。在修饰位点的研究中，寻找泛素化修饰 motif 是一个有意义的方向。翻译后修饰 motif 的研究在 SUMO 化修饰领域已取得较好结果。与泛素化修饰相似，SUMO 化同样是一种重要的翻译后修饰。相比于泛素化，SUMO 化已取得更为深入的研究进展。在 SUMO 化修饰中，已鉴定到修饰位点处一个一致的核心 motif——ΨKXE。其中 Ψ 代表一个氨基酸集合（异亮氨酸 I、缬氨酸 V、亮氨酸 L、丙氨酸 A、脯氨酸 P 或者蛋氨酸 M）；K 是 SUMO 化修饰位点；X 代表该处可为任意氨基酸；E 代表谷氨酸。值得注意的是，有些 SUMO 化修饰位点并不符合以上 motif 特征，符合上述 motif 特征的氨基酸残基也并不一定是 SUMO 化修饰位点。对于泛素化修饰是否存在类似的 motif 是目前一个研究热点。

虽然证实泛素化修饰位点处并不存在 motif 特征，但修饰位点附近的氨基酸表达呈现出一定的趋势。相对于全部的赖氨酸位点，泛素化修饰位点处更倾向于呈现出局部静负电荷。在修饰位点前后 6 个氨基酸的距离内，酸性氨基酸如天冬氨酸（D）、谷氨酸（E）表达量增加，碱性氨基酸如赖氨酸（K）、精氨酸（R）、组氨酸（H）的表达量降低。尽管没有具有预测性的理想的修饰位点附近序列模体，但是修饰位点更倾向于集中在偏向 N 端一侧精氨酸表达量低，N 端、C 端赖氨酸和组氨酸表达量均较低的位置。

虽然对泛素化修饰 motif 的研究没有得到非常理想的结果，然而该方面的尝试仍然在继续。一方面，大量泛素化修饰位点还有待于发现，现阶段数据规模的限制是泛素化修饰 motif 不易被发现的原因之一。另一方面，现有寻找 motif 的方法也有待于优化提高，整体水平上泛素化修饰 motif 不存在并不表示泛素化修饰 motif 不会存在于特定的底物集团之中。寻找泛素化修饰 motif 的探索还在不断进行中。

三、显微成像方法

随着共聚焦和超分辨率显微镜可视化蛋白链试剂的新发展和应用，基于成像的方法越来越多地补充了生化方法。

近年来，光学显微镜的发展为活细胞环境下可视化追踪泛素相关过程打开了大门。

显微镜技术的发展使接近单个蛋白质大小的空间分辨率得以实现，从而可以对蛋白质在生理环境中的分子水平上的相互作用进行功能性研究。当前对细胞泛素化进行成像的策略如下：①利用荧光标记的报告分子和模型底物间接成像泛素化和 UPS 的降解功能。②使用标记的泛素试剂，链特异性抗体和链特异性传感器可直接在细胞区室和生物过程中成像泛素化。③超分辨率显微镜的应用以前所未有的空间分辨率对哺乳动物细胞中的泛素信号进行成像。

　　总之，研究泛素化的微观方法学的发展极大地促进了人们对泛素细胞作用的理解。常规的荧光显微镜和超分辨率成像是对现有生化和质谱方法学的重要补充，并为活细胞中的实时泛素化研究开辟了新的可能性。

参考文献

［1］Mattern M，Sutherland J，Kadimisetty K，et al. Using ubiquitin binders to decipher the ubiquitin code. Trends Biochem Sci，2019，44（7）：599 –615.

［2］Kirkpatrick DS，Denison C，Gygi SP. Weighing in on ubiquitin：the expanding role of mass-spectrometry-based proteomics. Nat Cell Biol，2005，7（8）：750 –757.

［3］Michel MA，Swatek KN，Hospenthal MK，et al. Ubiquitin linkage-specific affimers reveal insights into K6 –linked ubiquitin signaling. Molecular Cell，2017，68（1）：233 –246.

［4］Scott D，Oldham NJ，Strachan J，et al. Ubiquitin-binding domains：mechanisms of ubiquitin recognition and use as tools to investigate ubiquitin-modified proteomes. Proteomics，2015，15（5/6）：844 –861.

［5］Kliza K，Husnjak K. Resolving the Complexity of Ubiquitin Networks. Front Mol Biosci，2020，7：21.

［6］Vere G，Kealy R，Kessler BM，et al. Ubiquitomics：An Overview and Future. Biomolecules，2020，10（10）：1453.

［7］Kim W，Bennett EJ，Huttlin EL，et al. Systematic and quantitative assessment of the ubiquitin-modified proteome. Mol Cell，2011，44（2）：325 –334.

［8］Jennissen HP. Ubiquitin and the enigma of intracellular protein degradation. European Journal of Biochemistry，1995，231（1）：31 –30.

［9］Rome S，Meugnier E，Vidal H. The ubiquitin-proteasome pathway is a new partner for the control of insulin signaling. Curr Opin Clin Nutr Metab Care，2004，7（3）：249 –254.

［10］Pornillos O，Garrus JE，Sundquist WI. Mechanisms of enveloped RNA virus budding. Trends Cell Biol，2002，12（12）：569 –579.

［11］Kim W，Bennett EJ，Huttlin EL，et al. Systematic and quantitative assessment of the ubiq-uitin-modified proteome. Mol Cell，2011，44（2）：325 –340.

［12］Tung CW，Ho SY. POPI：predicting immunogenicity of MHC class I binding peptides by mining informative physicochemical properties. Bioinformatics，2007，23（8）：942 –949.

［13］Pickart CM，Eddins MJ. Ubiquitin：structures，functions，mechanisms. Biochim Biophys Acta，2004，1695（1/3）：55 –72.

第四章　泛素化的生理学过程

◎鱼静敏　周　云　惠　娟

一、泛素化修饰过程

蛋白质的翻译后修饰（PTM）是蛋白质发挥正常生物学功能的基础，在生命活动中具有十分重要的作用。蛋白质泛素化是一类典型的 PTM，它承担着调节生命活动的重要作用。研究发现泛素化参与调控蛋白质的降解、信号转导、DNA 损伤修饰等许多重要的生命活动过程，泛素修饰系统紊乱与癌症、神经退行性疾病等许多重大疾病密切相关。

（一）泛素蛋白质的结构

泛素（Ub）存在于大多数真核细胞中，由 76 个氨基酸组成，其分子量约为8.451kDa。泛素以 5 个 β 折叠包围着一个 α 螺旋的 SSHSSS 特殊形式存在，它是参与泛素化过程的主体，采用 P - 折叠的紧密结构，具有一个灵活的 C 末端尾部，通过与底物赖氨酸侧链形成异肽键进而达到修饰底物的目的，该过程称为泛素化。

（二）泛素化修饰的生成

经典的蛋白质泛素化修饰过程涉及泛素活化酶 E1、泛素缀合酶 E2、泛素连接酶 E3。具体过程如下：

（1）在 ATP 供能的条件下 E1 激活泛素，形成 E1 - 泛素 - AMP 复合体，随后泛素与泛素活化酶 E1 的半胱氨酸侧链结合形成 E1 - 泛素硫酯中间体。

（2）E1 - 泛素硫酯中间体被泛素缀合酶 E2 识别，通过转硫酯作用，活化后的泛素从泛素活化酶 E1 传递到泛素缀合酶 E2 的催化活性半胱氨酸上形成 E2 - 泛素硫代酯中间体。

（3）携带泛素的泛素缀合酶 E2 进而与泛素连接酶 E3 结合，根据泛素连接酶 E3 种类的不同，可以通过两种不同方式将泛素传递至底物蛋白的赖氨酸上，泛素连接酶 E3 的 HECT（homologous to E6AP C-terminus）及 RBR（RING-between-RING）家族，首先通过转硫酯反应将泛素从泛素缀合酶 E2 传递到泛素连接酶 E3

的催化活性半胱氨酸上，进而泛素连接酶 E3 再将泛素装载到底物的赖氨酸上，而泛素连接酶 E3 的 RING 家族，则是通过泛素连接酶 E3 作用直接将泛素从 E2 酶转移至底物赖氨酸上。

目前，已发现人体内存在 2 种泛素活化酶 E1，约 50 种泛素缀合酶 E2，以及 600 多种泛素连接酶 E3，其中泛素缀合酶 E2 与泛素连接酶 E3 对泛素化修饰过程中的底物特异性以及泛素链型特异性起着关键性作用。

除了以上经典的蛋白质泛素化修饰过程，最近还报道了一些非经典的泛素化修饰现象。例如，普渡大学的罗招庆课题组研究发现嗜肺军团菌分泌的 Sid E 家族效应蛋白能通过自身的 PDE 及 mART 结构域将泛素传递到底物蛋白的丝氨酸残基上，而这一过程并不依赖泛素活化酶 E1 和泛素缀合酶 E2。邓迪大学 Satpal Virdee 也报道了一种 MYCBP2 酶，它是 RING 家族的 E3 泛素连接酶，能够催化生成氧酯键连接的泛素化修饰蛋白（图 4 - 1）。

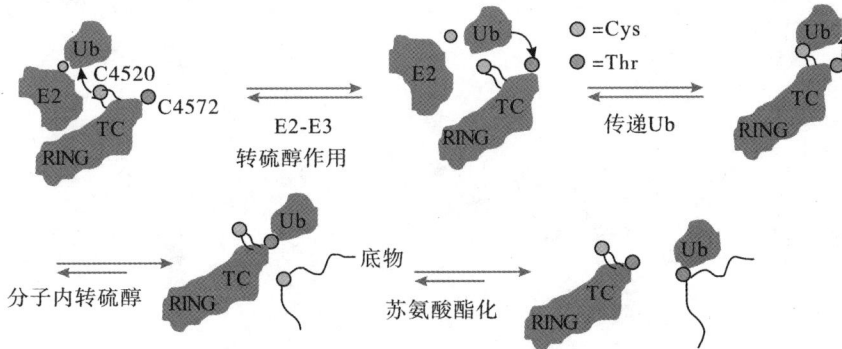

图 4 - 1　MYCBP2 催化的底物蛋白泛素化修饰

（三）泛素链的连接方式

泛素分子中存在 7 个赖氨酸位点（K6、K11、K27、K29、K33、K48 和 K63），1 个位于 C 端的甘氨酸（Gly）位点以及位于 N 端的甲硫氨酸（Met1）位点。已有研究发现无论在细胞内环境还是胞外反应体系，泛素自身的每个赖氨酸位点以及 N 端的甲硫氨酸（Met1）位点都可以发生泛素化从而延伸泛素链。其中对 K48 和 K63 位多聚泛素化的研究最广泛，而其他类型的泛素化链研究较少且被认为是非典型泛素化。

底物蛋白上的单个赖氨酸残基被单个泛素分子所修饰可形成单泛素化修饰，底物蛋白上的多个赖氨酸残基被多个泛素分子所修饰可形成多泛素化修饰。由于泛素分子本身具有 7 个赖氨酸残基，因此共价修饰到底物蛋白上的泛素分子的赖氨酸残基还可以继续发生泛素化修饰，进一步形成泛素链。与此对应，泛素分子 N 端的甲硫氨酸也具有自由的氨基，该氨基可以进行泛素分子串联，从而形成线性泛素链。因此，在细胞中存在着多种泛素链修饰形式，包括单泛素化、多泛素化以及 8 类不同形式的泛素链修饰等。如果一个泛素链上结合泛素本身不同的赖氨酸残基形成混合或分支泛素链，则泛素链的复杂性会进一步增加（图 4 - 2）。

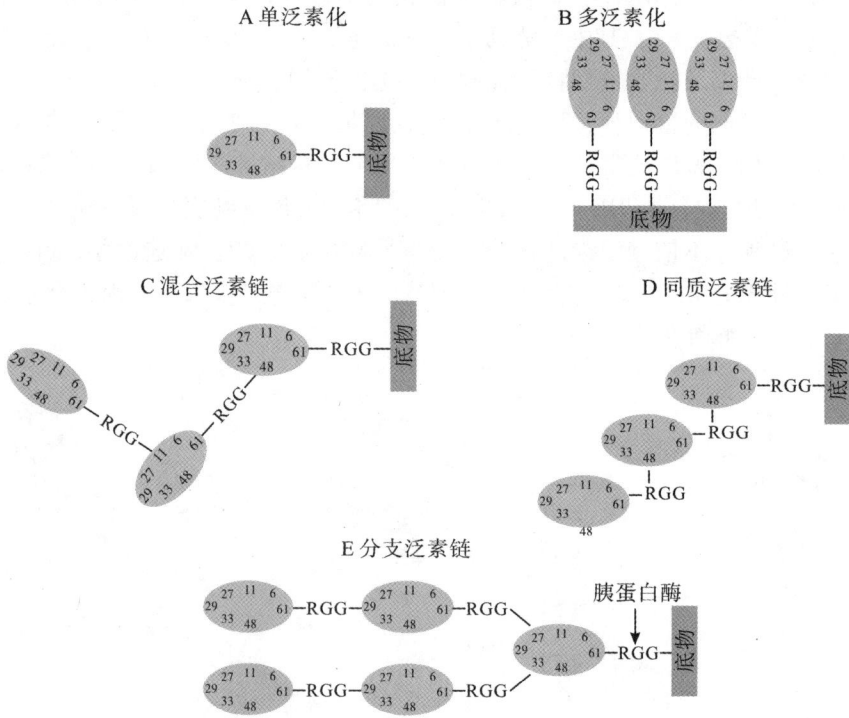

图 4 - 2　不同泛素化修饰示意图（引自兰秋艳 2016）

（四）泛素修饰的识别

泛素化修饰后的底物蛋白，其泛素信号会进一步被含有泛素结合域（UBD）的效应蛋白所识别，进而起始下游的调控过程。目前已发现介导泛素与效应蛋白相互作用的泛素结合域约有 20 种不同类型，例如泛素相关结构域（ubiquitin-associated domain，UBA）、泛素互作基序（ubiquitin-interacting motif，UIM）、泛素结合锌指结构域（ubiquitin-binding zinc finger，UBZ）等。这些结构域主要与泛素表面的疏水区结合，例如 L8/I44/V70 形成的 I44 疏水区、I36/L71/L73 形成的 I36 疏水区。由于泛素链拓扑结构不同，泛素上也有不同的疏水作用界面空间分布。效应蛋白上存在的一个或多个泛素结合域可以通过特异性识别这些不同的疏水作用界面从而实现对泛素信号的阅读。例如 HhR23A 作为一种 DNA 损伤修复蛋白，其 UBA 结构域可以选择性结合 K48 类型的泛素链、NEMO，它是 NF-κB 通路的必要调节蛋白，其 UBA 结构域可以特异性识别 M1 类型的泛素链。

（五）泛素－蛋白酶体途径

分子伴侣蛋白系统与两个蛋白质水解系统是细胞固有的蛋白质降解途径，它们的协调运作维持着细胞中的蛋白质稳态，其中自噬－溶酶体途径和泛素－蛋白酶体途径（ubiquitin-proteasome pathway，UPP）在蛋白质降解过程中发挥重要的生物学功能。

自噬－溶酶体途径是一种非特异性的蛋白质降解途径，它主要与胞吞的胞外蛋白质、表面膜蛋白、蛋白多聚体、以及完整细胞器的降解相关，而在细胞内蛋白质降解的调控中并不发挥主要作用。溶酶体作为真核细胞内的重要细胞器，是内膜系统的重要组成组分。它所含有的多种酸性水解酶能够分解核酸、蛋白质、脂类及多糖等。其主要作用机制为：当细胞受到压力、饥饿、低氧、高温、微生物感染、蛋白质突变或者细胞器损坏等条件的刺激时，会引发细胞自噬。在溶酶体的酸性环境中蛋白质等大分子被相应的酶降解，然后通过溶酶体膜的载体蛋白将其运送至胞液的代谢库。

UPP是调节细胞内蛋白质功能和降解的重要系统，主要调节细胞内一些半衰期短或结构异常的蛋白。首先靶蛋白进行泛素化修饰，继而发生泛素化修饰的靶蛋白被输送到26S蛋白酶体上进行消化降解。从靶蛋白上泛素链的形成到靶蛋白在26S蛋白酶体上被消化降解整个过程被称为泛素－蛋白酶体途径，这一途径不但在很多细胞生命过程（例如DNA损伤修复、信号转导等）中起重要调节作用，而且与许多疾病如囊性纤维化、肿瘤等关系密切。因此，对泛素和泛素化系统的研究成了目前医学科学的研究热点。

真核生物的泛素－蛋白酶体途径包含5个酶，整个过程可分为以下两个部分：

（1）靶蛋白的泛素化修饰，即靶蛋白在泛素活化酶E1、泛素缀合酶E2、泛素连接酶E3这3个酶的催化下与泛素进行共价连接，这是一种级联反应过程。级联反应的第一步是泛素C末端的76位甘氨酸残基和泛素活化酶E1的半胱氨酸残基反应，活化泛素；第二步是携带着泛素的泛素活化酶E1与泛素缀合酶E2接触，将泛素递送给泛素缀合酶E2；第三步是携带着泛素的泛素缀合酶E2与泛素连接酶E3接触，将泛素递送给泛素连接酶E3，泛素与靶蛋白的赖氨酸残基在泛素连接酶E3的催化发生共价结合。通常，当靶蛋白与第一个泛素分子结合后，泛素连接酶E3可以继续催化其他的泛素连接到泛素的第48/63位赖氨酸残基上，从而形成多聚泛素链。

（2）靶蛋白形成多聚泛素链后，该链可被26S蛋白酶体识别与降解，这个过程涉及两个酶，一个是26S蛋白酶体，它可以识别与降解蛋白多聚链。另一个是去泛素化酶，它可以使靶蛋白多聚泛素链中的泛素得到解离，并对其进行再利用。

原核生物不具备泛素系统，但是已有研究发现多种细菌病原体可以利用宿主泛素网络来支持自己生存（图4-3）。

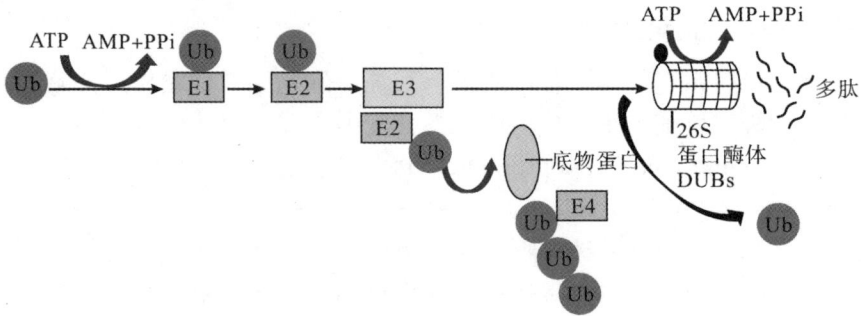

图 4 - 3　泛素 - 蛋白酶体途径

二、泛素化酶与去泛素化酶

泛素化是普遍存在的一种 PTM 这种修饰控制着许多重要的生命活动过程，其在生理及疾病状态下对细胞稳态的维持起至关重要的作用。据目前所知，人类基因组编码两种泛素活化酶（E1）、至少 38 种泛素缀合酶（E2）和 600～1000 种泛素蛋白连接酶（E3）。泛素化在各个层面都是一个高度特异性的过程。参与泛素化修饰的酶有 3 种：泛素活化酶 E1、泛素缀合酶 E2 和泛素连接酶 E3。

（一）泛素活化酶 E1

E1 泛素活化酶位于酶级联的顶点，对其活性的操纵可能为确定泛素在发育过程中所发挥的无数作用提供了一个关键的切入点。E1 酶是单个多肽（110～120 kDa），例如 Ub 的 E1，异二聚体复合物，NEDD8 和 SUMO 的 E1。Ub/UBL 由它们各自的 E1 激活是一个三步过程。首先，Ub/UBL 在 Mg^{2+} - ATP 存在下与 E1 的腺苷酸化结构域（AD）相互作用并被腺苷酸化。其次，一系列的构象变化使 E1 的活性半胱氨酸攻击酰基腺苷酸，导致形成 E1Ub/UBL 硫酯键。这可能会在活性位点半胱氨酸占据其原始位置时将 Ub/UBL 拉离 AD。最后，第二个 Ub/UBL 与 AD 结合并被腺苷酸化，这样在稳态条件下，两个 Ub/UBL 分子与同一个 E1 分子结合，即一个在 AD 位点非共价结合，另一个与 AD 位点共价结合。通过硫酯键催化半胱氨酸。现在，E1 已准备好与 E2 酶相互作用，将硫酯连接的 Ub 转移到 E2 的活性位点半胱氨酸上。

（二）泛素缀合酶 E2

E2 泛素缀合酶是泛素化级联的核心参与者。这个约 40 个成员家族的蛋白有一个保守的 UB 结合域（UBC）折叠，这对于与 E1 和各种 E3 家族的相互作用至关重要。该折叠包括催化性半胱氨酸，在从 E1 进行酯交换后，UB 通过其结合在硫酯键（E2UB）中。UBC 的 N 端螺旋是与 E1 酶的 UB 折叠结构域（UFD）相互作用的关键元件。除了 UBC，各种 E2 可能具有扩展的 N 或 C 末端，影响它们与各种 E1 和 E3 酶的配对。这些蛋白质的功能比最初想象的要复杂得多。在与 E6 - AP C

末端（HECT）和环间环（RBR）E3 同源的情况下，它们可以作为 UB 到底物特异性 E3 的载体，或者作为底物泛素化的最终催化的中间体，当其被真正有趣的新基因（RING）或 U-box E3（RING-type E3）使用时，随着链的延长，它们构成了已知 E3 的大部分。当直接将 UB 转移到泛素链时，E2 在定义生成的 UB 链的连接类型方面起重要作用。

（三）泛素连接酶 E3

泛素连接酶能够特异性识别底物，目前已知的 E3 泛素连接酶超过 600 种，各连接酶结构不同且功能各异。根据 E3 泛素连接酶的特征结构域及其将泛素分子传递到底物的不同方式，主要分为四大家族，即 RING E3、HECT E3、U-box E3 和 RBR E3。不同的 E3 泛素连接酶在肿瘤进展中参与不同的代谢调控，主要包括调控肿瘤的增殖与凋亡、DNA 损伤修复、免疫反应及肿瘤代谢等过程。

1. RING E3 连接酶

RING E3 连接酶是 E3 连接酶的主要类型，其特征在于其具有 RING 结构域。在人类细胞中表达有 600 多种不同的 RING 型连接酶。在泛素化过程中，RING E3 连接酶的 RING 结构域与 E2 泛素缀合酶结合。与 HECT E3 连接酶不同，泛素从 E2 直接转移到基底上，绕过一个 E3 – UB 中间中。RING E3 连接酶分为两大家族，即单体 RING 指和多亚基 E3 连接酶。单体 RING E3 连接酶不仅具有底物结合和泛素化的结构域，还具有自身泛素化的功能，例如 COP1、Mdm2 和 TRAF6。多亚基 E3 连接酶，例如 cullin-RING 连接酶（CRL）是一类高度多样化的泛素连接酶。cullin 支架包括 N 端 RING-box 蛋白、接头蛋白和 C 端底物受体。另一个重要的多亚基 E3 连接酶 APC/C 由 19 个亚基组装而成，包括 RING 亚基（Apc11）和 cullin 样亚基（Apc2）。SCF E3 连接酶是最大的 E3 连接酶复合体，包括 Skp1、Cullin1 和 F-box 蛋白，这些蛋白质相互连接并执行不同的功能。F-box 对于底物的识别至关重要。Skp1 负责将 SCF 复合物的催化核心与 F-box 基序结合。同时，Cullin1 是调整与其他 SCF 复杂组件的连接所必需。RING E3 也可以通过不同的修饰进行调节，包括自泛素化、neddylation 修饰、磷酸化和与小分子的相互作用。

2. HECT E3 连接酶

HECT（与 E6AP 羧基末端同源）E3 连接酶家族是最大和最早研究的 E3 连接酶之一。HECT 连接酶包含与 E6 相关蛋白 C 端（HECT）结构域相同的共同同源物，其中激活的 E2 泛素连接酶可以在与目标底物结合之前将 Ub 转移到活性半胱氨酸位点。N 端域是目标亚态结合的位置。由于 N 端结构域的不同，HECT E3 连接酶可分为 3 组，即 Nedd4 家族（9 名成员）、HERC 家族（6 名成员）和 HECT 家族（13 名成员）。N 端 C2 结构域可以结合 Ca^{2+} 和磷脂，这不仅是将蛋白质靶向磷脂膜所必需的，而且可以帮助靶向底物蛋白进行泛素化。HERC 亚家族的特征是包含一个或多个 RCC 样结构域（RLD）。根据 RLD 的数量，HERC 亚家族可以进一步分为两个大

HERC 和 4 个小 HERC。RLD 有两个主要功能，可以调节小 GTPase Ran 作为鸟嘌呤核苷酸交换因子（GEF），并通过组蛋白 H2A 和 H2B 与染色质相互作用。此外，还有其他许多 HECT 连接酶，包括 E6AP 和 HUWEI。E6AP 是创始成员，包含一个名为 AZUL（Ube3a 连接酶的氨基末端锌指）域的锌结合折叠。然而，HUWE1 包含一个 WWE 域和一个泛素相关（UBA）域，这会影响癌症的发展。

3. RBR E3 连接酶

与 RING 和 HECT 类型不同，新发现的 RING-IBR-RING（RBR）E3 连接酶被证明是独特的 RING-HECT 杂交 E3 连接酶家族。RBR E3 连接酶由一个保守的催化区域特化，包括一个 RING1、一个中央中间 RING（IBR）和一个 RING2 域。RING1 可以招募载有泛素的 E2，而 RING2 结构域包含一个催化半胱氨酸。当缺少催化半胱氨酸残基时，IBR 结构域可以采用与 RING2 结构域相同的折叠。此外，不同的 RBR E3 连接酶还包含特定的结构域以相互区分。RBR E3 连接酶可以参与分子间相互作用，以保持蛋白质处于自抑状态。这种状态受不同类型的机制调节，例如磷酸化或蛋白质 – 蛋白质相互作用。与 HECT E3 连接酶类似，RBR E3 连接酶［例如 Ariadne（HHARI）和 Parkin 的人类同源物］通过两步反应发挥其功能，Ub 首先转移到 RING2 上的催化半胱氨酸位点，然后转移到底物。尽管它们通常与 HECT E3 连接酶相似，但 RBR 连接酶倾向于通过线性泛素链泛素化底物，这是一种独特的机制。因此，RBR E3 连接酶的连锁特异性表明了独特且更引人注目的机制。线性泛素链组装复合物（LUBAC）是一种多亚基 E3 连接酶复合物，由 HOIP、HOIL – 1L、Parkin 和 SHARPIN 组成。LUBAC 可以特异性组装 MET1 联（也称为线性）泛素链调节 NF-κB 信号传导。

4. U-box E3 连接酶

U-box E3 泛素连接酶是一个相对较小的家族，其为控制真核细胞翻译后蛋白质量所必需。U-box E3 连接酶的 C 端包含一个保守的 U-box 域，该域包含从酵母到人类约 70 个氨基酸残基。U-box 的三维结构类似于酶活性所必需的无名指结构域。U-box E3 连接酶催化泛素化的过程定义为泛素缀合酶 E2 通过 U-box 结构域与 U-box 连接酶相互作用。随后，泛素是直接从 E2 转移到识别基板的赖氨酸位点上（图 4 – 4）。

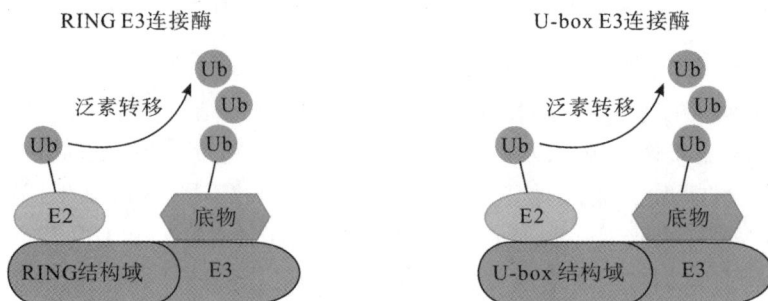

图 4 – 4　泛素化连接酶的类型

（引自 Mol Biomed，2021）

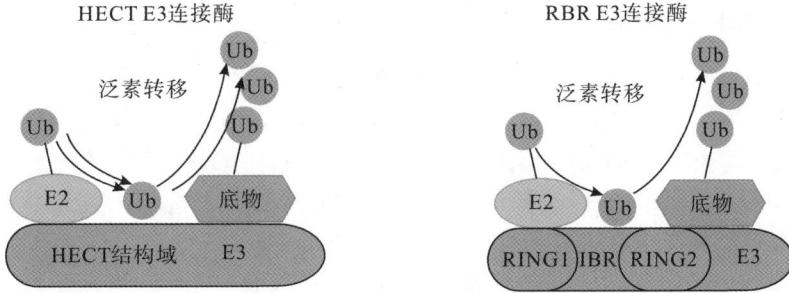

图 4 - 4　泛素化连接酶的类型（续）

（引自 Mol Biomed，2021）

（四）去泛素化酶

蛋白质水平和活性的调控与泛素化和去泛素化之间的平衡密切相关。为维持泛素化修饰的稳态，生物体内还存在与泛素化修饰相反的过程，即去泛素化，其相应的酶被称为去泛素化酶（DUB）。

1. 去泛素化酶家族的组成

人类基因组中编码大约 100 个 DUB，根据催化结构域的组成特点，DUB 分为不同的家族，其中绝大多数是半胱氨酸蛋白酶。这些包括泛素特异性蛋白酶（USP）、泛素 C 端水解酶（UCH）、卵巢肿瘤蛋白酶（OTU）、马查多 - 约瑟夫病（MJD）蛋白酶、Jab1/Mov34/Mpr1（JAMM）金属蛋白酶，以及最近发现的含有 MIU 的新型 DUB 家族（MINDY）蛋白酶。UB 一旦被转移到底物蛋白上，它的 7 个赖氨酸残基和 N 端胺中的每一个残基都可以成为下一轮 UB 结合的位点。重复结合的结果可能是 UB 的 Met1 处的线性连接的 UB 链、排他性 Lys 残基处特定连接的 UB 链、混合连接的支链 UB 链，甚至与 UBL 蛋白混合的杂链，例如 NEDD8 和 SUMO。UB 链不断被 DUB 编辑或消除，DUB 占人类基因组中的 100 多个基因。DUB 还具有其他关键功能，包括通过切割新翻译的 UB 前体产生成熟形式的 UB，这些前体以线性多聚泛素融合形式存在，或作为与核糖体亚基融合的 N 端组分存在。重要的是，它们还在 26S 蛋白酶体中发挥多种作用，例如在蛋白质水解时从蛋白质中去除 UB。大多数 DUB 是 Cys 蛋白酶，包括 UB 特异性蛋白酶（USP）、卵巢肿瘤蛋白酶、UB C 端水解酶以及与包含 UB 结构域的新型 DUB（MINDY）相互作用的基序。其他是 JAMM 家族的锌依赖性金属蛋白酶。DUB 在切割 UB 链方面具有不同程度的特异性。例如，JAMM DUB 是 Lys63 特异性的，与含有 UB 结构域的新 DUB 相互作用的基序是 Lys48 特异性的。DUB 一直是药物研发工作的重点，因为它们在编辑细胞蛋白质 UB 链的长度和拓扑结构以响应细胞生理学的改变方面发挥关键作用。它们也是潜在的有吸引力的目标，因为与 RING 型 E3 不同，它们定义了催化中心。了解 DUB 在细胞生物学中的作用需要详细了解其连锁特异性及其识别的细胞底物。蛋白质工程为 UB 探针提供了定制的功能，以帮助揭示 DUB 识别泛素化蛋白质的分子基础。

2. 去泛素化酶的功能

去泛素化酶（DUB）的作用位点是泛素分子之间或泛素与被修饰蛋白质之间的肽或异肽键。DUB 处理泛素修饰的方式有两种：①通过不同催化域的蛋白质相互作用而定向于特定的蛋白质底物。②识别和选择特定的泛素链结构。

DUB 具有 4 种不同的作用机制：①泛素前体的加工。②泛素化过程中泛素分子的再循环。③多聚泛素链的裂解。④泛素结合的逆转。

DUB 调节多种细胞功能，包括蛋白酶体依赖性和溶酶体依赖性蛋白水解、基因表达、细胞周期进程、染色体分离、激酶激活、细胞凋亡、定位、DNA 修复、干性维持、精子发生和信号中间体的降解（图 4 – 5）。

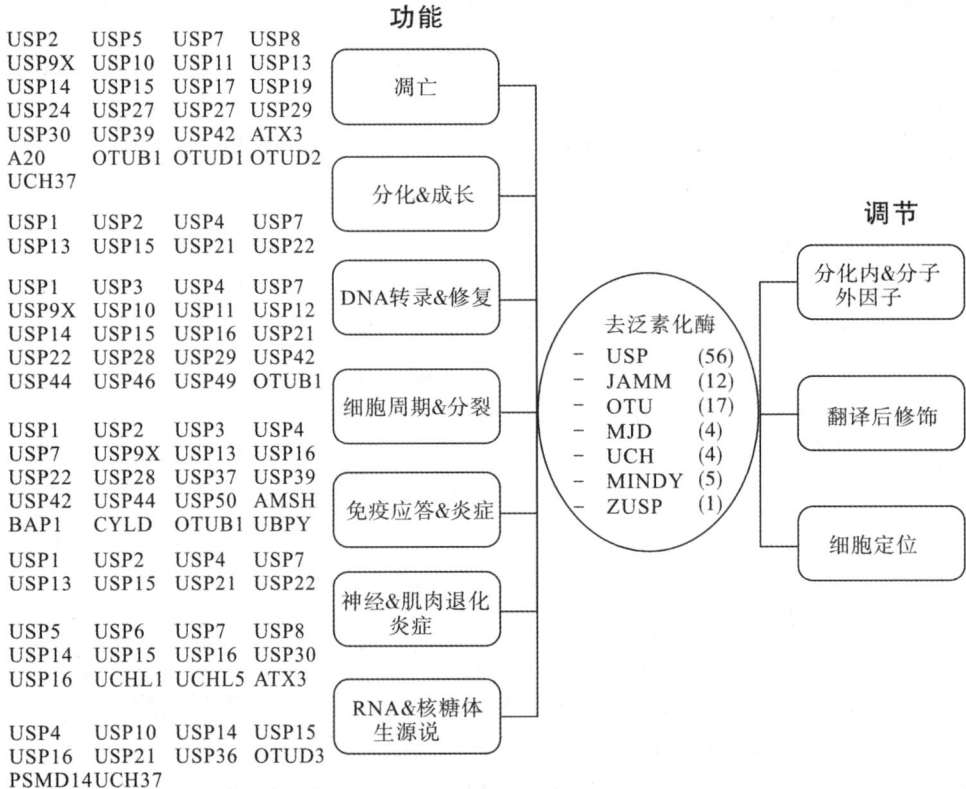

图 4 – 5　去泛素化酶（DUB）的多种功能

（五）泛素化修饰和 DNA 损伤修复

DNA 损伤和修复系统在调节人类生物学和疾病，尤其是癌症方面极为重要。DNA 损伤可能直接导致细胞死亡或基因突变，甚至导致细胞恶性转化。DNA 复制期间双螺旋中的双链断裂（DSB）对细胞尤其有害，因为它们会阻碍复制叉的进程并导致基因组重排。DSB 可以在断裂位点周围募集 DDR 蛋白，并组装成高度有序的动态复合体进行修复。真核细胞中使用两种主要的 DNA 修复途径，包括非同源末端连接（NHEJ）和同源重组，以及这些途径的分支来修复 DSB。据报道，DSB

位点周围染色质的泛素化也参与了 DDR 的修复过程，提示 E3 连接酶的可能作用。HECT 型 E3 连接酶 HUWE1 通过其在癌症发展中的泛素化功能与 DNA 修复高度相关。BRCA1 在通过同源重组（HR）调节 DNA 损伤修复方面具有重要意义，导致乳腺癌和卵巢癌的基因组不稳定。HUWE1 通过促进 H2AX 和 BRCA1 泛素化和降解来介导 DNA 修复，从而抑制对乳腺癌进展至关重要的 HR 依赖性 DSB 修复。HUWE1 还通过在碱基切除修复过程中调节聚合酶 Pol β 和 Pol λ 的稳定性来影响 DNA 损伤反应。Pol β 可以在 Lys－41、61 和 81 处被 HUWE1 单泛素化，随后通过 E3 连接酶 CHIP 催化的多泛素化降解。有趣的是，HUWE1 可以靶向抗凋亡蛋白 Mcl1 和肿瘤抑制蛋白 p53 在不同条件下进行泛素化降解。HUWE1 已涉及靶向 Mcl1 进行泛素化以响应 DNA 损伤。相反地，HUWE1 不能调节 p53 的表达以响应 DNA 损伤。包含 E3 连接酶 WW 结构域的泛素 E3 连接酶 1（WWP1）可能通过影响 p53 响应 DNA 损伤的活性来调节乳腺癌和前列腺癌的发展。RING 型 E3 连接酶 RNF138 由 N 端 RING 指结构域和推定的 C 端泛素相互作用基序组成。RNF138 通过结合锌指结构域的 DNA 损伤位点，在 DNA 损伤修复中发挥重要作用，从而使关键修复因子泛素化。这种泛素化可以加速 DNA 末端切除，并通过 HR 途径促进 ATR 依赖性信号传导和 DSB 修复。因此，RNF138 可能有助于响应 DSB 诱导剂的癌细胞存活。RNF138 可以使 RAD51D 蛋白进行泛素化从而降解，影响同源重组（HR）介导的 DNA 修复。而 RAD51D 的失活突变有助于乳腺癌和卵巢癌的发展。RNF138 的表达可以调节细胞对不同 DNA 损伤剂的反应，尤其是 RPA、CtIP、Exo1 和 Blm 向 DNA 损伤位点的募集，从而控制 HR 修复。RING 型 E3 连接酶 RNF126 和乳腺癌相关基因 2（BCA2）在 DNA 损伤修复和癌症发展中都发挥重要作用。RNF126 靶向 Ku80 进行多泛素化并将 Ku70/Ku80 与 DNA 分离，加速 293T 和 U2OS 细胞中 NHEJ 介导的 DNA 修复。BCA2 通过与许多 DDR 相关蛋白（如 γH2AX 和 Rad51）相互作用来调节 DDR。由于 RNF126 和 BCA2 都可以调节 DNA 损伤修复和癌症发展，它们可能是癌症治疗有希望的靶点。

组蛋白 H2A 和 H2B 的泛素化是 DNA 损伤反应中一种重要的翻译后修饰。H2A 和 H2B 泛素化具有异常的位点选择性。多梳抑制复合物 1（PRC1）和 BRCA1/BARD1 中的 3 种酶或酶复合物 RNF168、RING1B（RNF2）和 BRCA1/BARD1，在 3 个不同的位点（分别为 K13/K15、K119 和 K127/129）修饰 H2A。RNF20/RNF40 专门修改 H2B 上的 K120（图 4－6）。

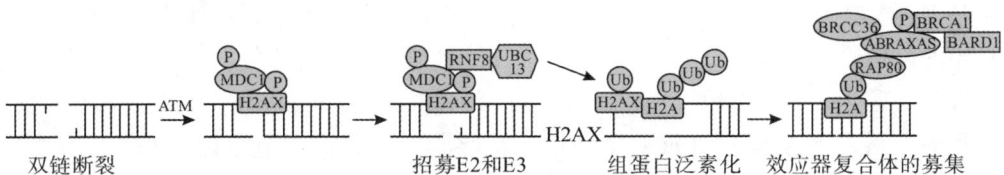

图 4－6　RNF8 介导的双链断裂处的泛素化（引自 ISRN Mol Biol, 2012）

（六）泛素化修饰和细胞周期调控

细胞周期是生物体中普遍存在的、复杂的和高度调节的过程，它涉及细胞复制其遗传物质、生长并分裂成两个子细胞的连续事件。许多细胞蛋白参与控制四个细胞周期阶段的进程，即 G1、S（DNA 合成）、G2 和 M（遗传物质的复制和均匀分布）。细胞周期相关蛋白的 PTM 主要通过磷酸化和泛素化这两种类型的蛋白质修饰实现。越来越多的研究表明，高度保守的泛素蛋白酶体系统（UPS）在各种细胞活动过程中发挥关键作用，包括控制细胞周期、DNA 复制和 DNA 损伤反应。高度特异性的蛋白质降解提供了细胞周期事件的方向、顺序和适当时间。泛素介导的蛋白酶体降解可以通过 DUB 通过从底物蛋白中去除多聚泛素链来逆转。泛素化和去泛素化可以调节靶底物的稳定性、定位和功能。

参与细胞周期调节的主要泛素连接酶家族是 SCF 和后期促进复合物/环体（APC/C）复合物。人类 APC/C 由 19 个核心亚基组成，它是一种进化上保守的多亚基 cullin-RING E3 泛素连接酶，主要以其在有丝分裂期间触发从中期到后期转变的能力而闻名。APC/C 由两个主要激活因子控制，中期的 Cdc20 和末期的 Cdh1。任何一种都可以激活 APC/C 以靶向特定底物的降解，包括细胞周期蛋白、有丝分裂激酶（如 Polo 样激酶、NIMA 相关激酶和 Aurora 激酶）、纺锤体组装因子和 DNA 复制蛋白在不同时间段的降解。Cdc20 或 Cdh1 与 APC/C 的结合分别诱导活性形式 APC/C Cdc20 和 APC/C Cdh1 的构象变化。APC/C Cdc20 存在于有丝分裂开始直至后期开始。在早期有丝分裂中，Cdc20 变得活跃并通过 CDK1 与磷酸化的 APC/C 结合，导致前中期底物降解，例如细胞周期蛋白 A。一旦所有染色体在中期达到适当的位置，APC/C Cdc20 就会降解 Securin 和细胞周期蛋白 B，以促进细胞周期过渡到后期。Securin 是一种后期抑制剂，对染色体的分离至关重要。因此，APC/C Cdc20 介导姐妹染色单体的分离，是调节机制的目标，其作用是确保子细胞继承基因组的完整拷贝，而 APC/C Cdh1 存在于有丝分裂晚期至 G1 晚期，促进有丝分裂的有效退出和 G1 状态的维持。同样地，APC/C Cdh1 也介导有丝分裂周期蛋白的降解。此外，APC/C Cdh1 诱导 SKP2 的降解，而 SKP2 反过来又成为 CKI 降解的目标，例如 p27、p21 和 p57。

细胞周期蛋白 A 在调节细胞周期事件中起基础性作用，它可以激活 CDK2 和 CDK1，并且在 S 和 M 期都具有功能。研究表明 APC/C 是一种在进化上保守的多亚基 E3 泛素连接酶，由 14 种蛋白质组成，可以靶向细胞周期蛋白 A 进行泛素介导的降解。Cdc20 或 Cdh1 激活的 APC/C 对细胞周期蛋白 A 的降解是后期开始和有丝分裂退出所必需的，与不可降解的细胞周期蛋白 A 在后期阻止细胞相反。细胞周期蛋白 B 是所有真核生物中控制有丝分裂的关键调节蛋白，并与 CDK1 形成复合物，通过选定蛋白质的磷酸化启动有丝分裂过程。由于泛素介导的蛋白水解，细胞周期蛋白 B 的降解是有丝分裂破坏所必需的。因此，细胞周期蛋白 B

的丰度对细胞周期进程至关重要。APC/C 蛋白复合物可以同时靶向细胞周期蛋白 A 和细胞周期蛋白 B。D 型细胞周期蛋白可调节 G1 期进程并在人类各种癌症中过度表达，细胞周期蛋白 D1 通过特定的 DUB 进行调节。研究发现石胆酸羟基酰胺（LCAHA）通过抑制 USP2 去泛素化酶的活性使细胞周期蛋白 D1 不稳定并诱导 G0/G1 期停滞。细胞周期蛋白 E 结合且激活 CDK2 并促进细胞周期的 G1/S 过渡。细胞周期蛋白 E 的量受到泛素介导的蛋白水解的严格调控。细胞周期蛋白 E 积累可导致加速进入 S 期、遗传不稳定性和肿瘤发生。Cullin－3（Cul－3）是 E3 泛素蛋白连接酶 cullin 家族的成员。一项研究表明，在哺乳动物细胞中，Cul－3 可以与游离的细胞周期蛋白 E 结合，但不能与细胞周期蛋白 E/CDK2 复合物结合，并且特异性地增加细胞周期蛋白 E 的泛素化。

（七）泛素化修饰和肿瘤代谢

代谢是生物体内所有复杂统一的化学变化的总称，主要包括糖代谢、脂类代谢、氨基酸代谢等。代谢紊乱是肿瘤的重要特征之一。为了维持持续增殖，肿瘤细胞必须调整其代谢和营养获取方式（例如 Warburg 效应），作为重要的 PTM，泛素化可以参与调节代谢途径，E3 连接酶可能参与调节肿瘤代谢。过氧化物酶体增殖物激活受体（PPAR）是响应脂质代谢的关键调节因子，包含 PPARα、PPARγ 和 PPARβ/δ。PPARγ 是一种 E3 连接酶，可以通过泛素降解核因子 κB（NF-κB）/p65，从而抑制 NF-κB 介导的炎症反应和肿瘤生长。PPARα 可以被 E3 连接酶 MuRF1 单泛素化以调节其定位。PPARα 还与 E3 连接酶 MDM2 相互作用以调节转录活性。此外，PPARα 可以与孕激素和 adipoQ 受体 3（PAQR3）相互作用，以促进泛素化介导的 E3 连接酶 HUWE1 对 PPARα 的降解。因此，这种降解会影响 PPARα 在脂质代谢中的作用。作为 SCF 复合体的重要组成部分，Skp2 触发 Akt 的泛素化，这对于调节 Warburg 效应至关重要。此外，Skp2 还可以通过 Akt 泛素化影响细胞葡萄糖摄取和糖酵解。Hsc70 相互作用蛋白（CHIP）的 U-box E3 连接酶羧基末端通过抑制有氧糖酵解来抑制卵巢癌进展。CHIP 靶向肿瘤糖酵解调节剂丙酮酸激酶同工酶 M2（PKM2）进行蛋白酶体降解。异质微环境与实体瘤高度相关。缺氧是与实体瘤发展相关的研究最深入的微环境之一。缺氧还会影响放化疗抗性的增加，并且对肿瘤代谢至关重要。缺氧诱导因子 1（HIF－1）是响应缺氧的关键蛋白质，是一种异二聚体蛋白质，由两种蛋白质——HIF-α 和 HIF-β 组成。HIF-α 是一种转录因子。HIF-α 的核转位可促进许多参与肿瘤细胞糖代谢的基因的转录，如 GLUT1、PDK1 和 LDH。肿瘤抑制因子 Von Hippel-Lindau（VHL）是在常氧条件下用于 HIF-α 最著名的 E3 连接酶之一。VHL 可以通过 26S 蛋白酶体靶向脯氨酸羟基化修饰的 HIF-α 进行泛素化和降解。VHL 可抑制 HIF-α 在多种癌症尤其是肾癌中对糖代谢相关基因的转录功能。代谢途径由各种关键代谢酶组成，其中大部分也可能发生泛素化修饰。己糖激酶 2

（HK2）是糖酵解途径中的第一种酶，与癌症进展高度相关。HK2 容易被自噬受体蛋白 SQSTM1/p62 识别，在肝癌中通过 E3 连接酶 TRAF6 与 K33 连接的多泛素化后自噬降解。磷酸肌醇依赖性蛋白激酶 1（PDK1）也是最重要的代谢酶之一，在癌症信号通路中起着至关重要的作用，尤其是 PI3K/Akt 和 Ras/MAPK 通路。此外，PDK1 的表达或活性也可以被 E3 泛素连接酶中止。已发现 E3 泛素连接酶 RNF126 靶向 PDK1 进行蛋白酶体降解以促进癌细胞进展。据报道，小分子泛素蛋白 UFM1 可通过泛素化增加 PDK1 的降解，从而抑制胃癌发展中的 PI3K/Akt 信号传导。

（八）泛素化修饰和炎症反应

炎症是身体对组织损伤或感染的反应，炎症的启动导致先天免疫反应的激活。多种先天免疫细胞，包括单核细胞、巨噬细胞和中性粒细胞，介导危险信号、DAMP（损伤相关分子模式）和 MAMP（微生物相关分子模式）引发炎症的识别。这些细胞具有模式识别受体（PRR），可感知这些信号并触发引发炎症信号通路的激活。其中一个途径是炎症小体的激活，它是在炎症反应的初始步骤中引发有效的促炎级联关键。巨噬细胞中经典 NLRP3 炎症小体的激活是一个分为两步的过程。首先，第一个启动步骤通常是通过 TLR 参与激活 NF-κB 通路（信号 1），并导致一些炎性体成分（如 NLRP3 和 pro IL-1β）的上调。随后是激活步骤，其中细胞感知 DAMP 或 MAMP 通路（信号 2），导致炎性体复合物的组装和寡聚化，caspase-1 的激活以及随后的 IL-1β 和 IL-1β 的裂解，激活和释放 IL-18。步骤 2 的特点是诱导钾外流。炎性激活也导致称为"pyroptosis 细胞死亡"的过程主要由胱天蛋白酶-1 在其切割位介导的通过孔形成蛋白 gasdermin-D。截至目前，在所有 E1、E2 和 E3 酶中，只有 E3 泛素连接酶通过靶向 NLRP3 本身或炎性体的其他成分，例如 ASC 和 caspase-1，与 NLRP3 炎性体激活的调节有关。E3 泛素连接酶可以防止炎症小体激活，因此可充当 NLRP3 炎症小体的负调节剂。通过蛋白酶体或自噬降解途径控制 NLRP3 水平。TRIM31 已被证明直接与 NLRP3 结合，诱导 K48 poly-Ub 导致 NLRP3 蛋白酶体降解。E3 泛素连接酶 SCF-FBXL2 也有助于 NLRP3 调节。SCF-FBXL2 在静止状态下泛素化 NLRP3，因此有助于蛋白酶体降解。然而，在 LPS 感应（信号 1）时，泛素化 FBXL2 并将其靶向蛋白酶体降解的 E3 连接酶 FBXO3 的水平增加。这降低了 FBXL2 水平，导致 NLRP3 表达增加，从而增加炎症小体激活。通过 DUB A20 将 PARKIN 与 NLRP3 炎症小体连接起来。PARKIN 介导 A20 的诱导，A20 对 NLRP3 炎症小体的启动和激活步骤负控制。与 WT 细胞相比，PARKIN 缺乏导致更高水平的 caspase-1 激活和 IL-1β 释放，这种作用被 NLRP3 抑制剂 MCC950 阻断，表明该过程与 NLRP3 非转录启动有关。E3 泛素连接酶阻止 NLRP3 炎症小体激活的其他主要机制是通过将 NLRP3 保持在非活动状态，与降解无关。与此机制相关的最新 E3 泛素连接酶是 Cullin（图 4-7）。

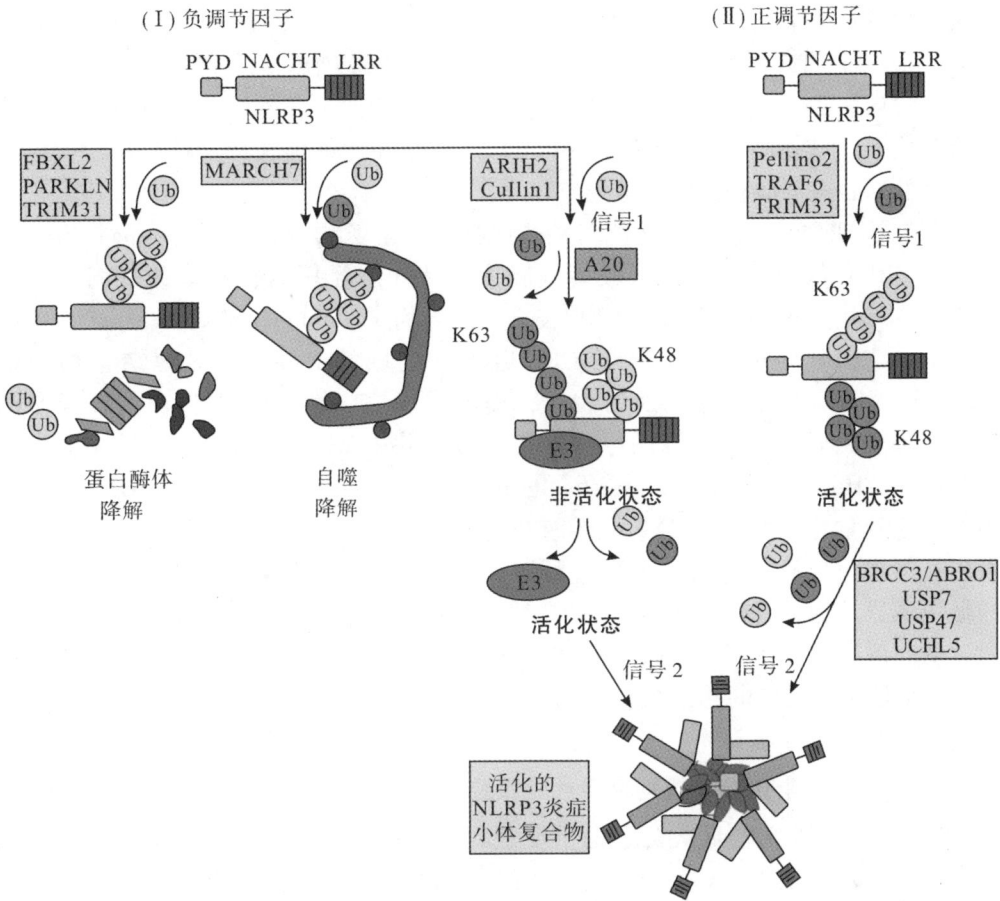

（Ⅰ）负调节因子　　　　　　　　　　（Ⅱ）正调节因子

图 4－7　泛素系统对 NLRP3 炎症小体的调节

三、泛素化修饰在植物中的应用

泛素化修饰作为真核生物体内一种重要的蛋白质 PTM 方式，不仅能够调节人体细胞生命活动的多个环节，在植物体内也能够发挥重要的调节作用。越来越多的研究表明泛素化修饰对于植物在不同环境和逆境条件下的生长起到重要的调节作用。低温、低磷、干旱、以及土地盐碱化是影响植物生长发育的主要逆境胁迫因子。

（一）逆境条件下植物中的蛋白质泛素化

1. 蛋白质泛素化参与植物低温胁迫反应

适宜的温度是保证植物正常生长的关键因素之一，低温会影响植物生长发育，限制植物地理分布，降低农作物产量。因此，为了维持农业生产，了解植物低温胁迫反应的机制并且以此提出解决和预防策略是十分重要的。大量研究证实低温胁迫能够限制植物的生长发育及其地理分布。不同物种在低温胁迫反应过程中存在重大的转录组重编程过程，许多蛋白质被认为是这种适应性反应的重要因子。泛素化是一种 PTM，能够调控蛋白的丰度、活性、亚细胞区隔和转运，并参与低温应答过程。E3 是泛素－蛋白酶体系统的主要组成部分，能够识别目标蛋白，并将泛素从 E2 上转移到目标蛋白上。由于 E3 具有底物识别的特异性，从而调控植物多种低温胁迫反应相关的信号通路。

研究表明蛋白质泛素化能够介导胞嘧啶重复结合因子（c-repeat binding factor，CBF）依赖型以及非依赖型低温信号转导途径从而在植物的低温胁迫反应中发挥作用。比如，拟南芥 CBF 表达的诱导物 1（inducer of CBF expression 1，ICE1）为 bHLH 转录因子，能与 CBF 启动子区域的 E-Box 特异地结合而激活 CBF，从而调控下游目标基因的表达，提高植株抗冻性。ICE1 蛋白的转录激活作用受到蛋白质翻译后修饰的严谨调控。拟南芥中 RING 类型 E3 渗透响应高表达基因 1（High expression of osmotically responsive gene 1，HOS1）与 ICE1 相互作用并使之泛素化。此外，HY5 是拟南芥中的 BZIP 转录因子，它调节包括光形态发生、激素反应和抗冻性等关键过程。HY5 的表达受不依赖于 CBF 和 ABA 途径的低温诱导。低温引起 CRL E3 中 CUL4－DDB1 亚类 COP1 的核耗竭而稳定 HY5 蛋白，从而诱导花色苷合成，抑制 ROS 积累，在低温胁迫反应中起作用。此外，许多参与低温胁迫反应的功能蛋白也可发生泛素化修饰，如 F-box 蛋白 FBP7、辣椒 PUB1、AtCHIP 等。

2. 蛋白质泛素化参与植物低磷胁迫反应

磷是构成许多关键性大分子的重要底物，在植物体内许多生理生化反应中都发挥重要作用。磷供应不足会极大地限制作物的产量和品质。在漫长的进化过程中，植物形成了一系列适应低磷胁迫的机制。其中，蛋白质水平的泛素化修饰对植物响应低磷胁迫起重要作用。泛素化修饰可以改变靶蛋白的活性、稳定性及其在亚细胞的定位等。泛素由 76 个氨基酸组成，并以逐步共轭级联的方式与靶蛋白相连，形成泛素－蛋白质复合体，该复合体被运输至 26S 蛋白酶体内消化与降解，从而调控众多生理过程。PTM 通过改变根系形态构型，影响磷转运子和转录因子的活性和定位，从而促进或抑制植物对土壤磷的吸收以及向地上部的运输，进而调节磷稳态。

泛素化作为一种重要的蛋白质 PTM 方式，能够通过多种途径介导植物低磷胁迫反应。在植物激素信号途径中，泛素/26S 蛋白酶体途径对植物低磷胁迫下的根系形态构型重塑有重要影响。在低磷条件下，植物根系形态构型的重建是为了提高磷的吸收和利用效率，而磷的吸收主要与磷转运子相关。磷转运子 PHT 被泛素化修饰后能够通过多种途径调节植物低磷胁迫反应。此外，低磷胁迫响应的转录调控过程中涉及许多转录因子，包括 MYB、WRKY 和 bHLH 等家族成员。这些转录因子可通过泛素化修饰调控植物的磷信号和磷稳态。去泛素化修饰在植物适应低磷胁迫中也能发挥一定作用。

3. 蛋白质泛素化参与植物干旱胁迫反应

在全球气候变暖及水资源匮乏的环境下，缺乏水分是植物生长过程中必须克服的一个关键问题。内源脱落酸（ABA）能够通过复杂的信号反应介导植物气孔关闭，降低植物叶片的蒸腾速率，防止水分损失，增强植物的耐旱性。E3 泛素连接酶在 ABA 介导的干旱胁迫响应过程中起到重要作用。例如，拟南芥 U-box 型 E3 泛素连接酶 PUB22、PUB23 可以与 ABA 受体 PYL9 相互作用，导致其被 26S 蛋白酶体降解从而负向调控拟南芥植株的干旱胁迫反应。水稻中 RING 型蛋白质 DHS 具有 E3 泛素连接酶活性，可以与同源结构域亮氨酸拉链 IV 蛋白 ROC4（HD-ZIP-IV 家族成员）相互作用。ROC 是植物合成蜡质层的正向调节因子。DHS 通过促进 ROC4 的降解调控水稻蜡质的生物合成，使水稻角质层的保水作用受到影响，从而负向调控植株的干旱胁迫反应。

4. 蛋白质泛素化参与植物高盐胁迫反应

高盐同样是影响植物生长发育重要的环境胁迫因素之一。在盐胁迫下，细胞内外 Na^+、K^+ 离子分布不平衡会限制植物生长，过多的 ROS 可导致叶绿素降解，使光合作用效率降低，同时也会造成细胞结构损伤甚至造成细胞死亡。研究表明 E3 泛素连接酶可通过直接或间接调控 Na^+、K^+ 含量或 ROS 清除系统等参与非生物胁迫反应。在黄丝瓜藓中，U-box 型 E3 泛素连接酶 PnSAG1 在盐胁迫反应中起负向调控作用。然而小麦中的 U-box 型 E3 连接酶 TaPUB1 在植株响应盐胁迫反应时起到正向调控作用。研究发现 TaPUB1 被定位于细胞质和细胞核，但盐胁迫可能会影响 TaPUB1 蛋白的定位。TaPUB1 在细胞核内与盐胁迫负调控因子甘露糖苷酶蛋白（TAMP）相互作用。在盐胁迫下，异源过表达 TaPUB1 烟草植株抗氧化酶的活性增强，提高了植株清除 ROS 的能力，改善了植株的光合作用。另一方面，TaPUB1 的过表达诱导离子通道相关基因的表达，增加 Na^+ 流出量，降低 K^+ 流出量，从而使细胞质 Na^+、K^+ 比值维持在正常水平进而提高小麦植株的耐盐性。

5. 蛋白质泛素化参与植物高温胁迫反应

热作为另一种温度胁迫因素，能够破坏细胞膜，影响植物光合作用，造成细胞衰老甚至死亡。因此，提高植物耐热性至关重要。OsHIRP1（oryza sativa heat-induced RING finger protein 1）是水稻中 RING-HC 型 E3 泛素连接酶，亚细胞定位发现在 38℃和 45℃时，OsHIRP1 在原生质体的胞浆和细胞核中均会被定位，但温度升高时，其在细胞核中的比例会升高。这可能与环境信号和刺激有关，也可能由于温度升高造成蛋白质降解。在细胞核和细胞质中，OsHIRP1 分别与 OsAKR4 和 OsHRK1 相互作用，并在高温条件下促进底物降解。在热胁迫条件下，过表达 OsHIRP1 拟南芥植株中 HsfA3、HSP17.3、HSP18.2 和 HSP20 等热胁迫诱导基因表达上调。说明 OsHIRP1 在植株响应热胁迫过程中起正向调节作用，可以使植株耐热性增强。小麦 TaFBA1 编码 F-box 蛋白，F-box 是 E3 连接酶 SCF 复合体的关键亚基单位。TaFBA1 可作为热（45℃）胁迫下的正向调控因子，提高异源表达烟草植株的耐热性。

（二）不同干预条件下植物中的蛋白质泛素化

1. 激素处理下植物蛋白质泛素化修饰

蛋白质泛素化可以通过介导激素信号通路调控植物抗冻性。例如，蛋白质泛素化介导乙烯合成和信号转导途径调控植物抗冻性以及蛋白质泛素化介导茉莉酸信号转导过程。

低温胁迫会改变许多植物物种的内源乙烯水平，乙烯水平的增强和抗冻性之间存在关联。乙烯生物合成途径首先是由甲硫氨酸（methionine，met）合成 S - 腺苷甲硫氨酸（s-adenosylmethionine，SAM），SAM 在 ACC 合成酶（ACC synthase，ACS）的作用下合成 ACC，这是乙烯合成的重要限速步骤，最后 ACC 在 ACC 氧化酶（ACC oxidase，ACO）作用下生成乙烯。乙烯过量表达突变体（ethylene overproducer 1，ETO1）是一种 BTB 蛋白，作为 CUL3a/b E3 连接酶复合物的底物招募成分。ETO1 以及 ETO1 的同源蛋白 EOL1（ETO1 - like）和 EOL2 与 2 型 ACS 发生物理作用，并通过促进 ACS 的降解而负调控乙烯的生物合成。由于 ETO1 - 3 突变体产生截断 ETO1 蛋白质，不能靶向 ACS5，用于蛋白酶体降解，因此引起变异植物中乙烯的增加。在土壤上生长的拟南芥 ETO1 - 3 突变体提高了 CBF1/2/3 转录水平而使植株具有更强的抗冻性。表明乙烯通过控制 CBF 基因表达来正调控抗冻性，而 ETO1 通过负调控 ACS 水平而影响植物的抗冻性。

冷胁迫诱导茉莉酸（jasmonates，JA）生物合成基因（如拟南芥 LOX1、AOS1 和 AOC1 和 JAR1 和水稻 OsAOS、OsOPR1、OsAOC 和 OsLOX）的表达，迅速提高植物内生 JA 水平。外源 JA 处理提高了拟南芥抗冻性。与野生型植物相比，拟南芥缺乏 JA 生物合成或信号转导突变体（如 lox2、aos、jar1 和 coi1），对冰冻胁迫的敏感性增加。这些研究表明 JA 正调控植物抗冻性。拟南芥茉莉酮酸酯 ZIM 结构域蛋白 JAZ（jasmonate zim-domain）是抗冻性调节因子。在非低温胁迫条件下，JAZ1 和 JAZ4 蛋白与 ICE1 和 ICE2 相互作用，抑制后者转录活性，阻止非特异性的寒冷胁迫反应的激活。在寒冷胁迫下，JA 水平增加，触发 F-box E3 COI1 介导的 JAZ 降解，使 ICE 从抑制中释放出来。然后，ICE1 和 ICE2 通过与 CBF 基因启动子中 DRE/CRT 序列元件结合来激活 CBF 的表达。

有研究报道发现对矮牵牛花冠进行乙烯处理后，其花冠衰老过程中的总体泛素化水平增加，提示泛素化在乙烯介导的花冠衰老过程中发挥重要作用。

2. 光调节下植物蛋白质泛素化修饰

拟南芥黄化幼苗在红光照射后，泛素化蛋白质表达水平明显增高，进一步丰富了红光诱导的拟南芥黄化幼苗光形态建成过程中蛋白质重新装配的机制。相似地，玉米黄化幼苗在暴露于光照射后，能够检测到有 78 个泛素化位点发生显著变化。这项研究揭示了光合作用和光信号影响下，蛋白质中的多个泛素位点及其独特的调控作用，进一步表明了泛素化修饰能够调控玉米光合作用及光信号蛋白质的活性。

蛋白质泛素化作为一种重要的 PTM，通过介导特定蛋白质的降解，广泛地参与到植物生长发育、胁迫响应、信号转导等一系列生命活动过程中，在植物的生命周期中具有重要意义。E3 泛素连接酶是泛素化系统中识别靶蛋白的关键酶，在泛素化过程中发挥巨大作用。E3 泛素连接酶能够特异性地识别靶蛋白，在泛素化途径中起决定性作用。

利用 PTM 调节蛋白质活性使植物能够快速且特异性地对各种刺激作出反应，而不需要经过耗能反应从头合成蛋白质。泛素化降解特定的蛋白，调控从生长发育到对胁迫刺激应答等一系列植物生理活动。泛素/26S 蛋白酶体作为一个重要的调控系统，参与细胞的重要生命活动过程，如细胞生长与凋亡、信号转导、周期调控、生物与非生物胁迫。

3. 植物 E3 泛素连接酶与生物胁迫响应

E3 泛素连接酶已被证实在植物免疫的多个阶段都发挥关键作用。泛素化一般通过两种方式来调控植物免疫反应，分别是由病原分子激发的和相关的效应蛋白激发的免疫反应。同时，E3 泛素连接酶也通过结合囊泡运输成分或转录因子等核蛋白来调节病原体感知信号。植物 U-box 型 E3 泛素连接酶（plant U-box E3 ubiquitin ligases，PUB）在植物免疫反应中的作用已有广泛报道。在苹果中，*MdPUB29* 能够激活植物对真菌病原物的响应。过表达 *MdPUB29* 能提高苹果植株对真菌病原物的抗性，在苹果愈伤组织中沉默 *MdPUB29* 基因，组织对真菌病原物的抗性降低。在拟南芥中过表达 *MdPUB29*，表现出对真菌病原物的抗性。此外，植物对真菌病原物的防御与水杨酸的含量有关，*MdPUB29* 能够通过调节水杨酸途径，提高植物对病原微生物的防御。拟南芥 Exo70B2 是一种胞囊复合体的亚基，影响了植物对多种病原体的免疫应答。Exo70B2 作为 U-box 型 E3 泛素连接酶 PUB22、PUB23 和 PUB24 共同的靶标，负向调节植物的天然免疫系统。拟南芥 BOS1 是一种与胁迫和病原体反应有关的 R2R3 MYB 转录因子，BOI（botrytis susceptible 1 interactor）是核定位的 RING 型 E3 泛素连接酶，与细胞中的 BOS1 相互作用。BOI 能够将泛素蛋白转移到 BOS1 上并水解 BOS1。BOI1 表达的减少可导致植物的对病原菌侵害的忍耐性降低。

4. 植物 E3 泛素连接酶与非生物胁迫响应

植物经常暴露于干旱、极端温度和盐度变化等各种非生物胁迫中。为了在这种不利环境下生存，植物在进化上发展了自己的抗性机制。几十年来，研究者利用各种生化和遗传学手段来探究植物特定的应激反应途径，研究结果表明，泛素蛋白酶体系统与非生物胁迫反应途径密切相关。

HOS1（high expression of osmotically responsive gene 1）是一个 RING 型 E3 泛素连接酶。ICE1 是调控低温诱导基因 CBF3 表达的转录因子，泛素化分析发现，

HOS1 介导 ICE1 的泛素化。在 −8°C 和 −10°C 低温处理下，HOS1 过表达幼苗的抗低温能力明显低于野生型。这些结果表明，HOS1 负调控植物低温响应。水稻 RING 型 E3 泛素连接酶 OsHCI1 的表达受温度的影响。在拟南芥中过表达 OsHCI1，植株耐热性增强。研究发现，在高温下，OsHCI1 沿着细胞骨架从高尔基体囊泡移动到细胞核，通过单泛素化诱导底物核蛋白向细胞质转运，该研究强调了 E3 泛素连接酶的核质分配在植物应激调节中的重要性。DREB2A（dehydration-responsive element-binding protein 2A）是干旱响应基因的正向调节因子。RING 型 E3 泛素连接酶 DRIP1 和 DRIP2 与细胞核中的 DREB2A 发生互作并利用泛素化途径调控植物体内 DREB2A 蛋白的含量。当遭受干旱胁迫时，与野生型相比，拟南芥 drip1drip2 双突变体植株在相同干旱条件下存活率更高。在适宜的生存条件下，植物体内有序进行 DRIP1/DRIP2 介导的 DREB2A 泛素化降解过程。然而，在干旱胁迫下，DREB2A 蛋白的降解遭到阻碍，致使 DREB2A 大量积累，从而激活干旱响应基因表达，提高了植物的抗旱性。DREB2A 调节的干旱响应基因的表达受 DRIP1 的负调节。相比之下，干旱诱导基因的表达在 drip1 − 1 和 drip2 − 1 的 T-DNA 插入突变体中略微增加。值得注意的是，在缺水胁迫下，干旱响应基因的表达在 drip1、drip2 双突变体中显著增强，暗示 DRIP1 和 DRIP2 通过靶向降解 DREB2A 来实现对干旱胁迫的负调控。RGLG1（RING domain ligase 1）和 RGLG2，作为 RING 型 E3 泛素连接酶，与参与干旱和盐胁迫的 AP2/ERF 转录因子 ERF53 发生作用。当 RGLG1 和 RGLG2 功能丧失时，植物耐旱性明显提升。体外泛素化实验揭示，RGLG1 和 RGLG2 可以与 ERF53 发生作用并且实现泛素化。在拟南芥 rglg1、rglg2 双突变体内，ERF53 大量积累，植物对干旱的忍耐力进一步提高。水稻 OsDIS1 是一个含 RING 保守结构域的 E3 泛素连接酶，其参与水稻的干旱胁迫调节。在干旱条件下，OsDIS1 的表达上调。OsDIS1 可能通过调节 OsNek6 蛋白翻译后修饰而在植物应激反应中发挥负面作用。此外水稻 E3 泛素连接酶基因 OsSIRP2 在盐胁迫下能被高度诱导，过表达 OsSIRP2 能提高植物对盐和渗透胁迫的忍耐性。

5. 植物 E3 泛素连接酶与植物激素

植物利用激素来感知内源和外源信号。已有大量证据表明，蛋白质泛素化与生长素、脱落酸、茉莉酸、水杨酸、乙烯等植物激素的产生、感知、信号转导和输出存在直接联系。

泛素化修饰通过调节蛋白稳定性和活性及其所参与的内膜运输途径对 ABA 信号进行调控，实现对脱落酸的合成和信号转导过程关键因子的调控，进而影响植物对 ABA 的响应，参与植物生长发育过程及其对干旱、盐和冷胁迫等不良环境的应答。ABA 作为植物主要的激素之一，在控制非生物胁迫下的细胞生理反应如渗透调节、高盐和寒冷以及胚胎发育、植物的种子和芽休眠、发芽、子叶绿化、营养生长和开花等发育过程中发挥重要作用。揭示 ABA 信号机制的最大难点在于确定 ABA 受体。最近，关于 ABA 受体和 ABA 信号传导蛋白的泛素化已被广泛报道，这暗示着泛素化在 ABA 信号传导机制中的重要性。RING 型 E3 泛素连接酶 RSL1（single-subunit ring-type E3 ubiquitin ligase 1）在质膜上与 PYR/PYL/RCAR 家族的 PYL1 和 PYL4 相互作用。RSL1 在体外泛素化 PYR1 和 PYL4，RSL1 的表达可以影响到 ABA 的灵敏性，并可推动体内的 PYR1 和 PYL4 受体降解，这些结果为 PYR1 和 PYL4 是 RSL1 的泛素化底物提供了证据。AIP2（ABI3 – interacting protein 2）是一个具有 RING 结构域的 E3 泛素连接酶，它在体外可使 ABA 信号通路中的下游基因 ABI3 泛素化。CUL4 – DDB1 骨架的 E3 泛素连接酶利用 DWA1 和 DWA2 作为底物识别亚基，在细胞核中充当 ABI5 含量的负调节物。dwa1、dwa2 和 cul4 拟南芥突变体对 ABA、盐以及干旱的敏感性提高，并且在 ABA 处理后盐以及干旱胁迫和 ABA 响应基因表达上调。拟南芥 E3 泛素连接酶 SINA（seven in absentia）与一种作为正调控因子的核蛋白 CDKG1（cyclin dependent kinase G1）相互作用，调节植物对 ABA 和渗透胁迫的响应。茉莉酸及其前体和衍生物被统称为茉莉酮酯（jasmonates，JA），广泛分布于植物的幼嫩组织以及生殖器官中。JA 诱导特定代谢来调节创伤反应。JA 通过调节植物对温度、干旱和盐等非生物胁迫的响应，进一步提高植物适应性，从而改善植物在不利条件下的生长和发育。泛素化作为蛋白降解的主要路径参与 JA 的合成、信号转导等过程。JAZ（jasmonate ZIM-domain）蛋白是 MYC2 活性的抑制因子。JAZ 蛋白对 JA 信号通路起负调控作用，JA 感知会引发植物中特定代谢物的产生。

拟南芥 PUB10 属于 U-box 型 E3 泛素连接酶，以 26S 蛋白酶体的方式降解 MYC2。PUB10 及 PUB11 均可结合 MYC3 和 MYC4，但目前尚未对这些 MYC2 相关转录因子的泛素化进行更深入的研究。虽然在 PUB10 功能缺失植株中 MYC2 的积累有所增加，但 MYC2 仍然是一种不稳定的蛋白质，推测可能存在其他的 E3 泛素连接酶以共同调控植物中 MYC2 的蛋白水平。E3 泛素连接酶也参与水杨酸、生长素和乙烯、油菜素内酯等激素响应过程中。U-box 结构域家族 E3 泛素连接酶 PUB13 通过 SA 途径来调控植物的开花时间。当生长素存在时，SCFTIR1/AFB 复合体降解转录抑制因子 AUX 或 IAA 家族蛋白。拟南芥 E3 泛素连接酶基因 HOS1 在胚轴延长过程中负调控生长素的合成。在光照条件下，HOS1 缺失突变体为长胚轴，而在黑暗条件下为短胚轴，这与生长素过量生成突变体表型一致。在 HOS1 突变体中，生长素合成基因如 YUCS、CYP7932 被上调，而内源生长素水平增加。总之，HOS1 在拟南芥胚轴延长过程中调控生长素的合成可能与光和生长素信号有关。XBAT32 通过泛素化乙烯生物合成酶 ACS4 和 ACS7 来参与乙烯的产生进而影响侧根的生长。

6. 植物 E3 泛素连接酶与花粉发育

花粉发育是植物有性生殖的重要一环，与种子的质量、雄性不育、自交不亲和等农产品性状息息相关。在花粉发育、授粉和受精过程中，花粉壁不仅为雄配子提供保护，而且还在花粉和柱头交流中起作用。花粉壁结构的破坏往往会造成花粉缺陷，导致部分或完全的雄性不育。植物花粉壁的正常发育是有性生殖的先决条件，解析花粉壁如何正常有效发育具有重大的指导意义。花粉壁由花粉外壁和内壁组成，花粉内壁的正常形成对维持花粉粒形态、花粉萌发和花粉管伸长有积极作用。泛素介导的降解作用参与植物花粉发育。拟南芥 HUB1 和 HUB2 蛋白在 H2Bub1 单泛素化途径中具有 E3 泛素连接酶功能，其同源基因 OsHUB1 和 OsHUB2 参与水稻花药后期发育，在水稻的雄性生殖发育中发挥重要作用。oshub 突变体减数分裂后的花药表现出绒毡层发育异常，花粉败育的性状。花药开裂是雄蕊发育的必要过程。在这个过程中，花药子房释放成熟的花粉粒进行授粉。磷脂酶 A1 蛋白 DAD1 （deficient in anther dehiscence 1）催化 JA 生物合成的起始步骤即从叶绿体膜中释放 α-亚麻酸，而 ad1 突变体的花药无法正常开裂且花粉没有活力，并出现畸形，最终导致雄性不育。然而，施用外源 JA 可以恢复花粉育性。当植物中 E3 泛素连接酶 DAF （defective in anther dehiscence-activating factor）的表达被抑制时，植物也会产生与 dad1 突变体相同的表型。AtPUB4 是一个 U-box 型 E3 泛素连接酶。T-DNA 插入获得的突变体 Atpub4 莲座丛变小，叶子变狭窄，花和花瓣变短，花粉粒彼此黏附与不完全退化的绒毡层细胞的残余物相连，花粉粒不能正常地从开裂的花药散出，花粉外壁畸形，植物育性受损。这些研究表明，E3 泛素连接酶与植物生殖发育密切相关。

E3 泛素连接酶对底物的修饰分为单泛素化和多聚泛素化修饰，由 E3 与底物的相对比例决定。多聚泛素化修饰的靶蛋白一般被 26S 的蛋白酶体所降解，从而对细胞周期调控、胞吞作用、DNA 修复、信号转导、蛋白质的质量控制、细胞凋亡、亚细胞定位等过程具有重要的作用。

（三）泛素系统在植物生长发育中作用的研究

1. 泛素系统参与对植物种子大小及质量的调控

玉米中 ZmDA1、ZmDAR1 为拟南芥中调节细胞增殖的 2 个泛素受体基因 AtDA1 及 AtDAR1 的同源基因。研究表明 ZmDA1 及 ZmDAR1 调控着玉米籽粒的大小及成分。RING 型 E3 基因 DA2 在拟南芥中的过表达且 DA2 对种子体积增大具负调控作用。此外，泛素特异性蛋白 UBP15 在与泛素受体 DA1 共同作用的通路中发挥拮抗作用，从而影响种子的大小。

2. 泛素系统参与植物开花及光形态建成的调控

除了具有调控种子大小、细胞分裂等作用外，泛素还具有调节植物开花，光形态建成，合成植物体内相应物质等功能。SPL11 蛋白通过单泛素化底物 SPIN1 来调控水稻的开花时间。研究表明，一组新的 E3 泛素连接酶 SCFEBF1/2，可正调控植物的光形态建成。而此前研究的 E3 连接酶 CRL3LRBs 则可在强光的条件下，调节植物的光敏色素 phyB 及 PIF3 的含量。研究发现，隐花色素 CRY2 在 E3 连接酶复合体突变体 cull 及 cop1 中的降解被抑制，E3 连接酶参与 CRY2 调控植物光形态建成的途径。

3. 泛素系统与一些植物物质合成的调控有关

拟南芥 ASA 合成酶 VTC1 与拟南芥 COP9 复合体（CSN）的亚基 CSN5B 相互作用，通过 26S - 泛素蛋白酶体途径介导光对拟南芥合成抗坏血酸的影响。通过基因过表达和 RNA 干扰等技术，研究发现 E3 泛素 RING 型基因 *GhATL*68 能够影响棉桃的纤维发育。

四、类泛素化

SUMO 蛋白是一类小分子蛋白家族成员，共价附接在其他细胞蛋白以调控它们的功能。SUMO 化是翻译后修饰参与各种细胞过程，例如核 - 细胞质运输、转录调节、细胞凋亡、蛋白质稳定性、应激反应和细胞周期。SUMO 蛋白类似于泛素，被认为是泛素样蛋白家族的成员。SUMOylation 由类似于泛素化的酶级联反应介导。与泛素化相反，SUMO 不需要降解蛋白质。当 C 末端的最后四个氨基酸被切除 SUMO 的 C 末端甘氨酸残基与目标蛋白上的受体赖氨酸之间形成异肽键时，就会产生成熟的 SUMO。SUMO 家庭成员的名字经常不同。例如，酵母中的 SUMO 同源物称为 SMT3。

（一）功 能

蛋白质的 SUMO 修饰具有许多功能。研究最多的是蛋白质稳定性，核 - 胞质转运和转录调控。蛋白质的一小部分被 SUMO 化，并且该修饰通过脱 SUMO 化酶的作用迅速逆转。靶蛋白的 SUMO 化已显示出许多不同的结果，包括改变的定位和结合伴侣。RanGAP1（第 1 个鉴定出的 SUMO 底物）的 SUMO - 1 修饰导致其从胞浆转运到核孔复合体。hNinein 的 SUMO 修饰导致其从中心体的核心。在许多情况下，转录调节的 SUMO 修饰与转录抑制相关。可以参考 SUMO 蛋白的 GeneRIFs，例如人 SUMO - 1。

人类有 4 种已确认的 SUMO 亚型，即 SUMO - 1、SUMO - 2、SUMO - 3 和 SUMO - 4。在氨基酸水平上，SUMO - 1 与 SUMO - 2 约有 50% 相同；SUMO - 2/3 彼此显示出高度相似性，而与 SUMO - 1 不同；SUMO - 4 与 SUMO - 2/3 相似，但在 90 位上有脯氨酸而不是谷氨酰胺。结果，SUMO - 4 在正常条件下不进行加工和缀合，但用于在压力下修饰蛋白质 - 饥饿之类的条件。在有丝分裂期间，SUMO - 2/3 定位于着丝粒和浓缩染色体，而 SUMO - 1 定位于有丝分裂纺锤体和纺锤体中间区，这表明 SUMO 旁系同源物调节哺乳动物细胞中不同的有丝分裂过程。与有丝分裂染色体相关的主要 SUMO 偶联产物之一是拓扑异构酶 II 的 SUMO - 2/3 偶联产生的，在有丝分裂过程中，SUMO - 2/3 仅对其进行修饰。SUMO - 2/3 修饰似乎参与了应激反应。SUMO - 1 和 SUMO - 2/3 可以形成混合链，但是，由于 SUMO - 1 不包含在 SUMO - 2/3 中发现的内部 SUMO 共有位点，因此可以终止这些多 SUMO 链。SUMO - 1 的丝氨酸被磷酸化，引出了"修饰物"的概念。

（二）DNA 损伤反应

细胞 DNA 经常暴露于 DNA 破坏剂中，通过调节和复杂的 DNA 损伤反应（DDR）来处理潜在有害作用。SUMO 蛋白已被证明是一种分子胶，当发生 DNA 损伤时，可促进修复灶中大蛋白复合物的组装。另外，SUMOylation 可以改变蛋白质的生化活性和相互作用。SUMOylation 在碱基切除修复，核苷酸切除修复，非同源末端连接和同源重组修复的主要 DNA 修复途径中起作用。SUMOylation 还有助于易于出错的转录合成。

（三）结　构

SUMO 蛋白很小，多为大约 100 个氨基酸，质量为 12kDa，确切的长度和质量不明，SUMO 家族成员之间有变化并且取决于该生物体的蛋白质来源。尽管 SUMO 在氨基酸水平上与泛素几乎没有序列同一性（＜20%），但其折叠结构几乎相同。SUMO 蛋白具有独特的 10~25 个苯胺酸 N 端延伸，而其他类泛素蛋白则没有，发现该 N 端与 SUMO 链的形成有关。人 SUMO1 的结构在右侧显示，它显示 SUMO1 为球状蛋白，氨基酸链的两端（以红色和蓝色显示）伸出该蛋白的中心。球形核由一个 α 螺旋和一个 β 片组成。显示的图基于溶液中蛋白质的 NMR 分析。

（四）SUMO 预测

大多数 SUMO 修饰的蛋白质均包含四肽共有基序 Ψ – KxD/E，其中 Ψ 为疏水残基，K 为与 SUMO 缀合的赖氨酸，x 为任意氨基酸（aa），D 或 E 为酸性残基。底物特异性似乎直接来自 Ubc9 和各自的底物基序。当前可用的预测程序是：

（1）SUMOplot – 在线免费访问软件，其旨在预测 SUMO 共有序列（SUMO-CS）参与 SUMO 附件的可能性。SUMOplot 评分系统基于两个标准：①氨基酸直接与观察到的 SUMO-CS 相匹配，并显示出结合 Ubc9。②共有氨基酸残基被疏水性相似的氨基酸残基取代。SUMOplot 过去曾用于预测 Ubc9 依赖性位点。

（2）seeSUMO – 使用支持向量机对从文献中收集的数据进行整理。

（3）SUMOsp – 使用 PSSM 对潜在的 SUMOylation 肽位进行评分。它可以预测遵循 ψKXE 主题的位点，并且 SUMOylation 位点的不寻常包含其他非规范的主题。

（4）JASSA-SUMOylation 站点（经典和反向共识）和 SIM（SUMO 交互基序）的在线免费访问预测器。JASSA 使用基于位置频率矩阵的评分系统，该位置频率矩阵源自实验 SUMOylation 网站或 SIM 的对齐方式。实现了新功能以更好地评估预测，包括与查询序列匹配的数据库命中的标识以及二级结构元素和（或）目标蛋白质的 3D 折叠中候选位点的表示，可从保存的 PDB 文件中检索。

（五）SUMO 化（SUMOylation）

SUMO 与其靶标的附着与泛素类似［因为它与其他泛素样蛋白（例如 NEDD8）相同］。SUMO 前体有一些额外的氨基酸需要去除，因此 C 端肽会被蛋白酶（在人体内是 SENP 蛋白酶或酵母中的 Ulp1）从 SUMO 前体上切割下来，以显示二甘氨酸基序。继而，所获得的 SUMO 与作为异二聚体的 E1 酶 ［SUMO 激活酶（SAE）］ 结合。然后将其传递给 E2，这是一种共轭酶（Ubc9）。最后，少数 E3 连接蛋白之一将其附着到蛋白上。在酵母中，有四种 SUMOE3 蛋白，即 Cst9、Mms21、Siz1 和 Siz2。尽管在泛素化中 E3 对于将泛素添加至其靶标至关重要，但研究证据表明，只要存在共有序列，E2 在 SUMOylation 中就足够了。认为 E3 连接酶可促进 SUMO 酰化效率，并且在某些情况下，E3 连接酶可将 SUMO 缀合引导至非共有基序。E3 酶大致可分为 PIAS 蛋白，例如 Mms21（Smc5/6 复合体的成员）以及 Pias-γ 和 HECT 蛋白。在人类基因组的 17 号染色体上，SUMO2 靠近 SUMO1 + E1/E2 和 SUMO2 + E1/E2 等。但是，某些 E3（例如 RanBP2）都不是。最近的证据表明，PIAS-γ 是转录因子 yy1 的 SUMOylation 所必需的，但它独立于锌环指（已确定为 E3 连接酶的功能域）。SUMOylation 是可逆的，可通过特定的 SUMO 蛋白酶从靶标中除去。在发芽酵母中，发现 Ulp1SUMO 蛋白酶结合在核孔上，而 Ulp2 是核质的。在高级真核生物中，去 SUMO 化酶的独特亚核定位是保守的。通常，在一定的时间只能将糖蛋白库（0～1%）蛋白质 SUMO 化。DeSUMOylationSUMO 可以从其基板上去除，这称为 deSUMOylation，特定的蛋白酶介导了此过程（人中的 SENP 或酵母中的 Ulp1 和 Ulp2）。

六、在蛋白质纯化中的作用

在大肠杆菌中表达的重组蛋白可能无法正确折叠，而是形成聚集体并沉淀为包涵体。这种不溶性可能是由于存在大肠杆菌无法有效读取的密码子，真核和原核生物核糖体的差异，或者缺乏适当的分子伴侣来进行正确的蛋白质折叠。为了纯化此类蛋白质，有必要将目标蛋白质与溶解度标签 ［例如 SUMO 或 MBP（麦芽糖结合蛋白）］ 融合，以增加蛋白质的溶解度。SUMO 随后可以使用 SUMO 特异性蛋白酶（例如 Ulp1 肽酶）从目标蛋白上切割下来。

参考文献

［1］Catic A, Ploegh HL. Ubiquitin-conserved protein or selfish gene? Trends Biochem Sci, 2005, 30 (11): 600 – 604.

［2］Schulman BA, Wade Harper J. Ubiquitin-like protein activation by E1 enzymes: the apex for downstream signalling pathways. Nature Reviews Molecular Cell Biology, 2009, 10 (5): 319 – 331.

［3］Ye Y, Rape M. Building ubiquitin chains: E2 enzymes at work. Nature Reviews Molecular Cell Biology, 2009, 10 (11): 755 – 764.

［4］Zheng N, Shabek N. Ubiquitin Ligases: Structure, Function, and Regulation Annual Review of Biochemistry, 2017, 86 (1): 129 – 157.

［5］Pao KC, Wood NT, Knebel A, et al. Activity-based E3 ligase profiling uncovers an E3 ligase with esterification activity Natuer, 2018, 556 (7701): 381 – 385.

［6］Xu P, Duong DM, Seyfried NT, et al. Quantitative protcomics reveals the function of unconventional ubiquitin chains in proteasomal degradation Cell, 2009, 137 (1): 133 – 145.

［7］ Eddins MJ, Carlile CM, Gomez KM, et al. Mms2-Ubc13 covalently bound to ubiquitin reveals the structural basis of linkage-specific polyubiquitin chain formation Nat Struct Mol Biol, 2006, 13 (10): 915 - 920.

［8］ Robzyk K, Recht J, Osley MA. Rad6 - dependent ubiquitination of histone H2B in yeast. Science, 2000, 287 (5452): 501 - 504.

［9］ Boname JM, Thomas M, Stagg HR, et al. Efficient internalization of MHC I requires lysine - 11 and lysine - 63 mixed linkage polyubiquitin chains Traffic, 2010, 11 (2): 210 - 220.

［10］ Komander D, Reyes-Turcu F, Licchesi JDF, et al. Molecular discrimination of structurally equivalent lys 63 - linked and linear polyubiquitin chains. EMBO Rep, 2009, 10 (5): 466 - 473.

［11］ 兰秋艳, 高媛, 李衍常等. 泛素、泛素链和蛋白质泛素化研究进展. 生物工程学报. 2016, 32 (1): 14 - 30.

［12］ Husnjak K, Dikic I. Ubiquitin-binding Proteins: Decoders of Ubiquitin-Mediatde Cellular Functions. Annual Review of Biochemistry, 2012, 81: 291 - 322.

［13］ Rahighi S, Ikeda F, Kawasaki M, et al. Specific Recognition of Linear Ubiquitin Chains by NEMO Is Important for NF-κB Activation. Cell, 2009, 136 (6): 1098 - 1109.

［14］ Kundu M, Thompson CB. Autophagy: basic principles and relevance to disease. Annual Review of Pathology Mechanisms of Disease, 2008, 3: 427 - 455.

［15］ Hubber A, Kubori T, Nagai H. Modulation of the ubiquitination machinery by Legionella. Curr Top Microbiol Immunol, 2013, 376: 227 - 247.

［16］ 王佳悦, 赵博. 泛素化在肿瘤治疗方面的应用及展望. 生命的化学, 2017, 37 (6): 879 - 887.

［17］ Mansour Mohammed A. Ubiquitination: Friend and foe in cancer. International Journal of Biochemistry and Cell Biology, 2018, 101: 80 - 93.

［18］ Sen S. Curcumin enhances Vinorelbine mediated apoptosis in NSCLC cell by the mitochondrial pathway. Biochem biophys Res Commun, 2005, 331 (4), 1210 - 1252.

［19］ 贾雪冰, 李琦. 去泛素化酶在肝癌发生发展中的研究进展. 中国肿瘤临床, 2020, 47 (5), 260 - 264.

［20］ Walden M, Masandi SK, Pawlowski K, et al. Pseudo-DUB as allosteric activators and molecular scaffolds of protein complexes. Biochem Soc Trans, 2018, 46 (2): 453 - 466.

［21］ Mevissen TET, Komander D. Mechanisms of deubiquitinase specificity and regulation. Annu Rev Biochem, 2017, 86: 159 - 192.

［22］ Cremona CA, Sancho R, Diefenbacher ME, et al. Fbw7 and its counteracting forces in stem cells and cancer: Oncoproteins in the balance. Semin Cancer Biol, 2016, 36: 52 - 61.

［23］ Jentsch S, Mcgrath JP, Varshavsky A. The yeast DNA repair gene RAD6 encodes a ubiquitin-conjugating enzyme. Nature, 1987, 329 (6135): 131 - 134.

［24］ Joo W, Xu G, Persky N S, et al. Structure of the FANCIFANCD2 complex: Insights into the Fanconi anemia DNA repair pathway. Science, 2011, 333 (6040): 312 - 316.

［25］ Singh Rajesh K, Kazansky Yaniv, Wathieu Donald et al. Hydrophobic Patch of Ubiquitin is Important for its Optimal Activation by Ubiquitin Activating Enzyme E1. Anal Chem, 2017, 89: 7852 - 7860.

［26］ Bednash JS, Mallampalli RK. Regulation of inflammasomes by ubiquitination. Cell Mol Immunol,

2016，13（6）：722 – 728.

［27］欧斯艳，张亚楠，王金祥．植物响应低磷胁迫的蛋白质泛素化途径研究进展．植物营养与肥料学报，2020，26（11）：2060 – 2069.

［28］王爽，李海英．植物E3泛素连接酶与非生物胁迫相关研究进展．中国农学通报，2020，36（29）：47 – 53.

［29］张嘉麟，李海英．泛素化修饰及其在植物蛋白质组学中的研究进展．中国农学通报，2020，36（30）：75 – 81.

［30］Han PL，Dong YH，Gu KD，et al. The apple U-box E3 ubiquitin ligase MdPUB29 contributes to activate plant immune response to the fungal pathogen Botryosphaeria dothidea. Planta，2019，249（4）：1177 – 1188.

［31］Luo H，Laluk K，Lai Z，et al. The Arabidopsis Botrytis Susceptible1 Interactor defines a subclass of RING E3 ligases that regulate pathogen and stress responses. Plant Physiol，2010，154（4）：1766 – 1782.

［32］Lim SD，Cho HY，Park YC，et al. The rice RING finger E3 ligase，OsHCI1，drives nuclear export of multiple substrate proteins and its heterogeneous overexpression enhances acquired thermotolerance. Exp Bot，2013，64（10）：2899 – 2914.

［33］Chapagain S，Park YC，Kim JH，et al. Oryza sativa salt – induced RING E3 ligase 2（OsSIRP2）acts as a positive regulator of transketolase in plant response to salinity and osmotic stress. Planta，2018，247（4）：925 – 939.

［34］Raghavendra AS，Gonugunta VK，Christmann A，et al. ABA perception and signalling. Trends Plant Sci，2010，15（7）：395 – 401.

［35］Lee JH，Yoon HJ，Terzaghi W，et al. DWA1 and DWA2，two Arabidopsis DWD protein components of CUL4 – based E3 ligases，act together as negative regulators in ABA signal transduction. Plant Cell，2010，22（6）：1716 – 1732.

［36］Jung C，Zhao P，Seo JS，et al. Chua NH. PLANT U-BOX PROTEIN10 Regulates MYC2 Stability in Arabidopsis. Plant Cell，2015，27（7）：2016 – 2031.

［37］Li W，Ahn IP，Ning Y，Park CH，et al. The U-Box/ARM E3 ligase PUB13 regulates cell death，defense，and flowering time in Arabidopsis. Plant Physiol，2012，159（1）：239 – 250.

［38］Prasad ME，Schofield A，Lyzenga W，et al. Arabidopsis RING E3 Ligase XBAT32 Regulates Lateral Root Production through Its Role in Ethylene Biosynthesis. Plant Physiology，2010，153（4）：1587 – 1596.

［39］Bialik P，Woniak K. SUMO proteases as potential targets for cancer therapy. Postepy Hig Med Dosw（Online），2017，71（0）：997 – 1004.

［40］Han ZJ，Feng YH，Gu BH，et al. The post-translational modification，SUMOylation，and cancer. Int J Oncol，2018，52（4）：1081 – 1094.

［41］Su S，Zhang Y，Liu P. Roles of Ubiquitination and SUMOylation in DNA Damage Response. Curr Issues Mol Biol，2020，35：59 – 84.

［42］Drabikowski K. Ubiquitin and SUMO Modifications in Caenorhabditis elegans Stress Response. Curr Issues Mol Biol，2020，35：145 – 158.

［43］Pozzi B，Mammi P，Bragado L，et al. When SUMO met splicing. RNA Biol，2018，15（6）：689 – 695.

第五章　泛素化与疾病

◎刘宇尧　范阿慧

一、泛素化与神经系统疾病

大量多余蛋白的聚集是慢性神经病变的共同特征。在帕金森病（Parkinson disease，PD）和阿尔茨海默病（Alzheimer disease，AD）的病理切片中发现中枢神经系统细胞内外均有过多的蛋白质沉淀，这与泛素－蛋白酶体系统（ubiquitin-proteasome system，UPS）降解蛋白的功能降低有关。近来研究发现与帕金森病有关的一个重要蛋白是 Parkin，它是泛素连接酶 E3 中的一种，Parkin 自身也经泛素化调节降解。Parkin 一旦变性，就有可能引发神经系统疾病。

（一）泛素化与神经退行性疾病

UPS 的功能是选择性降解被 UB 标记的蛋白质，因而在细胞周期调控、受体下调、基因转录和细胞凋亡等诸多生命活动中发挥重要作用。经由泛素－蛋白酶体途径（ubiquitin-proteasome pathway，UPP）的蛋白质水解是神经系统行使正常功能的主要分子机制，同时也是一些神经退行性疾病的主要病因。蛋白质的降解在神经系统中具有关键作用，如发育中的突触联结微调以及成年后的突触可塑性。与 UPP 相关的神经退行性疾病包括 AD、PD、亨廷顿病（Huntington disease，HD）以及肌萎缩侧索硬化。UPP 紊乱也是如天使综合征等精神疾病的主要原因。

（二）阿尔茨海默病

AD 是一种起病隐匿的进行性发展的神经系统退行性疾病，临床上以记忆障碍、失语、失用、失认、视空间技能损害、执行功能障碍以及人格和行为改变等全面性痴呆表现为特征。研究显示，在与 AD 相关的 Aβ 前体蛋白形成和 Aβ 代谢信号通路中，Uch-L1（ubiquitin C-terminal hydrolase L1）、UBB +1（ubiquitin-B +1）、E3 连接酶 Fbxo2（F-box protein 2）、蛋白酶体以及促进蛋白聚合的分子伴侣（CRAM –1 与 MOAG –4）均有重要作用。UPP 通过 26S 蛋白酶体调节着 Aβ 代谢和 tau 降解。

（三）帕金森病

PD 是另一种常见的神经退行性疾病，临床上主要表现为静止性震颤、运动迟缓、肌强直和姿势步态障碍。*PINK*1（PTEN-induced putative kinase 1）和 Parkin 基因突变均可致病。PINK1 与 E3 连接酶 *Parkin* 协同作用维持着神经细胞的稳定，Parkin 催化 UB 对靶蛋白的标记，且 Parkin 和 UB 都是被 PINK 磷酸化的。Parkin 是一种多功能 E3 连接酶，还作用于包括 AD 在内的其他神经退行性疾病，Parkin 功能失调会引起神经元变性死亡。

（四）亨廷顿病

HD 是一种常染色体显性遗传疾病，是由编码亨廷顿蛋白的 HTT 中 CAG 三联体重复序列的扩增引起的。TRAF6 在亨廷顿病患者死后大脑中表达上调，通过介导非典型亨廷顿泛素化促进亨廷顿蛋白聚集形成。

（五）泛素化与神经发育障碍

智力障碍（intellectual disability，ID）和自闭症谱系障碍（autism spectrum disorder，ASD）是两种最常见的神经发育障碍。这两种疾病都是极端异质性的，截至目前，只有 40% 的报告病例被归因于基因突变。在许多受影响的细胞过程中，泛素系统（UBS）尤其重要，因为它可以同时快速调节多个信号级联。UBS 是一个翻译后修饰过程，围绕着泛素部分与底物的共价连接，从而影响蛋白质生物学的不同元素，包括运输、信号转导和降解。重要的是，UBS 参与了与 ASD 和 ID 相关的多条病理生理通路的调控。

二、泛素化与消化系统疾病

炎症性肠病（inflammatory bowel disease，IBD）是小肠和结肠的一种慢性缓解性或进行性炎症状态。克罗恩病（Crohn's disease，CD）和溃疡性结肠炎（ulcerative colitis，UC）是临床上定义的两种主要 IBD 类型。CD 可影响包括口腔至肛门在内的整个胃肠道，而 UC 主要影响结肠和直肠。两者有许多共同的主要症状，即腹痛、发烧、腹泻、便血、体重减轻和疲劳。在亚洲，虽然 IBD 的发病率低于西方国家，但在过去几十年里一直在迅速上升。

研究表明，环境、宿主遗传和表观遗传因素对 IBD 的发展非常重要。分娩方式，抗生素暴露，缺乏维生素 D，童年和成年期间的空气污染等环境因素影响了 IBD 的发展。核苷酸结合寡聚域 2（NOD2）是首次报道的 CD 易感基因。一项包括 29 838 名患者的遗传关联研究显示，IBD 的亚型与 3 个基因相关，即位点 *NOD*2、*MHC* 和 *MST*13*p*21。除了环境和宿主遗传因素外，PTM 这一表观遗传因素也被认为与 IBD 的发病有关。泛素系统调节的蛋白质 PTM 对于激活或抑制不同的炎症信号至关重要。在 NF-κB 信号通路中，泛素诱导的 IκB-α 的降解促进了 NF-κB 的核移位和激活，而 NF-κB 的过度激活可以导致炎症性疾病，例如 IBD。

泛素（Ub）对蛋白质的翻译后修饰（PTM）称为泛素化。泛素化的过程涉及功能调控 Ub 蛋白的羧基末端甘氨酸残基与七种赖氨酸（即 K6、K11、K27、K29、K33、K48 和 K63）之一或底物蛋白中存在的蛋氨酸（M1）之间的结合，甲硫氨酸可能附着在单体或多泛素链上。这个反应包含 3 个酶级：①E1Ub - 活化酶激活泛素分子的 C 末端进行亲核攻击。②E2Ub 结合酶暂时携带激活的 Ub 分子作为硫醇酯。③E3Ub - 蛋白连接酶将激活的泛素从 E2 转移到底物蛋白的赖氨酸残基。

这 3 步机制在许多重要的细胞信号转导中起着重要的调节作用。去泛素化酶（DUBS）又称去泛素化肽酶，是一大类蛋白酶，通过以下方式将 Ub 或类 Ub 蛋白从底物蛋白中裂解出来：①从泛素化前体中释放游离 Ub。②巧妙地编辑（聚）Ub 链。③降解前从底物蛋白中去除（聚）Ub 链。

在人类基因组中，近 100 个 DUB 被编码，它们属于 5 个不同的家族。木瓜蛋白酶样半胱氨酸蛋白酶家族有 4 类，即卵巢肿瘤结构域蛋白酶（OTU）、泛素特异性蛋白酶（USP/UBP）、马查多·约瑟夫病（MJD）DUBS 和 UBC 末端水解酶（UCH）。第 5 个家族是 JAB1/MPN/Mov34 金属酶家族，是锌金属蛋白酶家族之一。众多的基因家族表明，它们在许多信号通路和细胞功能中发挥着重要作用。泛素化修饰通过调控 NF-κB 信号通路，既可以作用于肠黏膜炎性损伤，也可影响肠上皮细胞的通透性和凋亡。迄今，已发现多种 E3 泛素连接酶参与调控 IBD 的进程，E3 泛素连接链 RNF3 是 IBD 的一个新的调节因子。

如含有环指结构域（RING 结构域）的三重基序蛋白 31（tripartite motif containing 31，TRIM31）可促进核苷酸结合寡聚域样受体热蛋白结构域相关蛋白 3（NOD-like receptor pyrin domain-containing protein 3，NLRP3）K48 连接的多聚泛素化修饰从而进入蛋白酶体降解途径，而 NLRP3 炎症小体在维持肠道稳态和预防结肠炎方面发挥重要作用。TRIM25 促进染色质重构复合体蛋白（chromatin remodeler polybromo - 1，PBRM1）的泛素化降解，从而促进 IBD 和大肠癌的发展。TRIM62 促进 caspase 活化和募集结构域 9（caspase activation and recruitment domain 9，CARD9）K27 多聚泛素化从而活化 CARD9，激活下游信号，导致大量的细胞因子产生，加重 IBD 的病情。泛素连接酶 pellino3 的损失将减弱依赖 NOD2 途径的受体相互作用蛋白 2（receptor-interacting protein 2，RIP2）的泛素化，使下游 NF-κB 和丝裂原活化蛋白激酶活性降低，从而影响 IBD 的病程。总之，蛋白泛素化修饰作为一种重要的蛋白翻译后修饰，在 IBD 的发生、发展和转归中均发挥重要作用。

Ring Finger（RNF）家族的有些成员，即含有环指结构域的蛋白质者被认为是 E3 泛素连接酶。研究表明 RNF 蛋白控制着蛋白质的活性、运输和稳定性。因此，RNF 蛋白的异常表达与某些病理过程有关。RNF183 可以直接与 IκB-α 相互作用，诱导泛素化介导的 IκBα 降解，从而促进 NF-κB 信号的激活。microRNA-7（miR-7）模拟物可通过影响 RNF183/NF-κB 信号通路减轻肿瘤坏死因子诱导的结肠炎小鼠的肠道炎症。注射 miR-7 模拟物可抑制炎症小鼠结肠组织中 RNF183 和 NF-κB/p65 的表达。此外，在 TNBS 刺激的小鼠和 IBD 患者的炎性结肠组织中，RNF183 蛋白水平过表达。这些结果表明，RNF183 作为一种 E3 泛素连接酶，泛素化 IκB-α，促进 NF-κB 途径的激活，从而促进 IBD 的发生。

RNF20 作为一种 E3 泛素连接酶，也可调节 NF-κB 复合体，以限制 IBD 的发展。RNF20 与 RNF40（RNF20/RNF40）形成异二聚体复合物，使 K120 在组蛋白 H2B 上接合单核苷酸，称为 H2Bub1。染色质上的 H2Bub1 可以决定许多转录因子的特异性结合。染色质相关的 NF-κB 亚基 p50 和 p65 之间的比例可能受 H2Bub1 通过改变染色质结构来调节。在 H2Bub1 较低的情况下，沉默 RNF20 有利于染色质相关的 NF-κB 亚单位 p65 二聚体的募集，而不是 p50 同源二聚体。P65 二聚体的形成可以促进转录激活，上调一系列 NF-κB 信号相关的细胞因子和趋化因子基因。重要的是，RNF20 和 H2Bub1 的减少，这与 NF-κB/p65 的激活和减少 NF-κB 靶基因子集上的 H3K9 三甲基化有关，易于发生小鼠慢性结肠炎。RNF20 和 H2Bub1 的减弱可能通过限制 NF-κB 通路的激活而参与慢性结肠炎的发生。

锌指蛋白 A20，也称为肿瘤坏死因子-α 诱导蛋白 3（TNFAIP3），是一种双功能酶，参与不同的炎症相关信号通路，调节肠道炎症。A20 涉及包括 IBD 在内的各种炎症性疾病。虽然 A20 缺失不能发展为自发性肠炎，但同时缺失 A20 和 A20 结合的 NF-κβ 激活抑制因子（ABIN）- 1 可能通过抑制肿瘤坏死因子介导的 caspase8 激活和 RIPK1 激酶活性而导致 IECS 死亡和小鼠死亡。

NOD2 途径与 CD 的发病相关，Pellino3 是 NOD2 信号通路的中枢调节因子。Pellino3 作为一种 E3 泛素连接酶，可以通过其叉头相关（FHA）结构域直接与 RIP2 相互作用，并以 FHA 和环状结构域依赖的方式促进 K63 连锁的 RIP2 的多泛素化，从而促进 NOD2 介导的 NF-κB 激活和下游基因的表达。Pellino3 还通过介导 NOD2/RIP2 通路发挥保护作用。除了 Pellino3，E3 泛素连接酶 X 连锁的凋亡抑制蛋白（XIPA）也可直接促进 RIP2 的泛素化。研究表明 XIAP 缺失的细胞在微生物 NOD 配体诱导的 NF-κB 活化和致敏炎症细胞对促凋亡和促坏死刺激的敏感度显著降低。

TRIM62 是 E3 泛素连接酶三方相互作用基序（TRIM）家族的成员，它可促进 caspase 招募结构域包含蛋白 9（CARD9）的 K27 连接的多泛素化，从而促进肠道炎症。TRIM62 可以结合全长 CARD9，但不能结合 C 末端缺失的 CARD9 变异体。CARD9C 末端截短的保护作用可能是通过失去 TRIM62 相互作用介导的，从而限制了促炎细胞因子的反应。抑制剂"BRD5529"可以减弱硬葡聚糖或整个葡聚糖颗粒刺激的 THP - 1 细胞中 NF-κB 报告基因的激活。

还有其他一些 E3 泛素连接酶也参与了 IBD 的发生发展。有研究显示，E3 连接酶 F-box/WD 重复蛋白7（FBXW）与 IBD 严重程度密切相关。髓系 FBXW7 基因缺失对 TNBS 或 DSS 诱导的小鼠结肠炎的保护作用。在机制上，FBXW7 通过降解巨噬细胞中的组蛋白赖氨酸 N-甲基转移酶增强子 2（EZH2），抑制组蛋白修饰的 H3K27me3，促进 CCL2 和 CCL7 的表达，从而促进单核吞噬细胞募集到结肠炎局部的结肠组织。FBXW7 为一种新的 IκB-α 的 E3 泛素连接酶，它能促进 NF-κB 的激活，从而导致肠上皮细胞的炎症。阻止 NF-κB 信号通路中 TRAF6 的异常泛素化可以抑制肠道炎症的发展。

MYSM1 是一种重要的负调控因子，可以限制多泛素以防止极端炎症。对 IBD 中泛素化的大量研究增进了对 IBD 的发病和发展的认识。E3 泛素连接酶 RNF183、RNF20 和 A20 均可通过 NF-κB 信号调节 IBD 的发生发展，而 Pellino 3、XIAP 和 TRIM62 则介导 NOD2/RIPK2 途径调节 IBD 的发生发展。由于 NOD2 和 NF-κB 信号在 IBD 中的核心作用，以泛素蛋白修饰为靶点选择性干扰细胞内信号转导的治疗方法可能会在开发急需的治疗方法方面取得进展。此外，RIPK2 不仅是泛素化底物，也是转导 NOD2 下游信号的苏氨酸激酶。有几项研究发现，通过抑制 RIPK2 的酪氨酸激酶抑制了许多与 NOD2 信号相关的疾病，包括 IBD。这些研究表明，RIPK2 的激酶依赖功能也可以为选择性靶向 RIPK2 激酶活性打开大门，而不会干扰其在 NF-κB 介导的炎症信号中作为泛素化底物的功能。然而，也有一些泛素蛋白酶 UBE2D2、UBE2L6、USP14、UBB、USP8 和 USP25 与 IBD 的发生和发展有关，而 UBE2D2、UBE2L6、USP14、UBB、USP8 和 USP25 与 IBD 的发生和发展密切相关。

非酒精性脂肪性肝病（nonalcoholic fatty liver，NAFLD）是全球最常见的肝病之一，包括单纯性脂肪变性、非酒精性脂肪性肝炎、肝纤维化、肝硬化和肝癌。NAFLD 显著的特点包括疾病特征复杂、环境因素显著、多基因易感性等。这决定了 NAFLD 的复杂性和难治性。近年来，关于泛素化在 NAFLD 中的研究越来越广泛，也更加证明了泛素化对于 NAFLD 的重要作用。

最新研究发现，线粒体泛素化具有挽救肝脏损伤和萎缩的作用。进一步研究发现，泛素化下游的功能蛋白，自噬适配蛋白 p62/sequestosome1 促进线粒体泛素化。p62 将 cullin-RING 泛素 E3 连接酶复合物 Keap1 和 Rbx1 的两个亚基招募到线粒体，进而挽救肝脏损伤。p62 已被证明在泛素化下游发挥作用，并通过与泛素和有丝分裂中的自噬蛋白 LC3 以及其他类型的自噬相结合，将泛素化蛋白连接到自噬小体。除了 Rbx1，p62 还招募 Keap1，一种 p62 结合蛋白，可以与 Rbx1 形成一个剔除环泛素 E3 连接酶复合物。p62 通过与 Keap1 的相互作用将这种连接酶复合体带到线粒体。在不同的生理和病理条件下，线粒体的大小和形状都会发生变化。这说明线粒体泛素化导致线粒体的空间维度达到稳定平衡，成为线粒体泛素化在线粒体吞噬中的新机制。

Acly 在非酒精性脂肪性肝病中发挥至关重要的调节作用。有关泛素 - 蛋白酶体介导的 Acly 降解，Kai Li 等通过质谱（MS/MS）检测肝细胞及小鼠肝组织，证实了 Hrd1 在 Acly 上的蛋白相互作用和泛素修饰。Hrd1 是内质网相关降解

（endoplasmic reticulum-associated degradation，ERAD）复合体的亚基，其与 Acly 相互作用进而促使 Acly 发生泛素化，最终导致 Acly 降解。结果表明，Hrd1 通过促使脂肪生成的主酶 Acly 发生泛素化，调节酶 Acly 的表达水平，所以认为肝细胞中 Hrd1 的激活可能成为 NAFLD 治疗的一种重要策略。随着 NAFLD 的进展，会导致更严重和潜在的致命疾病，如肝功能衰竭和癌症。因此，我们迫切需要了解其致病机制并制定治疗策略。假设吞噬分裂在 NAFLD 的发病和治疗中起关键作用，由于线粒体大小的增加，线粒体吞噬功能可能被阻断，恢复吞噬功能可能维持 NAFLD 患者健康的肝脏。前期研究表明，在 Parkin 介导的有丝分裂中，E3 连接酶 Parkin 在解偶联剂（例如碳氰化对三氟甲氧基苯胺）诱导的线粒体膜电位丧失后泛化有丝分裂蛋白 1 和 2，这种解偶联剂将 Parkin 招募到线粒体。

泛素结合到底物蛋白上，一般通过泛素的 C 端甘氨酸结合到底物赖氨酸上。包括 3 个主要步骤：激活、连接和连接，分别由泛素活化酶（E1）、泛素缀合酶（E2）和泛素连接酶（E3）执行。泛素化可以通过许多方式影响蛋白质，例如通过 UPS、内溶酶体途径或自噬来影响蛋白质的降解。或者它可以改变蛋白质的细胞位置，影响其活性，促进或阻止蛋白质的相互作用。近年来，泛素化酶的中间产物在肝纤维化中被证明有改变。例如，酒精性纤维化患者血清中游离泛素和多泛素链的浓度明显升高。研究人员检测到 SMAD 特异性 E3 泛素蛋白连接酶 2（SMurf－2）的 mRNA 表达降低，SMurf－2 是一种 Hect 结构域 E3Ub 连接酶，可使细胞核 Smads 泛素化，并对其在肝纤维化大鼠模型中进行蛋白酶体降解。此外，内质网相关的 E3Ub 连接酶 Gp78 的缺失会导致老年小鼠的纤维化，这是自发和随机的内质网应激的结果。另有研究表明，在静止期肝干细胞 HSC 中，泛素 C 末端水解酶 L1（UCHL1）去泛素酶缺失，但在临床前期小鼠模型和临床肝纤维化模型中其表达增加，并与肝干细胞 HSC 转分化呈正相关。重要的是，UCHL1 在小鼠肝纤维化模型中的药理抑制改善了肝纤维化。

在肝干细胞（主要的纤维化细胞类型）的细胞模型中，已证实 F-box 蛋白 31（FBXO31）通过促进 Smad7 的泛素化来调节其激活。另一方面，吲哚-3-甲醇（I3C）通过上调去泛素酶 cylindromatosis（CYLD），通过受体相互作用蛋白（RIP）1K63 去泛素化诱导肝干细胞 HSC 凋亡。

慢性肝病（chronic liver disease，CLD）的进展常伴有慢性实质损伤，炎症反应的持续激活，以及肝纤维化和伤口愈合反应的持续激活。肝纤维化是慢性肝病发展的不良结局，也是最重要的癌前病变。Maurizio Parola 等认为肝纤维化是一个动态的、高度整合的分子、细胞和组织过程，负责驱动细胞外基质成分的过度积累（即肝纤维化），由肝肌成纤维细胞（MFs）维持，是发生在慢性肝病中的细胞外基质蛋白的过度积累。

泛素化在肝纤维化中的研究越来越受重视。Maria Mercado-Gómez 等采用多组学方法分析，发现四氯化碳（CCl4）诱导的肝纤维化可促进肝脏代谢组学的变化。

该研究发现在四氯化碳诱导的肝纤维化，小鼠机体发生过量"蛋白多聚化"。进一步发现，泛素化参与了细胞死亡和生存、脂质代谢和 DNA 修复的调节。更重要的是，四氯化碳诱发肝纤维化后，增殖细胞核抗原（PCNA）发生显著泛素化，这与 DNA 损伤反应（DDR）相关。Maurizio Parola 认为总肝脏泛素分析可为临床治疗肝纤维化提供新的治疗靶点。

FBXO31 通过促进 Smad7 的泛素化来调节肝细胞 HSC 的激活和肝纤维化的形成。在四氯化碳诱导的肝纤维化和转化生长因子 – β（TGF-β）诱导的活化肝星状细胞中，FBXO31 表达上调。FBXO31 的表达增强可促进 HSC-T6 细胞的增殖，也可增加 α – 平滑肌肌动蛋白（α-SMA）和 COL – 1 的表达。相反，抑制 FBXO31 可抑制 HSC-T6 细胞的增殖，减少 α-SMA 和 COL – 1 的积累。此外，FBXO31 在 HSC-T6 细胞中的上调可减少转化生长因子 – β/Smad 信号通路的负调控因子 Smad7 的积累，而抑制 FBXO31 则可增加 Smad7 的积累。

在胆道疾病中，胆管细胞被各种病理刺激激活，包括转化生长因子 β（TGF-β）。其结果是表观基因调控的转录程序导致促纤维化的微环境、肝星状细胞（HSCs）的激活和胆汁纤维化的进展。TGF-β 通过 N 端 K63 连接的泛素化调节 EZH2 蛋白酶体的降解，并激活支持胆管纤维化的纤维化基因程序的转录。UPP 在 TGF-β 的作用下降解了 EZH2，从而导致了 FN 的去抑制。在此过程中，EZH2 的多泛素化是通过 K63 基泛素链发生的。

TGF-β 通过 UPP 降解 EZH2 蛋白，导致包括纤维连接蛋白在内的关键旁分泌调节因子的去抑制，E3 泛素连接酶 UBR4 泛素化 EZH2，标记蛋白酶体的降解，最终保护动物免受胆汁纤维化。

关键的表观遗传调控因子，如 EZH2，其主要作用是在发育过程中抑制转录活性，也可以调节和微调病理生物学信号级联，以驱动疾病中异常的基因程序。在此情况下，EZH2 通过泛素化和蛋白酶体降解而丢失，导致 H3K27me3 的动态减少和下游基因网络的去抑制。纤维联结蛋白 FN 是细胞外基质的关键成分，是由肝内几种细胞产生和分泌的糖蛋白，其表达与肝纤维化、细胞损伤、分化和修复有关。在此情况下，激活的上皮细胞产生的 FN 是胆汁性纤维化进展过程中重要且有可能可逆的一步。胆管细胞衍生的 FN 在肝硬化中构成重要的旁分泌分子，随后由 HSC 将其从可溶性蛋白转化为不溶的基质成分。的确，FN 是最先出现在纤维化肝脏中的基质分子之一，它可加速随后的肝纤维化进程。表观遗传调节因子 EZH2 选择性地作用于胆管细胞中转化生长因子 – β 下游的蛋白酶体降解。从而驱动支持肝星状细胞激活的促纤维化基因网络的转录。

三、泛素化与呼吸系统疾病

尽管泛素化已被证明在多种细胞功能中发挥作用，但其在呼吸系统疾病，特别是急性肺损伤（acute lung injury，ALI）中的作用仍然知之甚少。直到最近几年，我们才开始对其中一些机制有深入的了解。研究发现，泛素化对信息的调节在哮喘和慢性阻塞性肺病的发病机制中起着重要作用。例如，活化 B 细胞途径的核因子 K 轻链增强子在哮喘和慢性阻塞性肺疾病（chronic obstructive pulmonary disease, COPD）的发病机制中起着关键作用，在适应伤害性刺激和信息方面起着关键作用，受到泛素化的关键调控。在这些患者中，另一种可能导致慢性信息传递的机制是组蛋白去乙酰化的失调。组蛋白去乙酰化通过抑制炎症基因发挥抗炎作用。然而，在 COPD 患者和吸烟的哮喘患者中，氧化和硝化应激导致过氧亚硝酸盐的形成，过氧亚硝酸盐硝化组蛋白去乙酰化酶 - 2 上的酪氨酸残基，从而导致组蛋白脱乙酰化酶 - 2 的泛素化和降解，从而导致慢性疾病。此外，泛素化对人血小板活化因子受体的调节也与哮喘的发病机制有关。此外，越来越多的证据表明，泛素化对 TGF-β 信号通路的调节在肺纤维化的发病机制中起着重要作用。

肺气肿的严重程度是 COPD 患者频繁发作的独立预测因素，伴肺气肿的 COPD 患者其病死率明显升高。蛋白酶 - 抗蛋白酶失衡可导致组织结构破坏，产生肺气肿。研究显示，COPD 患者蛋白酶体活性增强。重度肺气肿受试者肺组织中泛素化蛋白质和去泛素化酶积聚，运用调节蛋白质失衡药物"salubrinal"可以降低泛素化蛋白质的积累，减轻肺部炎症以及细胞凋亡。在 COPD 伴严重肺气肿的吸烟患者肺组织中，与蛋白质泛素化相关的基因富集蛋白质的合成与降解失衡可能导致肺气肿的形成，Min 等用免疫组织化学法检测不同程度 COPD 患者肺组织中蛋白质的合成与凋亡。结果显示，在伴有肺气肿的受试者肺组织中检测到泛素化蛋白质的不溶性聚集。UPS 通过降解错误折叠或功能受损的蛋白质以及调节一些寿命较短的蛋白质周期来维持细胞蛋白的稳定，有研究显示，在严重肺疾病如 COPD、肺气肿、肺纤维化中 UPS 的功能受损。大约 1/3 的成年未吸烟者都暴露于二手烟的环境而间接吸烟，这会通过诱导炎症、细胞凋亡/衰老、肺功能下降等引起 COPD。香烟烟雾可诱导泛素化蛋白质的聚集，产生细胞毒性，促进肺的衰老，加速肺的老龄化。香烟烟雾提取物可以诱导泛素化蛋白质聚集体和炎症形成，而利用自噬诱导药"卡马西平"诱导自噬，使泛素化蛋白质聚集体降解，可显著减少肺泡间隙的扩大，减少细胞毒性，控制肺气肿的形成，卡马西平的潜在作用为其作为将来减轻肺气肿发病的药物奠定了理论基础。

在肌肉质量的动态平衡中，UPS 起主要的调节作用，其通过控制蛋白的合成与分解来维持肌肉质量的稳定。在各种疾病导致的骨骼肌萎缩中，发现与肌肉消耗有关的 E3 泛素连接酶 Atrogin - 1 和 MuRF1 特异性表达增加，通过将泛素连接到肌肉细胞，并对肌肉细胞中的蛋白质进行降解。近年来，COPD 的常见肺外表现骨骼肌萎缩，受到了越来越多的关注，研究显示，24% ~71% 的 COPD 患者合并营养不良。有研究表明，COPD 患者 UPS 活性增强，并使骨骼肌降解萎缩，且 E3 泛素连接酶 Atrogin - 1 和 MuRF1 表达增加。缺氧的 COPD 患者体内 UPS 活性明显增强，其肌肉萎缩程度更高。缺氧与泛素蛋白酶体活性增高有密切联系，Chaudhary 等在

2011 年发现慢性缺氧条件下小鼠骨骼肌中的 UPS 活性被进一步加强，导致了更强的蛋白分解，证实了在慢性缺氧条件下 UPS 加强了蛋白的转化速率。在 GOLD 分级 Ⅰ、Ⅱ级的 COPD 患者中，膈肌纤维中的肌球蛋白下降 30%，而特异性 E3 泛素连接酶 MAFbx 的 mRNA 水平明显升高，泛素结合的蛋白水平升高，进一步证明了泛素化过程参与了 COPD 骨骼肌的萎缩。研究表明，COPD 患者长期处于慢性缺氧状态，缺氧抑制了空腹后腺苷酸激活蛋白激酶介导的糖皮质激素受体信号，并加重了禁食引起的肌肉消耗。此外，具有肺气肿表型的 COPD 患者似乎更容易出现骨骼肌萎缩。

研究显示，COPD 患者的肺组织在电镜下自噬泡的数量较对照组显著增加，证明自噬与 COPD 的发生密切相关。泛素化过程中的 E3 泛素连接酶（tripartitemotif 13，TRIM13）是 TRIM 家族的一员，其位于内质网上，在泛素化过程中发挥重要作用，并与内质网相关的蛋白质降解有关，可将未折叠或错误折叠的蛋白质从内质网移到其他细胞器进行降解。泛素在自噬和细胞死亡中起调节作用，含环指状结构域的 TRIM13 在内质网应激中可诱导细胞死亡。有研究显示，人胚胎肾 293T 自噬细胞中 TRIM13 表达较正常细胞明显降低，有可能是在自噬过程中消耗所致。TRIM13 使内质网应激诱导的自噬增加，使细胞对内质网应激诱导的死亡敏感，敲除 TRIM13 的细胞能更好地避免死亡，并能避免内质网应激诱导剂衣霉素诱导的细胞死亡，TRIM13 可以诱导自噬，同时抑制细胞的增殖能力，推测 TRIM13 可能是通过内质网应激诱导自噬导致细胞死亡，用自噬抑制剂或敲除自噬途径的重要调节因子自噬蛋白 5，显著挽救了 TRIM13 介导的细胞死亡。半胱天冬酶在细胞的死亡中具有重要作用，TRIM13 作为一个新型调节因子，可介导半胱天冬酶 8 在内质网应激中的活化。TRIM13 存在时，半胱天冬酶 8 与自噬选择性底物 P62 蛋白和溶酶体共定位形成自噬溶酶体；TRIM13 被敲除时，自噬溶酶体形成减少。也有研究显示，泛素化在自噬受体 SQSTM1 介导的选择性自噬中是一个重要的生物过程，只有泛素化的蛋白质可通过 SQSTM1 转移到自噬体进行降解。通过对泛素化过程的调节，可间接影响自噬活性

在 COPD 患者中，膈肌萎缩与 UPS 的表达增加和活性的增加有关。在 COPD 的动物模型中，蛋白酶体抑制剂能够减轻膈肌的萎缩。而在 COPD 患者的肺中，蛋白酶体的表达和活性却是下降的，表明蛋白酶体亚单位的表达和蛋白酶体水解活性的下降与 COPD 患者肺中的抗氧化转录因子 Nrf2 表达下降有关。

关于哮喘最重要是意识到其是一种慢性、非特异性的气道炎症。由于蛋白酶体抑制剂能够减轻炎症转录因子 NF-κB 的表达，因此也具有抗炎效果。在静息状态时，NF-κB 通过与它的抑制剂 I-κB 形成胞浆复合物并不起作用。当炎症信号如肿瘤坏死因子或 Toll 样受体激动剂出现，会诱导 I-κB 的磷酸化，随后被蛋白酶体系统降解。NF-κB 转入细胞核启动下游的促炎基因。抑制蛋白酶体可以抑制 I-κB 的降解，抑制 NF-κB 的激活，阻止炎症基因的表达。

（一）急性肺损伤

泛素化在 ALI 和其他肺部疾病的发病机制中起重要作用，这些疾病继发于信息、机械通气和体力活动障碍。尤其是泛素化通过靶向肺损伤时的 Na^+,K^+-ATP 酶和上皮钠离子通道（ENaC），影响肺泡上皮屏障功能和肺泡水肿清除。值得注意的是，UPP 在细胞外空间也表现出不同的功能，这可能与 ALI 和其他肺部疾病的发病机制有关。

泛素化也可能调节启动 ALI 的炎症反应。E3 泛素连接酶 Cblb 在脓毒症和自身免疫中起重要作用，可调节 Toll 样受体 4 介导的多菌脓毒症所致的急性肺炎症，从而损害肺和生存情况，提示泛素化可能在脓毒症继发 ALI 和肺感染的发病机制中起一定作用。泛素化也被认为通过改变表面活性物质的功能在 ALI 的发病机制中发挥作用。

泛素化被认为在 ALI 时肺泡上皮功能障碍中起重要作用。越来越多的数据表明，泛素化可能调节肺泡上皮单层的结构成分。上皮细胞和细胞间连接的结构完整性在维持肺泡上皮屏障完整性中起着重要作用。例如，角蛋白中间膜是上皮细胞的主要细胞骨架成分，与肺泡屏障功能密切相关。有趣的是，角蛋白中间膜作为对损伤的反应，可能会经历快速的结构重组，从而将信号从细胞表面传递到细胞内区域。这种由 UbcH5 家族成员和 Ubc3E2 泛素缀合酶介导的角蛋白中间膜的结构重组，最近被证明导致角蛋白中间膜的解体和降解，从而导致屏障功能障碍。类似地，最近有人提出，紧密连接和黏附连接蛋白的组装和降解都受到泛素化的严格调控。

肺泡上皮的一个关键功能是维持最佳的肺泡液平衡。在生理条件下，肺泡上皮屏障是高度不通透的，其根尖表面覆盖着一层薄薄的液膜，即肺泡上皮衬里液体（epithelial lining fluid，ELF），这有利于维持表面张力、气体交换和宿主防御。在 ALI 及其更严重的 ARDS 期间，其特征是肺泡毛细血管屏障通透性增加，导致肺泡腔充血，发生危及生命的气体交换障碍。因此，有效控制 ELF 容量至关重要。最佳 ELF 容量是通过肺泡液体重吸收来实现的，肺泡液体重吸收是由 Na^+ 从空气腔主动转运到肺间质和肺循环所驱动的。这种载体运输是由位于肺泡顶端的上皮钠离子通道（ENaC）和基底外侧 Na^+,K^+-ATP 酶贡献的，它们产生渗透梯度，导致水从牙槽间隙进入间质。更重要的是，在大多数 ALI/ARDS 患者中，Na^+ 转运及清除肺水肿的能力明显受损，这与预后不良有关。

泛素化被认为在调节 $Na^+,K^+-ATPase$ 和 ENaC，从而在影响肺泡上皮屏障功能和完整性方面起着关键作用。Na^+,K^+-ATP 酶（又称 Na^+ 泵）是一种由催化 a 亚基和调节 b 亚基组成的异二聚体全酶。Na^+,K^+-ATP 酶是肺泡上皮细胞主动清除钠离子的唯一转运体，其表达和功能也与连接复合体密切耦合。因此，$Na^+,$ K^+-ATP 酶在防止肺泡水肿形成和清除肺水肿液体中起中心作用。在转化的肾成纤维细胞中首次发现 Na^+,K^+-ATP 酶催化 α1 和 α2 亚基的泛素化，虽然其生理作用尚未得到实验证实，但笔者推测泛素化可能导致错误组装的 Na^+,K^+-ATP 酶在内质网上的降解和（或）内吞作用以及位于质膜的 Na^+,K^+-ATP 酶的降解。另一项研究证实，氧化应激诱导的 Na^+,K^+-ATP 酶降解可以通过抑制肾近端小管细胞的溶酶体或蛋白酶体降解来阻止。肺泡上皮细胞泛素化对 Na^+,K^+-ATP 酶功能的调节在低氧环境下已被广泛研究，低氧是 ALI/ARDS 的标志之一。研究表明，缺氧时 Na^+,K^+-ATP 酶 α1 亚基在质膜上发生多泛素化，导致 Na^+,K^+-ATP 酶降解，这可以用泛素活化酶 E1 的突变体来阻止。有趣的是，蛋白酶体和溶酶体抑制剂都能阻止 Na^+,K^+-ATP 酶的降解，这提示蛋白酶体和溶酶体的降解途径可能都参与了缺氧诱导的 Na^+,K^+-ATP 酶的下调。另一项实验研究了 $Na^+,K^+-ATPase$ 泛素化和降解的本质，证明了 $Na^+,K^+-ATPase$ α1 亚基 N 端的 4 个赖氨酸分子在其泛素化过程中起着关键作用。有趣的是，这些赖氨酸位于 S18 残基的附近，S18 残基是蛋白激酶 C-z 的磷酸化位点，蛋白激酶 C-z 是 Na^+,K^+-ATP 酶细胞表面丰度的关键调节因子。此外，S18 残基突变为丙氨酸，阻止了蛋白激酶 C-z 对 $Na^+,K^+-ATPase$ 的磷酸化，也阻止了缺氧诱导的泛素化、内吞和随后的 Na^+ 泵的降解，这表明磷酸化和泛素化之间存在交叉。

虽然 $Na^+,K^+-ATPase$ α 亚基在低氧条件下发生泛素化，但促进 $Na^+,K^+-ATPase$ 泛素化的 E3 连接酶仍未确定。Ubc5 是一种 E2 泛素缀合酶，在缺氧诱导的 Na^+ 泵的运输和降解过程中是必需的。值得注意的是，Ubc5 是 E3 泛素连接酶（von hippel lindau protein, pVHL）的上游调节因子，pVHL 是缺氧的关键调节因子，参与缺氧因子-1 的泛素化和降解，因此推测 pVHL 也可能是 Na^+,K^+-ATP 酶的 E3 泛素连接酶。这一假说进一步得到 pVHL 是缺氧时 Na^+ 泵降解所必需的观察结果说法的支持。然而，有研究也证明 pVHL 并不直接泛素化 $Na^+,K^+-ATPase$，这提示 pVHL 可能参与了 $Na^+,K^+-ATPase$ 接头蛋白或其上游蛋白的泛素化。因此，Na^+,K^+-ATP 酶的 E3 泛素连接酶仍有待鉴定。由于 Na^+,K^+-ATP 酶在肺泡上皮屏障完整性中起核心作用，其功能障碍与 ALI/ARDS 的不良预后相关。

研究还集中在 ALI 患者的细胞外蛋白酶体活性上。一项小型研究说明了肺泡腔中蛋白酶体的存在和活性。3 种蛋白酶体活性均在 BAL 液体无细胞培养上清液中检测到，并被环氧米星抑制。细胞裂解也被排除为肺泡蛋白酶体的潜在来源。最后，BAL 上清液成功地以 ATP 和泛素不依赖的方式切割白蛋白。这些数据表明肺泡间隙中蛋白酶体的存在和生物活性。此外，它们暗示细胞外蛋白酶体活性具有独特的、泛素不依赖的作用。先前的研究可能对人类肺部疾病有深远的影响，特别是那些涉及改变肺泡内蛋白质组成或肺泡内压力的肺泡纤维化过程的疾病。同一笔者在对 ALI 患者进行的一项显著研究中对此进行了探讨。结果显示，与健康对照组相比，肺泡蛋白酶体浓度显著增加，但蛋白酶体活性降低了 17 倍。此外，健康患者 BAL 中的蛋白酶体活性被 ALI 患者的 BAL 所抑制。因此，肺泡间隙中可能存在蛋白酶体活性的抑制因子，这可能在 ALI 时肺泡内蛋白浓度升高和肺泡内压升高中起作用。

四、泛素化与泌尿系统疾病

(一) 肾纤维化

多效性细胞因子 TGF-β 是纤维化形成的关键介质，在肾脏中导致细胞外基质积聚，导致肾小管间质纤维化和肾小球硬化。TGF-β 信号主要通过丝氨酸 – 苏氨酸激酶膜受体转化生长因子 β 受体 1 型和转化生长因子 β 受体 2 型细胞内介质，称为 SMADS。激活的 SMAD1、SMAD2 和 SMAD3 与共同的伴侣 SMAD4 结合，SMAD4 移位到细胞核，调节促纤维化基因的转录。SMADs 是 E3 连接酶 SMURF1 和 SMURF2 的主要靶点，而 UPS 可以具有促纤维化或抗纤维化的作用，这取决于哪些 TGF-β 信号成分被降解。SMAD2、SMAD3 和 SMAD4 的多泛素化和降解可消除 TGF-β 的纤维化作用，而 SmURF2 多泛素化和 SNON 或 SMAD7 的降解可促进纤维化的 TGF-β 的信号转导。

(二) 糖尿病肾病

糖尿病肾病 (diabetic nephropathy，DN) 是慢性肾脏病 (chronic kidney disease，CKD) 的主要病因之一，是血糖水平控制不佳和胰岛素抵抗的长期结果。胰岛素抵抗是血糖水平升高的主要原因，是指器官 (主要是骨骼肌和脂肪组织) 对胰岛素与胰岛素受体结合而启动的生物过程的敏感性降低。这些受体细胞内信号缺陷可能出现在胰岛素信号级联中的任何步骤中，包括胰岛素受体和 (或) 胰岛素受体底物 1 (insulin receptor substrate 1，IRS1) 的磷酸化，这启动了 PI3K 激酶和 AKT 的下游磷酸化。胰岛素信号的改变会导致葡萄糖、脂肪和肌肉蛋白质代谢的代谢缺陷。胰岛素抵抗集中在以 IRS1 为靶点的蛋白酶体降解，蛋白酶体降解是由不同的 E3 连接酶的表达刺激的，具体取决于潜在的疾病。

(三) 慢性肾脏疾病相关性肌萎缩

器官间交流的一个有趣的是，研究发现 CKD 可以影响远处器官的 UPS 活动，最显著的是影响骨骼肌。泛素和蛋白酶体亚基转录可增加骨骼肌协调多基因分解代谢反应，该反应涉及肌肉蛋白的降解，为糖异生和新蛋白的合成提供氨基酸。多种途径 (主要是 CKD 的并发症) 通过对 UPS 的影响导致肌肉萎缩，包括胰岛素或 IGF1 信号减少，糖皮质激素水平升高，代谢性酸中毒，血管紧张素 Ⅱ 过量和炎症。此外，CKD 患者的治疗干预，如他汀类药物治疗和血液透析，也会加剧全身和肌肉蛋白质的降解。收缩肌肉蛋白的特异性降解是由 E3 连接酶萎缩酶 1 (也称为 FBXO32 或 MAFBX)、MuRF1 (也称为 TRIM63)、NEDD4 和 TRIM32 上调决定的，它们对粗细肌原纤维的降解有不同的特异性。除了 E3 连接酶上调外，蛋白酶体结构改变引起的蛋白酶体活性增加也是肌肉蛋白质降解的原因之一。

五、泛素化与生殖系统疾病

泛素是一种具有高度进化保守性的小蛋白，存在于大多数真核细胞中。可分别通过泛素活化酶 El、泛素缀合酶 E2、泛素连接酶 E3 形成三步级联反应，结合到靶蛋白，使靶蛋白泛素化，进而通过泛素－蛋白酶体降解途径将泛素化靶蛋白分解为较小的多肽和氨基酸。泛素化影响雌孕激素受体的转录活性，并参与卵母细胞、精子发生、胚胎发育等生殖领域。

F-box 蛋白通过泛素化过程调控上皮细胞—间质转化（epithelial-mesenchymal transition，EMT）、细胞周期及凋亡中的关键分子，进而在卵母细胞中发挥重要功能。在小鼠卵母细胞成熟过程中，uCHLl 和 uCHL3 分别通过调节皮质和减数分裂期纺锤体来影响卵母细胞的成熟。在雌激素的作用下，uCHLl 也与卵细胞的凋亡有关。减数分裂的卵母细胞作为雌性配子，提供了一半的基因组及受精和胚胎早期发育所需的物质。卵母细胞减数分裂缺乏从头到尾的 mRNA 转录，因此蛋白水平的调控，尤其是 UPS 的调控更为关键。

原始生殖细胞迁移后，逐渐在基底膜发育为精原干细胞。一方面，精原干细胞通过有丝分裂维持其群体的更新和稳定。另一方面，精原干细胞分化为精母细胞进入减数分裂过程，完成精子发生过程。精原干细胞通过这种有丝分裂与分化的平衡，使生精过程得以延续，精原干细胞库的破坏会导致生精过程无法维持而造成唯支持细胞综合征（sertoli cells only syndrome，SCOS）。Huwel 已被发现具有体内泛素化组蛋白功能，并在细胞增殖、细胞分化及 DNA 损伤应答等多方面起到重要作用。*Huwel* 基因敲除小鼠的精原干细胞自我更新与分化的平衡被打破，其第一波生精过程便受到严重影响并表现出 ScOS 的表型。*Huwel* 基因敲除后，小鼠精原干细胞的自我更新受到阻碍，原始生殖细胞向精原干细胞的分化减少以及精原干细胞的有丝分裂过程停滞造成精原干细胞总数减少，精原干细胞向精母细胞的分化过程同样受到阻滞。此外，*Huwel* 基因敲除小鼠精原细胞 DNA 损伤应答水平上调并导致细胞凋亡增加，而抑制 H2Ax 的增加则可以挽救这种表型，提示 *Huwel* 可能通过抑制 DNA 损伤应答通路而发挥作用。

染色体的重组起始于程序性的 DNA 双链断裂（double strand breaks，DSB），随着 DSB 的加工和修复，部分同源染色体之间形成物理连接并交换遗传信息，即同源染色体的交叉。同源染色体的重组过程是有性生殖产生遗传多样性的重要原因之一。在重组过程中，组蛋白的泛素化修饰一方面作为 DSB 修复蛋白招募和活化的信号，另一方面与甲基化、乙酰化等修饰一起协同调控重组过程。DSB 发生后，H2A 的 s139 首先发生磷酸化，形成 1H2Ax 并标记到损伤位点，随后泛素连接酶 RNF8 识别 1H2Ax，使 Hl 发生多泛素化并招募 RNFl68。RNFl68 首先使 H2A/H2Ax 的 K13/15 发生单泛素化，RNF8 延伸并最终在 K13/15 位点形成 K63 链接的泛素链。*RNF*8 与 *RNFl*68 基因敲除小鼠均表现为雄性不育，不同的是 *RNFl*68 基因敲除小鼠随着年龄的增长生育力不断丧失，而 RNF8 基因敲除小鼠可以完成减数分裂，但因为成熟精子缺失而导致不育。

泛素化的 H2B（uH2B）可能是 DSB 的起始信号之一，uH2B 多在基因活化区域的启动子附近富集，uH2B 的形成促进 DSB 位点组蛋白的去除，这种作用可能与诱导其他组蛋白修饰的协同作用有关。H2BKl20 的泛素化可以诱导 H3K4 和 H3K79 的三甲基化以及 H4K16 的乙酰化，这些修饰使组蛋白与 DNA 的结合变的松散，继而促进下游蛋白如 53BPl 的聚集。对酵母的研究表明，泛素缀合酶 Rad6 与泛素连接酶 Brel 一起介导 H2B 的泛素化，Rad6 或者 Brel 的突变导致 uH2B 的水平下调及 DSBs 形成的频率减少，导致减数分裂停滞。HR6B 是 Rad6 在哺乳动物中的同源基因，HR6B 基因敲除小鼠重组过程及联会复合体的形成受到影响，从而导致雄性不育。HR6B 与众多的 E3 一起参与了重组过程，尤其是在蛋白的 N 端规则信号通路（N-end rule pathway）起到重要作用的 UBR 家族。UBR2 基因敲除小鼠，联会复合体的形成受到抑制，减数分裂停滞在粗线期并被诱导细胞凋亡，这种表型提示了 uBR2 在维持基因组稳定以及 DSBs 修复中的作用，但其具体机制尚不清楚。在临床上，uBR2 也被认为与生精阻滞导致的非梗阻性无精子症（non-obstructive azoospermia，NOA）有关。

在精原细胞减数分裂过程中，X 染色体和 Y 染色体在拟常染色体区联会形成 XY 小体，XY 小体具有转录沉默现象，称为减数分裂性染色体失活（meiotic sex chromosome inactivation，MSCI）。富含单泛素化的 H2A 是 XY 小体的重要标志，哺乳动物中约有 5% ~ 15% 的 H2A 处于单泛素化修饰状态，其水平在减数分裂粗线期达到峰值口。泛素化的 H2A（uH2A）是重要的基因沉默信号，uH2A 抑制 RNA 聚合酶Ⅱ的延伸并造成转录中止，从而造成性染色体拟常染色体区域基因转录沉默。染色体沉默伴随着二甲基化的 H3K4（H3K4me2）水平下调，H3K4me2 主要在精子的后期塑型期间发挥基因沉默的作用，其水平同样依赖于 H2A 的泛素化。泛素化过程中关键酶的缺失会造成 H2A 的泛素化受到干扰，导致性染色体基因活化，从而激活粗线期的细胞周期检查点，最终引起减数分裂过程停滞。泛素连接酶 RADl8 诱导了 H2A 的泛素化，对小鼠的研究表明 RADl8 功能的缺失造成 uH2A 水平下调，继而导致 H3K4me2 水平上调造成性染色体不联会，最终引起雄性小鼠生育力受损。但近年来有观点认为 uH2A 对 MSCI 并不是不可或缺的，如 RNF8 基因敲除的小鼠尽管粗线期 XY 小体上的 uH2A 水平下调。但性染色体可以正常完成联会过程并完成减数分裂，故 uH2A 在 MSCI 中的作用机制还有待于进一步的研究。

减数分裂结束后，圆形的单倍体精子细胞将经历一系列的变形过程，最终形成成熟精子。精子形成过程中，组蛋白先被过渡核蛋白替代，然后又被鱼精蛋白所取代。组蛋白的翻译后修饰通过调节组蛋白的构象进而影响染色质的结构，调节精子形成的过程。在精子细胞延长的过程中，H2A、H2B、H3 及其变体 TH3 均存在着不同程度的单泛素化及多聚泛素化，组蛋白的这种修饰使染色质的构象变得松散，有利于组蛋白从染色质中去除及随后的降解。泛素连接酶 RNF8 在精子的后期塑形中发挥重要作用。*RNF8* 基因缺失的小鼠尽管能完成减数分裂过程，但因大量经典的组蛋白滞留在异常的精子细胞中，造成鱼精蛋白的重任失败，正常的成熟精子缺失而导致不育。此外，*RNF8* 敲除小鼠精子细胞组蛋白泛素化修饰和乙酰化修饰水平均有下降，表明组蛋白的泛素化和乙酰化修饰在组蛋白、鱼精蛋白替代过程中具有协同作用。H4 的高度乙酰化是精子细胞变形的起始事件之一，乙酰化改变了组蛋白的带电状态，降低了组蛋白与 DNA 的亲和程度，有利于组蛋白的装出及鱼精蛋白的装入。uH2A 和 uH2B 是启动 H4 乙酰化的关键上游信号，与组蛋白乙酰化酶 MOF 协同诱导 H4K16 的乙酰化。RNF8 的活性同样受到上游蛋白的调节，这些调节蛋白的突变会影响组蛋白的泛素化过程，从而导致雄性不育。*P1wI* 基因是近年来新发现的不育症基因之一，P1wI 蛋白的 D-box 结构域突变会导致该蛋白无法正常通过泛素化途径降解，在精子细胞变形期 P1wI 与 RNF8 结合成蛋白复合体并将其留滞在胞质中，使其无法入核发挥泛素化功能，导致精子成熟缺陷，而使用人工合成的 RNF8 类似物多肽可以竞争性结合 P1wI 蛋白并部分挽救精子成熟缺陷的表型。

胚胎发育不良是导致体外受精失败的主要原因之一。植入前胚胎发育的第一个必要事件是在母体 - 合子转变（MzT）期间发生的母体 - 蛋白质降解和合子基因组激活（ZGA）。UPS 在 MzT 过程中对母体蛋白的清除起着至关重要的作用闭。特别是 UPS 通过多种方式调控转录，包括蛋白水解和非蛋白水解，从染色质结构水平到基因表达调控。小鼠早期胚胎中，为保证 zGA 和 MzT 的正常进展，uPs 需要对母体蛋白进行顺序降解。泛素化连接酶（HuwEl）是泛素化过程的关键酶类。在早期胚胎发育中作用的实验研究发现。在植入前小鼠胚胎的细胞核和细胞质以及配子中均有表达，而且表达量受氧化应激的调控。HUWEl 基因敲除组胚胎发育受到抑制。囊胚形成减少，凋亡细胞数量增加。进一步检验 HUWEl 表达是否与人类胚胎发育相关后发现质量较差的胚胎 HUWEl 染色明显减少，流产胚胎绒毛中 HuwEl 的表达明显降低。

六、泛素化与内分泌系统疾病

（一）泛素化与糖尿病

糖尿病（diabetes mellitus，DM）是一组以高血糖为特征性临床表现的慢性代谢紊乱综合征。胰岛素是调控机体生长发育和维持血糖稳态平衡的重要激素，也是机体降低血糖的主要激素。胰岛素由胰岛 β 细胞合成、储存及分泌入血，所有可能引起胰岛 β 细胞数目减少或者功能障碍的因素均可导致机体内胰岛素合成或分泌功能障碍，进一步发展可引发糖尿病。虽然糖尿病的种类非常复杂，各种分型的发病机制不尽相同，但是它们都存在胰岛 β 细胞功能障碍。

KLF11 是 Kruppel 样转录因子家族（kruppel like factors KLF）的一员，该家族是一类在哺乳动物体内广泛分布的锌指蛋白，它是体内重要的抑制性转录因子。对糖尿病的家族遗传谱系研究表明，某些类型的糖尿病发生发展的病理生理过程与 KLF11 功能异常密切相关。FBW7 又名 Cdc4 是目前研究最深入的 F-box 蛋白之一，是 E3 泛素连接酶复合体（Skp1 – Cullin1 – F-box protein complex, SCF）重要的底物识别亚基，FBW7 可以识别一系列与肿瘤发生发展及代谢调控相关的蛋白底物，在机体正常生长发育、新陈代谢等生理活动过程中发挥着十分重要的作用。

研究发现，在大鼠胰岛素瘤细胞（rat islet tumor cells, INS – 1）和小鼠胰岛细胞瘤细胞（mouse insulinoma cells, MIN – 6）中，干扰 KLF11 的表达，胰岛素基因 Ins1 和 Ins2 的 mRNA 表达水平显著上调；而过表达 KLF11 后，胰岛素基因的转录活性发生抑制。在 β 细胞组织特异性敲除 KLF11 的小鼠模型中，观察到葡萄糖耐量的改善，分析小鼠胰岛原代细胞 mRNA 表达水平，发现胰岛素基因的表达量显著上调，这说明 KLF11 在小鼠体内对胰岛素的合成存在抑制作用。但是，β-KLF11 敲除小鼠的空腹血浆胰岛素含量没有明显变化，胰岛素总量也没有明显增多，这说明体内可能存在代偿机制，减弱了 KLF11 敲除之后所产生的生物学效应。体外试验证实 FBW7 可以识别并结合 KLF11，增强 KLF11 的泛素化水平，加速其降解，而干扰 FBW7 的表达可使 KLF11 的稳定性明显增强。在普通饮食条件下，β-FBW7 敲除小鼠出现多饮多食多尿，伴有体重增长减缓的症状，血糖明显增高且血浆中胰岛素绝对含量减少，葡萄糖耐量严重受损，葡萄糖刺激的胰岛素分泌功能严重障碍，表现出一系列糖尿病症状。进一步检测发现，FBW7 功能缺陷后，胰岛的结构及其中各类细胞的增殖凋亡水平无明显异常，胰岛数目也未出现明显变化，但小鼠 β 细胞的胰岛素合成功能出现严重障碍，胰腺胰岛素的总含量明显减少。这些表型说明，在 β 细胞中，FBW7 对胰岛素的合成及分泌功能都有着十分重要的影响。

综上所述，在小鼠体内，KLF11 的泛素化降解受 FBW7 的调控，FBW7 功能缺陷之后，会导致 KLF11 稳定性增加，并在细胞内大量积累，其对胰岛素基因的转录抑制作用也随之增强，导致 FBW7 缺陷的小鼠胰岛素合成功能障碍，最终诱发糖尿病。

（二）泛素化与糖尿病引发的心血管疾病

糖尿病对冠状动脉功能的影响可能与冠状动脉平滑肌细胞上大电导钙激活钾离子通道（large conductance calcium activated potassium channel, BK 通道）异常有关。BK 通道是冠状动脉平滑肌细胞上存在的最主要的钾离子通道之一，对冠状动脉血管舒缩功能起重要的调控作用。糖尿病患者体内 BK 通道不仅开放概率减少，钙离子依赖性及电压依赖性受损，而且其电流密度及 β1 亚基蛋白表达明显降低，导致糖尿病冠状动脉血管收缩增强，舒张减弱。近年来研究发现糖尿病冠状动脉平滑肌细胞 BK-β1 亚基表达下降与泛素化调控密切相关。目前，已有文献报道与

BK 通道泛素化相关的 E3 连接酶包括 F-box 蛋白（FBXO）、肌肉特异性环指蛋白 1（muscle ring finger protein 1，MuRF1）、WNK4（with-no-lysinekinase-4）以及 CRL4A（CRBN）等。其中，WNK4 可影响 BK-α 亚基的降解，过表达 WNK4 可抑制 BK-α 亚基表达。CRL4A（CRBN）失活可将去泛素化的 BK 通道从内质网释放至细胞膜，导致 BK 通道活性增强。目前研究较多的是糖尿病时 FBXO 和 MuRF1 对冠状动脉平滑肌细胞 BK 通道的调控作用及其机制。

（三）FBXO 蛋白对冠状动脉平滑肌细胞 BK 通道的调控及机制：

FBXO 是 SCF 的重要组成部分，通常作为酶 – 底物的相互作用位点。FBXO 蛋白表达由 F-box 家族转录因子 FOXO 调控，而 FOXO 的活性受蛋白激酶 B（Akt）的负性调节。Akt 可使 FOXO 磷酸化，磷酸化后的 FOXO 逃出细胞核，并丧失转录功能。FBXO – 9 与 FBXO – 32 是肌细胞中特异表达的 FOXO 亚型，在心肌细胞与骨骼肌细胞中大量表达，其中 FBXO – 32 可与底物蛋白的 PDZ 结合基序结合，而 BK-β1 亚基上就存在这样的 PDZ 结合基序。

研究发现在链脲霉素诱导的糖尿病大鼠冠状动脉以及高糖培养的人冠状动脉平滑肌细胞中，BK 通道开放概率减少，电流密度降低，BK-β1 亚基蛋白表达下降，而 BK-β1 亚基蛋白泛素化水平显著增加，与此同时 FBXO – 9 与 FBXO – 32 的蛋白表达明显增加。在冠状动脉平滑肌细胞中采用小干扰 RNA 技术下调 FBXO – 9 的表达，可使 BK-β1 亚基蛋白表达增加 1.65 倍。在阿霉素（FBXO 激动剂）孵育的细胞上，BK-β1 亚基蛋白表达显著下调。在 DHS – 1（BK-β1 亚基特异性激动剂）作用后，BK 通道开放并不增加。而采用蛋白酶抑制剂 MG – 132 同时处理可阻滞阿霉素引起的 BK-β1 亚基蛋白表达下降效应，表明 FBXO 确实参与调控 BK-β1 亚基蛋白表达。转染人 BK-β1 亚基基因的 HEK293 细胞，在 FBXO 和泛素共同处理后，BK-β1 亚基泛素化水平显著增加；而在转染 PDZ 结合基序突变的人 BK-β1 组中，BK-β1 亚基泛素化水平变化并不明显，这表明 BK-β1 亚基中 PDZ 结合基序突变可阻止 BK-β1 亚基的泛素化及蛋白降解。糖尿病患者体内 FOXO – 3a 的磷酸化水平降低可能导致 FBXO 的表达增加，正常细胞在 LY294002（Akt 抑制剂）处理后，Akt 和 FOXO – 3a 的磷酸化水平降低，而 FBXO – 32 表达增加，BK-β1 亚基蛋白减少，进一步证实 FBXO 途径对 BK 通道的调控可能与 Akt 磷酸化水平相关。

在链脲霉素诱导的糖尿病小鼠血管组织以及高糖培养的人冠状动脉平滑肌细胞中，BK-β1 亚基蛋白的减少，伴随着 FBXO – 32 蛋白表达增加，FOXO – 3a 磷酸化水平降低，Akt 磷酸化水平下降。人冠状动脉平滑肌细胞给予 LY294002 处理后，Akt 磷酸化水平下降，FOXO – 3a 的磷酸化水平降低，FBXO – 32 蛋白表达增加，BK-β1 亚基蛋白减少，这与高糖培养产生的效应一致。糖尿病时 FBXO 表达上调还可能与氧化应激具有密切关系，糖尿病可引起血管组织中氮氧化物及蛋白激酶表达增加，氧化应激水平升高。冠状动脉平滑肌细胞在过氧化氢刺激后其 FBXO – 32 蛋白表达增加，BK-β1 亚基蛋白表达降低，证实糖尿病时氧化应激通过上调 FBXO

而引起 BK-β1 亚基蛋白表达降低。

（四）MuRF1 蛋白对冠状动脉平滑肌细胞 BK 通道的调控及机制

肌肉特异性环指蛋白家族包含 3 个成员，分别为 MuRF1、MuRF2 和 MuRF3，它们是一组肌肉特异性的 E3 连接酶。MuRF1 已被证实参与调控多种心血管疾病，包括心肌炎、心肌肥厚和心肌缺血等，近年来发现肌肉特异性环指蛋白参与血管功能调控。

在链脲霉素诱导的糖尿病小鼠血管组织中，BK 通道开放减少，泛素化水平增加，BK-β1 亚基蛋白表达下降，同时发现 MuRF1 蛋白表达水平升高。采用小干扰RNA 技术下调 MuRF1 表达时，BK-β1 亚基蛋白表达增加；而采用腺病毒转染过表达 MuRF1 时，BK-β1 亚基蛋白表达降低。腺病毒转染 MuRF1 的冠状动脉对 BK 通道激活剂 NX1619 浓度依赖性舒张减弱，孵育蛋白酶体抑制剂 MG132 可使单纯过表达 MuRF1 产生的效应恢复，证实 MuRF1 可通过泛素化调控 BK-β1 亚基表达。

糖尿病时 MuRF1 的表达升高受 NF-κB 和 Nrf2 激活的调控。Nrf2 信号在维持细胞内氧化还原平衡中发挥重要作用。在心肌、血管平滑肌和肾等细胞中，Nrf2 的激活可对抗由高糖诱导的氧化应激所介导的细胞凋亡，对细胞起到保护作用。在db/db 糖尿病小鼠动脉组织内，BK-β1 亚基蛋白表达下调，MuRF1 蛋白水平增加，同时伴随 Nrf2 的表达减少，这与在人冠状动脉平滑肌细胞中下调 Nrf2 产生的效应一致。而腺病毒转染过表达 Nrf2 可使 MuRF1 蛋白水平下降，BK-β1 亚基蛋白表达增加。这些结果证实患糖尿病时 Nrf2 减少可导致 MuRF1 蛋白表达增加，从而使得BK-β1 亚基降解增加。糖尿病小鼠予以富马酸二甲酯（Nrf2 的激动剂）给药，可升高 BK-β1 亚基蛋白表达，并改善血管功能。在高脂饮食诱导的肥胖型糖尿病小鼠模型中也得到同样的结果。同时 Nrf2 可能是 NF-κB 的上游信号，腺病毒转染Nrf2 后，NF-κB/p50 和 NF-κB/p65 均表达降低。在体使用富马酸二甲酯可减少肥胖型糖尿病小鼠的体重和血糖值，促进 BK-β1 亚基的转录表达，减少受 MuRF1 调控的 BK-β1 蛋白降解，从而对糖尿病冠状动脉舒张功能起保护作用。

综上所述，患糖尿病时冠状动脉平滑肌细胞 BK 通道功能受损，BK-β1 亚基蛋白表达减少，其原因可能与 BK-β1 亚基蛋白的泛素化降解增加有关。FBXO 和MuRF1 是目前已经证实的参与 BK-β1 亚基蛋白泛素化的两种肌肉特异性的 E3 连接酶。患糖尿病时血管组织中氧化应激水平增加，Akt 的磷酸化水平降低，引起FOXO – 3a 的磷酸化水平降低，FBXO – 32 的蛋白表达增加，BK-β1 亚基蛋白泛素化降解增加。同时也存在 Nrf2 表达减少，导致 NF-κB 激活降低，引起 MuRF1 蛋白水平增加，BK-β1 亚基蛋白泛素化降解增加，而其表达减少，血管功能受损。干扰这些通路中的某些分子（如激活 Akt 或 Nrf2，抑制 BK 通道泛素化），对糖尿病冠状动脉具有保护作用。

（五）泛素化与糖尿病肾病

糖尿病肾病（DN）是糖尿病最常见的并发症之一，其主要病理变化为肾小球硬化症。足细胞是肾小球的一种终末分化细胞，与毛细血管内皮细胞和肾小球基底膜一起构成滤过屏障。在 DN 的早期即可出现足细胞数目和密度的减少，随着病情的发展，尿白蛋白的排泄率与足细胞的密度成反比。在 1 型和 2 型糖尿病肾病的动物模型中可以看到足细胞凋亡显著增加，更重要的是足细胞凋亡在时间上要早于微量白蛋白尿及细胞外基质的增生，这些结论提示早期 DN 进展的机制是足细胞的凋亡。氧化应激是糖尿病肾病发生机制的一条重要通路，机体抗氧化系统和氧化系统的失衡可导致过多活性氧化物质（reactive oxygen species，ROS）的产生。NADPH 是细胞内最重要的还原剂，主要来源于 G6PD 参与的磷酸戊糖途径。高糖能显著降低多种细胞内的 G6PD 活性，诱导氧化应激的发生。

VHL（the von hippel-lindau）位于染色体 3p25 上，属于肿瘤抑制因子，编码的蛋白质复合物包括 Elongin B、Elongin C 和 cullin－2，该蛋白复合物具有 E3 泛素连接酶活性。VHL 对细胞内氧的水平非常敏感，VHL 包含 VHL-elongin BC（VBC）E3，能够识别羟脯氨酸，发挥泛素连接酶的作用。VHL 参与缺氧诱导因子（hypoxia inducible factor，HIF）的泛素化降解，这是一种氧依赖的过程。当细胞内的氧含量充足时，HIF 转录激活因子进行羟基化，被 E3 酶泛素化而降解。当缺氧时，未被羟基化修饰的 HIF 不能被 VHL 所识别和降解，激发血管生成因子的反转录，（包括血管内皮生长因子、促红细胞生成素和糖酵解酶等）。

研究发现在高糖环境下，VHL 作为泛素蛋白酶体途径的 E3 泛素连接酶，参与 G6PD 的泛素化降解，引起 NADPH 生成减少、氧化应激失衡以及 ROS 产生的增加，最终导致 DN 的发生和发展。

七、泛素化与免疫系统疾病

（一）类风湿关节炎

类风湿关节炎是一种慢性炎症性关节疾病，导致关节滑膜发炎。这种炎症会进一步发展，并导致关节和周围软骨的破坏。潜在的因素可能是氧化应激、促炎介质、各种酶和蛋白质之间的失衡和减弱（如核因子、红系 2、相关因子 2/Nrf2 和泛素）。蛋白质降解途径由溶酶体、蛋白酶体途径和自噬小体（在哺乳动物细胞中进行）组成，通过泛素进行调节。UPS 是实现细胞内蛋白非溶酶体蛋白水解的主要途径。泛素化过程调控着细胞周期进程、分裂过程、凋亡过程、免疫反应的调节和细胞的转运等基本过程。UPP 包括共价连接到蛋白质上的泛素部分，引导蛋白质酶体降解。蛋白质的错误折叠、氧化和损伤是降解过程的主要目标，也是蛋白质降解的关键过程。这一系统的任何改变都会导致细胞内平衡失调，进而导致包括类风湿关节炎在内的多种疾病。

硬皮病（systemic sclerosis，SSC）是一种高度异质性的风湿性疾病，内脏器官纤维化失控是患者死亡的主要原因。TGF-β、Wnt/β-catenin 等信号通路以及信号转导和转录激活因子 3（activating transcription factor 3，STAT3）在这一纤维化过程中发挥了重要作用。目前，尚无有效阻止或逆转 SSC 患者纤维化进展的治疗方法。泛素化是一种重要的翻译后修饰，控制着许多重要的细胞功能。在系统性红斑狼疮、类风湿关节炎和纤维性疾病患者中均观察到泛素化异常情况。

蛋白酶体参与主要组织相容性复合体 I （major histocompatibility complex I，MHCI）类分子的抗原递呈，MHCI 类分子所呈递的抗原均来自细胞内经蛋白酶体降解的短肽。用蛋白酶抑制剂后可以使 MHC I类分子异二聚体滞留在内质网中。蛋白酶体在活化中也有重要作用，NF-κB 生成减少可引起 T、B 淋巴细胞成熟障碍和凋亡加速。近来研究表明许多自身免疫病如系统性红斑狼疮、干燥综合征、硬皮病、类风湿关节炎等血清中蛋白酶体的浓度及抗蛋白酶体抗体明显升高，但之间的特异相关性有待进一步研究。

八、泛素化与循环系统疾病

（一）泛素化与心力衰竭

随着我国人口老龄化的加快，心力衰竭的患病率也逐年升高。心力衰竭诱发的心肌肥厚常伴随着心肌细胞中蛋白质的分解及合成，保持蛋白质分解与合成之间的平衡是维持心脏功能的重要条件。UPS 在主动脉瓣狭窄模型中出现心肌泛素化蛋白水平升高，证实心衰过程中存在心肌泛素化过程。

线粒体自噬是一个特异性选择的过程，受多种基因和蛋白调控。心力衰竭模型中线粒体自噬不足可能会加重心肌损伤，同时 E3 泛素连接酶 Parkin 的低表达可能导致心肌细胞中线粒体功能的失调及心律失常的加重，说明泛素化降解介导的线粒体自噬在心力衰竭中发挥至关重要的作用。锚蛋白重复序列和抑制细胞因子信号盒（ankyrin repeats and suppressor of cytokine signaling box，ASB）14 是 ASB 家族中的成员之一，ASB14 是心力衰竭的潜在标志物，其可能通过蛋白质泛素化参与心力衰竭的进展。

心肌细胞肥厚伴随着蛋白质的分解与重新合成，为了维持心肌内蛋白质分解及合成的相对平衡，UPS 的泛素化过程会清除掉心肌内变异的蛋白质，维持心肌细胞蛋白质的分解与合成稳态。Pink1 是一种丝氨酸/苏氨酸激酶，Parkin 是一种 E3 泛素连接酶。当线粒体在受损状态时，线粒体膜电位下降，Pink1 在线粒体外膜迅速积累，导致 Parkin 向受损线粒体集聚，增加 E3 泛素连接酶的活性，加速受损线粒体基质蛋白的泛素化。Mfn2 是 Parkin 的受体，当心肌受损后，Mfn2 表达降低，从而阻止了 Parkin 易位至线粒体内膜，导致其在受损的线粒体上集聚。研究发现，ASB14 高表达能够促进 Pink1 及 Parkin 的表达，降低 Mfn2 的表达，说明 ASB14 可以激活 E3 泛素连接酶的活性，以启动泛素化，加快其对变异蛋白质的清除。研究表明，Parkin 活性增加和启动泛素化，会促进线粒体自噬。研究显示在心力衰竭患者的心脏组织线粒体中自噬相关蛋白 LC3 II 的表达明显增加，p62 的表达明显降低，说明线粒体自噬可能与心力衰竭的发展有关。通过 Western blot 检测线粒体内膜相关蛋白及自噬相关蛋白的表达来探讨线粒体自噬的激活情况当压力负荷诱导的心力衰竭小鼠模型高表达 ASB14 后，p62、TIM23、COX Ⅳ 的表达明显降低，而 LC3 Ⅱ 的表达明显增加，这进一步说明了 ASB14 可能通过增加泛素化水平，来激活线粒体自噬水平从而改善小鼠心力衰竭。

ASB14 可能是通过激活了泛素化介导的线粒体自噬，从而发挥改善心力衰竭的作用。

缺血再灌注损伤（ischemia reperfusion injury，IRI）是急性心肌梗死、冠心病、中风等心血管疾病发生损伤的核心病理过程。脑缺血带给受影响的大脑区域细胞巨大压力，而脑细胞对这种压力的反应之一就是泛素化的增加。1991 年 Hayashi 等首次发现脑缺血会升高大鼠海马区域泛素免疫反应活性，并出现大量泛素化相关蛋白。Hayashi 等后续报道了沙鼠皮质和海马局部缺血 – 再灌注早期泛素化增加，于 30 ~ 60min 达到峰值，12 ~ 24h 趋于消退。在大鼠和小鼠局灶性脑缺血的两种模型中，泛素化需要再灌注，这是由于在再灌注前，缺血组织中对泛素结合至关重要的三磷酸腺苷供应受到限制。另外，再灌注为泛素化提供诱导信号，例如通过产生自由基或激活与兴奋毒性等相关的信号级联反应。大鼠纯缺氧损伤在缺氧后恢复期并未增加泛素化，这表明血流量的缺乏和重建可能对泛素化的激活至关重要。然而，需要更多的研究来证实这一点，因为其中一项研究采用的是轻度缺氧（15% 的氧气浓度），机体的代偿系统可能会缓解缺氧带来的压力。另一项研究是在未成熟的大脑中进行，未成熟大脑某些神经传递系统发育不成熟或相关酶供应不足，不能引起泛素化水平有效增加。

目前动物实验表明缺血后泛素化可通过再灌注立即诱导，并在梗死周围具有生存潜能的神经细胞中检测到。在全脑缺血模型中，易受缺血应激影响的海马 CA1 区和皮质泛素化程度增加。在损伤后恢复正常形态的神经细胞中，泛素化的升高是短暂的，而在死亡的神经细胞中泛素化水平很高。在脑缺血大鼠中，低温可保存缺血后海马 CA1 区泛素免疫反应活性，减少缺血后泛素化的启动。虽然经过治疗的脑缺血大鼠海马 CA1 区泛素化水平降低，但是泛素化的升高可能不是神经细胞死亡的原因，而是防止这些神经细胞立即死亡的补偿性保护机制的一部分。某些缺血模型中泛素化的减少可能是由于缺血程度轻致神经细胞压力较小。在再灌注开始后，任何细胞死亡发生之前，以及在未造成任何损害的损伤后，泛素化水平均可立即和短暂地升高，并且泛素化水平会随着缺血时间的延长而增加，这可能只是反映了更高的应激水平。

为了预测泛素化对靶蛋白的影响，有必要评估相关泛素类型。质谱分析发现，全脑缺血模型中普遍存在的泛素链包括 K6、K11、K48、K63 链。局灶性缺血模型中，用赖氨酸特异性抗体检测到 K48 和 K63 链。可降解和不可降解泛素链的存在表明，蛋白酶体介导的降解作用减少不是缺血后泛素化水平升高的唯一原因。在 *Psmc*1 基因敲除抑制 26 蛋白酶体表达的小鼠中，局灶性脑缺血后不能诱导代表不可降解信号的 K63 泛素链，提示缺血后泛素化水平升高存在其他机制。

假设激酶蛋白 1/E3 泛素化连接酶生理特性 PTEN 介导的假定激酶蛋白 1（PTEN induce putative kinase 1，P1NK1）为丝氨酸–苏氨酸激酶，对线粒体功能进行实时监测，与一种 E3 泛素化连接酶（Parkin）两者共同通过线粒体自噬及细胞凋亡的方式调节线粒体的多种生理功能，在正常的跨膜电位势能下，PINK1 通过线粒体外膜转位酶与线粒体内膜转位酶转运至线粒体内膜，并在基质加工肽酶、早老素相关菱形蛋白等多种蛋白酶的作用下快速分解，使得 PINK1 在线粒体外膜上保持较低水平，而 Parkin 在生理状况下，于细胞质中处于高水平状态，通过自我折叠，阻碍了 E2 泛素酶结合位点与催化位点 C431，使得自身功能无法发挥。上述过程保证了 PINK1/Parkin 介导的线粒体自噬通路处于静默状态。

假设激酶蛋白 1/E3 泛素化连接酶介导的线粒体自噬当受到缺氧等应激条件后，受损伤的线粒体首先通过 DRP1（dynamin-related protein 1）介导的线粒体分裂，使得损伤与功能正常的部分分离。受损的线粒体部分无法维持正常的跨膜电位势能，细胞器膜去极化，势能下降，导致 PINK1 的转运通道受损，进而诱导 Parkin 转运至外膜上，Parkin 促进线粒体膜蛋白泛素化，标记受损的线粒体，启动线粒体自噬，受损的线粒体同自噬体以及溶酶体融合并被降解。

虽然 PINK1 参与到将 Parkin 募集至受损线粒体的过程并起到关键作用，但其中具体机制还不明确，目前认为 PINK1 以线粒体外膜（outer mitochondrial membrane，OMM）上被泛素化的蛋白作为靶点，并启动线粒体自噬，即在外膜聚集的 PINK1 在 S65 位点上将泛素蛋白磷酸化，提高对 Parkin 的亲和力，诱导 parkin 向 OMM 聚集。

泛素蛋白酶体途径在心血管病中具有重要的意义，UPS 在调节动脉粥样硬化、血管增生、缺血后再灌注损伤、心肌肥厚和心力衰竭等主要疾病的发生和发展。

九、泛素化与感染性疾病

获得性免疫缺陷综合征（acquired immune deficiency，AIDS）在 20 世纪 80 年代初首次被认为是一种传染病，当时大量年轻的、以前健康的同性恋男子患有淋巴疾病、感染了异常的机会性感染和（或）经历了其他恶性肿瘤，导致死亡。该疾病最初是在同性恋男性群体中表现出来的，这一事实导致媒体和一些当局错误地将其命名为同性恋相关免疫缺陷（gay related immune deficiency，GRID）——通常被称为同性恋癌症或同性恋瘟疫，这进一步污蔑了本就已被边缘化的同性恋群体。经过于美国和法国科学家的共同努力，1983 年成功地确定了这种疾病的病原体。这种病毒是一种人类逆转录病毒，与 Gallo 实验室鉴定的人类嗜 T 淋巴细胞病毒（human T-lymphotropic virus，HTLV）有很大不同，最初被命名为淋巴病变相关病毒（lymphopathy associated virus，LAV），后来被称为人类免疫缺陷病毒（human immunodeficiency virus，HIV）。值得注意的是，1986 年另一种人类逆转录病毒在西非被发现导致艾滋病，但是没有美国和欧洲分离出的病毒那么严重。系统发育和免疫学分析显示，这种非洲病毒与最初的 LAV 有亲缘关系，但又不相同。一旦确定了该综合征的致病因素，随后的研究旨在表征这些新的人类病毒的生物学特性。这些研究表明，艾滋病毒可以通过以下方式传播：①通过性传播传染。②直接接触受感染人员的体液（即通过输血、器官移植、共用注射器等）。③在分娩期间和母乳喂养期间从母亲垂直传染给孩子。

因此，面临这种感染风险的人群并不局限于同性恋群体。

HIV 利用泛素化和 SUMO 化来修饰其病毒蛋白，通过不同的机制实现生产性感染。需要这些 PTM 才能发挥其功能特征的最好的 HIV 蛋白如下：

P6 是作为 GAG 多肽的一部分合成的，在 GAG 的 C 末端有一个 52 个氨基酸区域。该结构域在 VPR 和 VPX 进入颗粒以及子代 HIV 病毒粒子的萌发和释放事件中发挥关键作用。这是通过 p6 中广泛的 PTMS 实现的，包括 Ser40 的磷酸化（对于其与质膜磷脂的结合很重要），Lys27 的 SUMO 化以及 Lys27 和 Lys33 的单一泛素化。虽然 p6 在 HIV-1 中具有高度多态性，但它包含几个保守区域，即所谓的晚期结构域，这些区域允许 p6 与细胞分子相互作用以促进病毒粒子的释放。第一个 p6 晚期结构域，PTAP 四肽基序（Pro-Tyr）与 Tsg101（肿瘤易感基因 101）相互作用，第二个晚期结构域，YPX3L 基序，与 Alix（ALG-2 相互作用蛋白 X）结合。Tsg101 和 Alix 都属于 ESCRT 机制，其主要作用是帮助多个囊泡体（MVB）的萌发和分裂，并促进细胞质分裂过程中的膜分裂。因此，HIV 已经进化到劫持细胞 ESCRT 机制，以促进其后代从质膜释放并获得其包膜的地步。如果 p6 是单苷化的，则 p6 与 Tsg101、Alix 和其他 ESCRT 组分的结合程度将大大增强。然而，SUMOylated p6 的萌发活性明显受损。如上所述，p6 的 SUMO 化和单一泛素化发生在相同的残基（Lys27），使得这两个 PTM 相互排斥。因此，p6 的 SUMO 化阻止了它的泛素化，泛素化对 Tsg101 的招募至关重要，导致病毒粒子释放的严重缺陷。

IN 将前病毒 dsDNA 插入宿主基因组，并帮助 PIC 的核运输，因为它含有核定位信号。除了 IN 外，还招募了额外的细胞分子来协助前病毒的整合过程，它们能否成功地整合到这个多聚体分子复合物中很大程度上取决于 IN 内 PTMS 的存在。例如，IN 被 p300 和 GCN5 乙酰化，这增加了 IN 与前病毒 DNA 的结合亲和力，增强了链转移活性，并可能调节 IN 与细胞依赖因子的关联。此外，IN 容易在三个不同的 Lys 残基（Lys46、Lys136、Lys244）发生 SUMO 化，这 3 个残基存在于蛋白质中功能保守的基序中。IN 的 SUMOylated 状态似乎不影响 HIV 感染或执行逆转录的能力。值得注意的是，IN 在逆转录和因此，与大多数遭受 PTMS 的蛋白质不同，HIV IN 的 SUMO 化不是在合成时发生，而是在下一次感染时发生。除了 SUMO 化外，IN 还具有相扑相互作用基序（SIMS），促进其 SUMO 化的细胞辅助因子的募集，如晶状体上皮源性生长因子（LEDGF/p75）和 p300。与 p6 类似，IN 也容易泛素化，这种 PTM 针对 IN 的蛋白酶体降解。IN 很可能在 Lys211、Lys215、Lys219

和 Lys273 处多泛素化,尽管目前尚不清楚泛素链的性质。已经提出了几种 E3 连接酶来介导其泛素化,如环指 E3 连接酶 UBR1、UBr2、UBR4、VBP1、VHL 和 Hect-E3连接酶 HUWE1。尽管 IN 在体外周转很快,但在 HIV 感染的细胞中,IN 相当稳定,这表明 IN 以某种方式逃避了蛋白酶体降解。这是通过与其细胞辅助因子直接结合来实现的,后者掩盖了泛素靶位残基和/或 E3 结合位点。LEDGF/p75 是第一个被报道在 IN 的稳定性中起保护作用的蛋白质,很可能是通过隐藏 E3 连接酶关联基序。随后的研究发现,DNA 修复蛋白 hRad18 和 Ku70 也增加了 IN 的半衰期。虽然 hRad18 实现这一点的机制尚不清楚,但 Ku70 通过其去泛素酶活性(通过移除附着在 IN 上的泛素分子)来阻止 IN 被引导为蛋白酶体降解。

TAT,HIV 转录蛋白(TAT)的反式激活通过将 P-TEFb 细胞因子招募到病毒启动子上,促进 RNA pol Ⅱ 的过度磷酸化,进而增强其聚合酶活性,从而提高 HIV RNA 的合成效率。这个分子复合物与 TAT 的结合是通过 TAT 中的多个 PTMS 实现的,其中 K63 在 Lys71 处的多泛素化是由 E3 连接酶 MDM2 介导的。事实上,MDM2 和 TAT 创建了一个正反馈循环,在这个循环中,TAT 通过有利于 MDM2 的磷酸化来增加 MDM2 的稳定性,进而促进 TAT 的多泛素化。相比之下,细胞蛋白 ABIN1 通过与多泛素化的 TAT 相互作用,阻止其与 P-TEFb 的关联;改变 MDM2 的亚细胞分布,从而抑制 TAT 的功能,因此 TAT 泛素化受到损害。

NEF,NEF 经历了许多 PTM,如肉豆蔻酰化和磷酸化,这是其功能所必需的。此外,Nef 很容易在 Lys144 处变得泛素化,这对其 CD4 下调活性至关重要,因为缺少这个泛素靶点的 Nef 突变体不能降低 CD4 的表面水平,因此不能防止病毒的重叠感染。

除了利用细胞泛素化和 SUMO 化机制来修饰其蛋白质外,HIV 还改变宿主泛素途径,以实现 HIV 特异性的结果。具体地说,HIV 辅助蛋白 Vpr 似乎减少了整个细胞的泛素化,有利于 HIV 介导的宿主抗 HIV 因子的泛素化。

除了上述病毒蛋白的 PTM 外,HIV 的复制和传染性还依赖于以下几种宿主依赖因子的泛素化和 SUMO 化状态,这些依赖因子是完成病毒生命周期的不同步骤所必需的。这包括对细胞受体、辅助受体和细胞转录机制的修饰。

(1)CD4 和 CXCR4:CD4 受体和 CXCR4 共受体的表面水平都是病毒粒子附着所必需的,它们可以由不同的泛素结合系统来调节。CD4 糖蛋白胞质结构域的泛素化导致其蛋白酶体以依赖于 β 转导重复序列蛋白(β-TrCP)的方式降解。这种泛素介导的 CD4 下调是由病毒蛋白 Vpu 促进的,Vpu 反过来通过减少新释放的病毒粒子从感染细胞重新进入以及重叠感染来提高 HIV 复制效率。具体地说,Vpu 和 CD4 通过它们的细胞质结构域在内质网中相互作用。这种结合导致 Vpu 的构象变化,促进了它在保守的二丝氨酸基序(Ser52 - Ser56)中的磷酸化,进而允许 β-TrCP的招募。之后,SCF CD4TrCPE3 连接酶复合物启动 β 细胞质结构域中 Lys 和 Ser/Thr 残基的 K48 连接多泛素化,标记其蛋白酶体降解。泛素化也与 CXCR4 HIV

共受体的下调直接相关。在与其配体相互作用后，CXCR4 经历了磷酸化，在较小程度上泛素化。CXCL12 是一种参与炎症过程中趋化过程的细胞因子。CXCL12 诱导的 CXCR4 磷酸化触发了支持其他免疫细胞迁移、增殖和归巢的反应。然而，配体结合诱导的泛素化通过不同的泛素结合系统的活性导致 CXCR4 的内化和溶酶体降解。在对该辅助受体泛素化起直接作用的不同酶复合物中，AIP4 和 RNF113A 是主要使用的 E3 连接酶，尽管泛素链的部分仍有待阐明，但它们都附着在 CXCR4 的 Lys331 处。值得注意的是，gp120 - CXCR4 的相互作用以及 CXCR4 与激动剂结合也会导致这种 HIV 共同受体的降解。因此，泛素介导的 CXCR4 的去除不仅排除了其他 HIV 病毒粒子的重叠感染，而且当与 gp120 相关时，还提供了一种免疫逃避机制：通过阻止 CXCL12 结合并通过 CXCR4 发出信号。

（2）LEDGF/p75：在复制周期的不同水平，细胞蛋白 LEDGF/p75 的 SUMO 化状态在前病毒 DNA 整合到宿主基因组的过程中起着关键作用。LEDGF/p75 是一种转录共激活因子，调节基因表达以应对压力。在 HIV 感染的背景下，LEDGF/p75 还能够通过位于病毒蛋白 IN C 末端的 IN 结合域（IBD）直接与病毒蛋白 IN 相互作用。这种相互作用允许 PIC 的染色体关联，最终促进艾滋病毒前病毒与宿主基因组的整合。除此之外，LEDGF/p75 与 IN 的关联还特别针对细胞基因组中基因被活跃转录的区域，这促进了 HIV 前病毒的表达。虽然 LEDGF/p75 的 SUMO 化降低了其稳定性，但它显著提高了 HIV 前病毒 DNA 的整合效率。这种 PTM 是由 UBC9 介导的，UBC9 是已知的唯一一种 E2 结合相扑酶，它也可以作为连接酶发挥作用，并发生在 LEDGF/p75 C 末端的 Lys364 处。虽然 LEDGF/p75 的 SUMO 化状态对其与 IN 相互作用的能力没有影响，但该残基的去 SUMO 降低了 LEDGF 在前病毒整合过程中作为辅助因子的能力，从而损害了 HIV 的复制效率。

（3）NF-κB、NFAT 和 STAT5：HIV RNA 的合成水平，以及病毒粒子的产生，都受到不同宿主转录因子核可获得性的强烈调控。这些转录因子可以结合在整合的前病毒上发现的它们的反应调节元件，并驱动病毒 DNA 的表达。在这方面，转录因子 NF-κB 在艾滋病病毒表达的调控中起着重要作用。正常情况下，NF-κB 被抑制蛋白 IκB-α 隔离在细胞质中。在不同刺激的作用下，IκB-α 在 Ser32 和 Ser36 被 IKK 磷酸化，这些 PTM 使 IκB-α 容易发生 K48 连锁的多泛素化。与导致 CD4 受体降解的过程类似，IκB-α 的泛素化是由 β-TrCP E3 连接酶复合物介导的，它引导该蛋白进行蛋白酶体降解，进而允许 NF-κB 的核转位。然而，IκB-α 也可以被 SUMO 化修饰。值得注意的是，IκB-α 的多泛素化和 SUMO 化都发生在同一个位点（Lys21），使得这两个 PTM 互不相容。事实上，IκB-α SUMO 基化使该蛋白抵抗降解，并成为 NF-κB 的更强抑制剂。值得注意的是，艾滋病毒严格控制 NF-κB 的激活，以确保其传播。艾滋病毒蛋白 Nef 和 gp41 触发这一级联反应，以促进 IκB-α 泛素化和 NF-κB 的核释放，从而有利于艾滋病毒 RNA 的合成。除了 NF-κB，活化 T 细胞的核因子（NFAT）是另一种与艾滋病毒转录相关的转录因子，它也受

SUMO 化的调节。在这种情况下，NFAT 内不同残基的 SUMO 化可以显著改变该蛋白的亚细胞分布和反式激活活性。例如，在 NFA T 中，Lys684 和 Lys897 的 SUMO 化导致其核定位，而 Lys702 和 Lys914 的 SUMO 化有利于 NFAT 与组蛋白去乙酰化酶（HDAC）之间的相互作用，这反过来又通过在 NFAT 靶区形成异染色质而导致基因沉默。最后，另一种调节 HIV 表达的宿主转录因子 STAT5 受到磷酸化、乙酰化和 SUMO 化的严格调控。在激活时，STAT5 被磷酸化，从而驱动其核定位，使其与 HIV5LTR 结合来驱动病毒转录。然而，STAT5 的 SUMO 化将该蛋白重新定向回细胞质，变得磷酸化和失活。因此，STAT5 SUMO 化与 HIV 转录和潜伏时间的建立减少相关。

艾滋病毒利用泛素来修饰其蛋白质并确保其功能。然而，当这些 PTM 与宿主依赖因子结合时，也会影响 HIV 复制的成功率，对病毒既有积极的影响，也有不利的影响。因此，关于泛素化和 SUMO 化在 HIV 感染中的作用所获得的知识，可以战略性地应用于寻找抗逆转录病毒药物的新靶点。

参考文献

［1］ Bosque A，Nilson KA，Macedo AB，et al. Benzotriazoles Reactivate Latent HIV－1 through Inactivation of STA T5 SUMOylation. Cell Rep，2017，18，1324－1334.

［2］ Carlton JG，Martin-Serrano J. Parallels between cytokinesis and retroviral budding：a role for the ESCRT machinery. Science，2007，316，1908－1912.

［3］ Cereseto A，Manganaro L，Gutierrez MI，et al. Acetylation of HIV－1 integrase by p300 regulates viral integration. EMBO，2005，24，3070－3081.

［4］ Ferreiro DU，Komives EA. Molecular mechanisms of system control of NF-kappaB signaling by IkappaBalpha. Biochemistry，2010，49，1560－1567.

［5］ Friedrich M，Setz C，Hahn F，et al. Glutamic acid residues in HIV－1 p6 regulate virus budding and membrane association of Gag. Viruses，2016，8，117－130.

［6］ Gottwein E，Krusslich HG. Analysis of human immunodeficiency virus type 1 Gag ubiquitination. Virol，2005，79，9134－9144.

［7］ Gurer C，Berthoux L，Luban J. Covalent modification of human immunodeficiency virus type 1 p6 by SUMO－1. Virol，2005，79，910－917.

［8］ Jin YJ，Cai CY，Zhang X，et al. Lysine 144，a ubiquitin attachment site in HIV－1 Nef，is required for Nef-mediated CD4 down-regulation. Immunol，2008，180，7878－7886.

［9］ Lear T，Dunn SR，McKelvey AC，et al. RING finger protein 113A regulates C-X-C chemokine receptor type 4 stability and signaling. Cell Physiol，2017，313，584－592.

［10］ Llano M，Delgado S，V anegas M，et al. Lens epithelium-derived growth factor/p75 prevents proteasomal degradation of HIV－1 integrase. Biol，2004，279，55570－55577.

［11］ Nayak A，Glckner Pagel J，V aeth M，et al. Sumoylation of the transcription factor NFA Tc1 leads to its subnuclear relocalization and interleukin－2 repression by histone deacetylase. Biol，2009，284，10935－10946.

［12］ Postler TS，Desrosiers RC. The cytoplasmic domain of the HIV－1 glycoprotein gp41 induces NF-κB activation through TGF-β-activated kinase 1. Cell Host Microbe, 2012, 11, 181 – 193.

［13］ Romanchikova N, Ivanova V, Scheller C, et al. NFAT transcription factors control HIV – 1 expression through a binding site downstream of TAR region. Immunobiology, 2003, 208, 361 – 365.

［14］ Sauter D, Hotter D, V an Driessche B, et al. Differential regulation of NF-κB-mediated proviral and antiviral host gene expression by primate lentiviral Nef and Vpu proteins. Cell Rep, 2015, 10, 586 – 599.

［15］ Selliah N, Zhang M, DeSimone D, et al. The gammac-cytokine regulated transcription factor, STA T5, increases HIV – 1 production in primary CD4 T cells. Virology, 2006, 344, 283 – 291.

［16］ Terreni M, Valentini P, Liverani V, et al. GCN5 – dependent acetylation of HIV – 1 integrase enhances viral integration. Retrovirology, 2010, 7, 18 – 30.

［17］ Terui Y, Saad N, Jia S, et al. Dual role of sumoylation in the nuclear localization and transcriptional activation of NFA T1. Biol, 2004, 279, 28257 – 28265.

［18］ Topper M, Luo Y, Zhadina M, et al. Posttranslational acetylation of the human immunodeficiency virus type 1 integrase carboxyl-terminal domain is dispensable for viral replication. Virol, 2007, 81, 3012 – 3017.

［19］ Tran PB, Ren D, Miller RJ. The HIV – 1 coat protein gp120 regulates CXCR4 – mediated signaling in neural progenitor cells. J. Neuroimmunol, 2005, 160, 68 – 76.

［20］ Van Nguyen T, Angkasekwinai P, Dou H, Lin FM, et al. SUMO-specific protease 1 is critical for early lymphoid development through regulation of STA T5 activation. Cell, 2012, 45, 210 – 221.

［21］ Zamborlini A, Coiffic A, Beauclair G, et al. Impairment of human immunodeficiency virus type – 1 integrase SUMO ylation correlates with an early replication defect. Biol, 2011, 256, 21013 – 21022.

［22］ Zheng Y, Yao X. Posttranslational modifications of HIV – 1 integrase by various cellular proteins during viral replication. Viruses, 2013, 5, 1787 – 1801.

［23］ 樊代明. 整合医学：理论与实践. 西安：世界图书出版西安有限公司, 2016.

［24］ Zheng Y, Ao Z, Wang B, et al. Host protein Ku70 binds and protects HIV – 1 integrase from proteasomal degradation and is required for HIV replication. Biol, 2011, 286, 17722 – 17735.

［25］ 樊代明. 整合肿瘤学·基础卷. 西安：世界图书出版西安有限公司, 2021.

［26］ 樊代明. 整合肿瘤学·临床卷. 北京：科学出版社, 2021.

第六章 泛素化与肿瘤

◎张文尧 赵 玉

一、引 言

　　肿瘤的发生发展是一个多因素、多步骤的过程，肿瘤是机体在各种致癌因素作用下，局部组织的细胞在基因水平上失去了对其生长的正常调控，导致异常增生而形成的新生物。这种新生物因常形成局部肿块而得名。过去几十年的研究结果表明，肿瘤细胞的特征包括自给自足的生长信号（维持增殖信号），细胞能量异常（肿瘤的代谢重编程），抵抗细胞死亡，基因组不稳定性及突变，促进新血管生成，抗生长信号的不敏感，潜力无限的复制能力，组织的侵袭与转移，逃避免疫杀伤，促进肿瘤炎症。这些特征基本涵盖了目前肿瘤研究领域的各个方面，共同构成了一个逻辑框架，有助于更好地理解肿瘤（图6-1）。

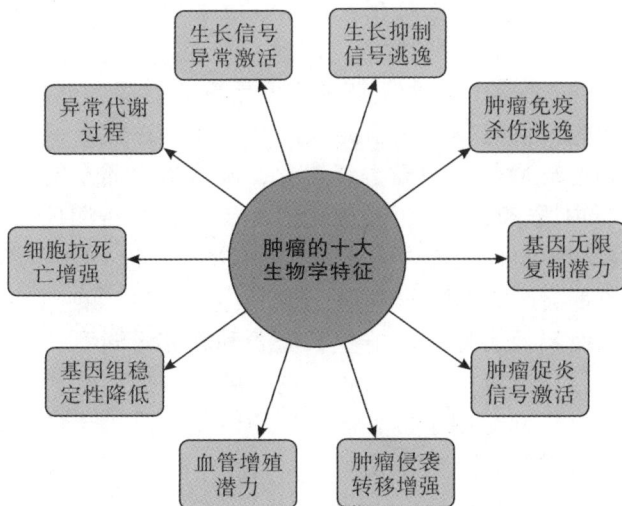

图6-1 肿瘤的生物学特征

泛素化是一种翻译后修饰（PTM），通过一种小蛋白泛素与底物蛋白上的赖氨酸残基共价连接。这种修饰是通过一系列的酶反应顺序进行的，涉及到 E1 活化酶、E2 缀合酶和 E3 连接酶之间的密切协作。泛素首先被 E1 激活，并与催化半胱氨酸进入硫酯键，然后通过转酯化反应转移到 E2 缀合酶上。随后，E3 连接酶充当真正的酶（HectE3S）或"媒介"（环 E3S），将泛素从带电荷的 E2 转移到底物上，促进泛素的 C 末端甘氨酸和底物赖氨酸残基之间形成异肽键（图 6 - 2）。

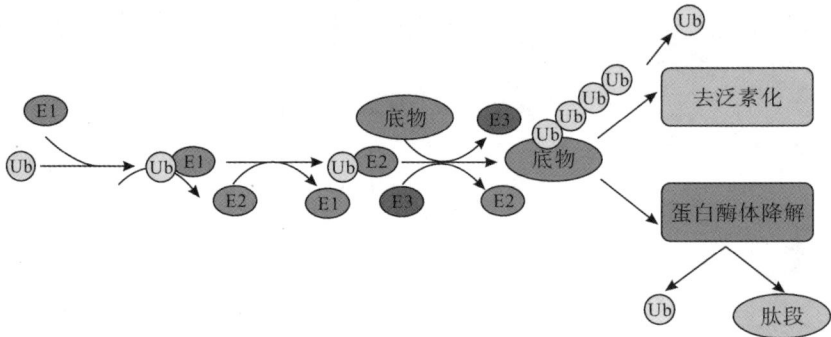

图 6 - 2　蛋白质的泛素化过程

泛素化修饰广泛存在于真核生物中，通过 26S 蛋白酶体降解途径或信号传递等，改变蛋白质稳定性、定位和活性等功能，参与细胞的周期、转录、炎症、肿瘤和免疫等各项功能，是一个复杂的动态调控系统。泛素化与去泛素化酶（DUB）通过调控蛋白质的泛素化参与细胞内的多种生化过程，其调控的异常可导致肿瘤的发生和发展。泛素化调节是一个可逆过程，被泛素连接酶 E3 和 DUB 拮抗调控。E3 调节细胞许多过程，包括稳态、新陈代谢和细胞周期进程。E3 以一种时间和空间调节的方式识别、与蛋白质底物相互作用并泛素化蛋白质底物。基因和表观遗传改变都是癌症中 E3 基因失控的原因。因此，E3 底物的稳定性及活性的改变，在某些情况下会导致肿瘤抑制活性的下调和致癌活性的上调。更好地了解 E3 在肿瘤发生中的调控和功能机制有望识别新的预后标志物，并使下一代抗癌治疗的发展成为可能。DUB 可介导底物蛋白质去泛素化，调节蛋白质功能，参与细胞各项生命活动。DUB 的蛋白质丰度、定位和催化活性等受到严格调控。在肿瘤的发生发展过程中，有许多与肿瘤相关的重要抑癌或促癌蛋白质被 DUB 调控，而且 DUB 的表达异常、突变等都会影响细胞的 DNA 损伤修复、凋亡、自噬、分子信号通路和染色质重塑等，从而调控肿瘤细胞的生长侵袭和转移等过程。因此，泛素—去泛素化酶系统是参与肿瘤调控的重要系统，也是肿瘤治疗的重要药物靶标，已有多个小分子抑制剂针对泛素化用于抗肿瘤治疗的研发，针对泛素化通路的调控已被认为是肿瘤的一种有前景的治疗策略。

（一）泛素连接酶在肿瘤组织中表达

文献表明一些泛素连接酶调节异常与肿瘤发生发展密切相关。以下列举一些经典的泛素连接酶在肿瘤中的表达情况：

（1）SAG，也称 RBX2 或 ROC2，是构成泛素连接酶最大家族 Cullin Ring Ligases（CRL）的两个 RING 蛋白之一，因 CRL 控制着 20% 经泛素蛋白酶体降解的蛋白泛素化修饰，所以 SAG 在多种生理和病理过程中发挥关键调节作用。SAG 在肿瘤发生、血管形成、细胞凋亡/衰老/自噬等生理病理过程中发挥重要的调控功能。在人体内，SAG 和 ROC1 在心脏、骨骼肌和睾丸中的表达水平普遍很高，通过抑制 SAG 的表达可抑制肿瘤细胞的生长。因此，SAG 似乎是抗癌治疗的有效药物靶标。

（2）Hdm2，正常情况下表达水平很低，但在乳腺癌、软组织肉瘤、食管癌、肺癌、成胶质母细胞和恶性黑色素瘤中或因基因扩增，或转录增加，或翻译增多而过表达。另外，Hdm2 高表达还常与患者预后不良相关，这与远端转移增加或耐药有关。

（3）Skp2 在人类几乎所有的癌症中均过表达，并且与细胞周期依赖激酶抑制蛋白 P2 表达呈负相关，通过促成泛素化和随后降解某些特定肿瘤而参与多种细胞功能，例如细胞增殖、代谢和肿瘤发生，与预后不良相关。

（4）E3 连接酶 C-Cbl 的突变或异常表达在骨髓增生异常的肿瘤中最为常见，但也与原发性结直肠癌、髓系肿瘤（包括急性髓系白血病）和骨髓增生异常综合征有关。这些说明泛素连接酶与肿瘤密切相关，进一步研究有可能成为肿瘤生物标志物或肿瘤治疗靶点。

二、泛素化与肿瘤代谢重编程

代谢重编程被认为是癌症的标志，包括增强的大分子生物合成，改变的能量代谢和维持氧化还原稳态，可维持癌细胞的生长。多种信号通路、转录因子和代谢酶参与癌症代谢的调节，因此代谢重编程是一个十分复杂的过程。最近的研究已经观察到泛素化和去泛素化参与了癌细胞中代谢重编程的调节。

（一）泛素化与代谢信号通路

1. MTORC1 信号通路中的泛素化

mTORC1 的异常激活被认为是代谢重编程的关键特征。作为重要的营养物和关键的环境刺激因素，氨基酸在雷帕霉素复合物 1（mTORC1）信号传导途径中起关键作用，氨基酸诱导 mTORC1 信号通路的机制仍在继续研究中。mTORC1 的激活是由溶酶体上的氨基酸感受级联反应诱导的，包括 RAGGTPase、Ragator 和液泡 H^+-ATPase（H^+-ATPase）。在这个过程中，氨基酸可以促进 raga/B 与 GTP 结合，这是 mTORC1 溶酶体定位所必需的。

最近研究发现，RAGA 和 mTORC1 在急性氨基酸戒断时失活。RAGA 以氨基酸敏感的方式被多泛素化修饰。通过对一系列 E3 连接酶的筛选，发现 RNF152 是一种溶酶体 E3 连接酶，可介导 K63 连锁的 RAGA 多泛素化。同时，RAGA 激活的

GATOR1 泛素化导致 RAGA 失活，并导致 mTORC1 从溶酶体表面释放，从而阻断 mTORC1 信号通路的失活。此外，另一种 E3 连接酶 Skp2 可以介导赖氨酸上 RAGA 的泛素化。因此，RAGA 的泛素化在调节 mTORC1 信号通路中起重要作用。

毫无疑问，mTOR 在氨基酸诱导的 mTORC1 信号通路中有举足轻重的地位。如上所述，通过 RAGE 脱泛素化定位在溶酶体上是 mTORC1 激活的前提。除了 RNF152/Skp2、TRAF6，一种 E3 连接酶也被报道通过催化 p62 - TRAF6 异源二聚体复合物形式的 mTOR 的 K63 泛素化来调节 mTOR 的转位到溶酶体上，以响应氨基酸的刺激。因此，TRAF6 通过激活 mTORC 调节自噬和癌细胞增殖。除了 K63 泛素化外，在 mTOR 上还发现了其他类型的多泛素连接。据报道，K48 泛素化参与了 mTOR 的稳定性。在这个过程中，FBXW7 直接与 mTOR 结合，并通过蛋白酶体介导其降解。这些结果突出了泛素化在 mTORC1 途径中的主导作用，并揭示了不同类型的泛素化连接导致不同的功能。

MTOR 主要存在于两个多组分激酶复合物 mTORC1 和 mTORC2 中，它们在结构上是相关的，但在功能上是不同的。MTORC1 和 mTORC2 信号通路不是独立的。mTORC1 的激活离不开 mTORC2 激活的 AKT，mTORC2 激活的反馈抑制需要 mTORC1 介导的 SIN1 磷酸化。mTORC2 包含 6 个组分，其中 mTOR、DEPTOR、mLST8 与 mTORC1 相同。因此，哺乳动物致死性与 SEC13 蛋白 8（multi-locus sequence typing 8，MLST8）在这两个复合物中的动态组装对这两个复合物都具有重要意义。先前的研究表明，在 TRAF2 的促进下，mLST8 的 K63 连锁多泛素化决定了 mTORC1 的形成和激活的动态平衡。具体地说，mLST8 的 K63 连锁多泛素化破坏了它与 mTORC2 组分 SIN1 的相互作用，有利于 mTORC1 的形成。此外，据报道，脱泛素化酶 OTUD7B 通过去除 mLST8 上的多泛素链，促进 mLST8 与 SIN1 之间的相互作用，促进 mTORC2 的形成。总之，mTORC1 和 mTORC2 的动态组装和激活依赖于 mLST8 的泛素化，进一步证明了泛素化在 mTOR 信号通路中的重要性。

含有 DEP 结构域的 mTOR 相互作用蛋白是 mTORC1 和 mTORC2 的重要组成部分和负调控因子，其稳定性由 E3 连接酶 β - 转导蛋白重复序列（β-TrCP1）控制，并被三个不同的团队同时证实。在这些研究中，DEPTOR 是由 β-TrCP1 通过其降解序列识别的，随后被泛素化并被降解。此外，β-TrCP1 基因敲除或退化突变上的 DEPTOR 积累可以通过使 mTORC1 失活来促进自噬。并对 DEPTOR 稳定性的调节机制进行了探讨。OTUB1 通过其 N 末端结构域与 DEPTOR 特异性相互作用，移除 DEPTOR 上的 Ub 链，并通过 DUB 活性以 Asp88 依赖而不是 Cys91 依赖的方式稳定 DEPTOR。因此，β-TrCP1 和 OTUB1 可以通过调节泛素化激活 mTORC1 来平衡细胞存活和自噬，这也阐明了泛素化在 mTORC1 信号通路中的重要性。

2. AMPK 通路中的泛素化

腺苷酸活化蛋白激酶（adenylate activated protein kinase，AMPK）是细胞和生物体内能量的主要感受器，是调节细胞内代谢稳态的核心，其突变与肿瘤的发生有关。AMPK 通过调节细胞代谢途径中的关键蛋白以及脂肪酸氧化来提高葡萄糖的吸收和利用，从而产生更多的能量。AMPK 除了被磷酸化外，还可以被泛素化。具体地说，E3 连接酶 MAGE-A3/6 – TRIM28 可以使 AMPK 泛素化并促其降解。此外，两个同源基因 *MAGE-A*3 和 *MAGE-A*6 最初只在男性生殖系中表达，但在肿瘤中被重新激活。在小鼠体内，*MAGE-A*3／A6 过表达可促进肿瘤生长和转移。在此过程中，MAGE 与 E3 连接酶 TRIM28 相互作用，通过介导 AMPK-α 的 K48 连接多泛素化来控制 AMPK-α 的稳定性。

除了 K48 连锁多泛素化外，AMPK-α 的激活也受到 K63 特异性多泛素化的调节，这可能掩盖了其结构，从而阻断了肝激酶 B1 的通路，抑制了 AMPK-α 的激活。去泛素化酶 USP10 可以去除 AMPK-α 上的 Ub 链，通过促进 LKB1 介导的 AMPK-α 磷酸化来促进 AMPK-α 的激活，从而参与细胞内的糖代谢和脂代谢。此外，泛素化还参与钙/钙调蛋白依赖性蛋白激酶 2 （Ca/Camodulin-dependent protein kinases 2，CAMKK2） – AMPK信号通路的调节。例如，CAMKK2 的稳定性是由 E3 连接酶 Fbxl12 控制的，它通过促进 CAMKK2 的泛素化来促进其降解。因此，为了维持细胞内代谢的动态平衡，泛素化在 AMPK 的调节中不应被忽视。

（二）泛素化与代谢相关转录因子

转录因子在调节细胞新陈代谢方面也起至关重要的作用。当细胞处于能量摄入受限或饥饿状态时，转录因子可以激活糖酵解和三羧酸循环中的相关基因，增加肝脏葡萄糖产量，减少胰岛素分泌，为糖异生提供底物。其中，缺氧诱导因子-1α （hypoxia inducible factor 1α，HIF-α）、Myc 和 p53 与细胞代谢密切相关。

HIF 包括 3 种子类型，即 HIF1、HIF2 和 HIF3，它们由 α 和 β 亚基组成，其中对氧敏感的 α 亚型很容易通过蛋白酶体途径降解。相反地，β 亚基更稳定。HIF-α 是一种代谢相关的转录因子，可被 mTORC1，ROS 的积累和 TCA 循环代谢产物的积累激活。HIF-α 是在缺氧条件下广泛表达的转录因子，是细胞中氧稳态的关键调节剂。HIF-α 的激活增强了各种糖酵解基因的表达，包括己糖激酶 1 （hexokinase 1，HK1），HK2 （hexokinase 2），LDHA （lactate dehydrogenase） 和丙酮酸脱氢酶激酶同工酶 1 （pyruvate dehydrogenase kinase 1，PDK1），增强了糖酵解通量并维持了氧化还原稳态。由于 HIF 在细胞中的重要作用，学界对 HIF 的调控机制进行了大量研究。其中，已发现 E3 连接酶和 DUBS 对缺氧诱导因子的稳定性有调节作用。正常情况下，HIF-α 极不稳定。已发现糖原合成酶激酶 3 （GSK3β） 磷酸化 HIF-α，促进 K48 多泛素化，从而介导 HIF-α 的降解，抑制血管生成、细胞迁移和肿瘤生长。另一方面，FBW7 介导的蛋白水解信号可被去泛素化酶 USP28 去除。

E3 连接酶 VHL 可在常氧条件下介导 HIF-αHIF-α 的降解。在癌细胞中由于 VHL 的损耗使 HIF-α 不被降解，有助于肿瘤在有氧情况下发生糖酵解。除此之外，E3 连接酶 MDM2、PARKIN 和 HUWE1 也可催化 HIF-α 的泛素化并将其靶向降解，从而发挥抗肿瘤作用。抑癌基因 *PTEN* 和 *p*53 可以增强 MDM2 介导的泛素化和

HIF-α 的降解，从而抑制肿瘤的发生。与此相反的是 TRIM44，USP20 和 USP7 通过去泛素化作用来稳定 HIF-α，从而在低氧条件下促进肿瘤进展。此外，TRAF6 催化的 K63 连接的 HIF-α 的多泛素化可以防止其降解，而 XIAP 通过 K63 连接的多聚泛素化修饰 HIF-α，以促进其核保留并增强 HIF 依赖性基因表达。

转录因子 c-Myc 通过参与介导葡萄糖代谢，脂肪酸和核苷酸生物合成等多种细胞代谢途径，调节细胞增殖、代谢和转移。C-Myc 参与葡萄糖摄取和糖酵解，它的激活上调了葡萄糖转运蛋白和己糖激酶的表达。c-Myc 是一种不稳定蛋白，易于发生泛素化降解。E3 泛素化连接酶 SKP2、HUWE1、FBX29、TRUSS、RCHY1、CHIP、FBXW7、VHL、SPOP、TRIM32、NEDD4 和 FBXL14 可以靶向 c-Myc 的泛素化和降解。在乳腺癌中，VHL 介导的 c-Myc 泛素化降解会导致细胞中糖酵解增强。与此同时，去泛素化酶 DUBUSP7、USP13、USP22、USP28、USP36 和 USP37 可以通过去泛素化作用稳定 c-Myc，从而刺激肿瘤代谢重编程。

泛素化调节 P53。P53 是最重要的肿瘤抑制因子之一，在多种细胞生长过程中发挥作用。例如细胞周期调控、DNA 修复和细胞凋亡。此外，p53 还通过抑制糖酵解和促进氧化磷酸化来响应营养刺激，在细胞代谢中发挥重要作用。在低致癌性和遗传毒性的刺激下，p53 持续表达，但其蛋白水平往往维持在较低水平。在外界环境的刺激下，p53 的降解受到抑制，从而提高了稳定性和转录活性。到目前为止，已经鉴定出超过 15 种 p53 的 E3 连接酶，它们分为环状家族（MDM2、Pirh2、Trim24、Cul1/Skp2、Cul4a/DDB1/Roc、Cul5、Cul7、Synoviin、Cop1、CARP1/2、ChIP、UBE4B）和 Hect 家族（ARAR5、Cul7、Synoviin、Cop1、CARP1/2、ChIP、UBE4B）和 Hect 家族（ARR）。此外，在 p53 上发现了 K48 和 K63 连接的泛素化。前者可通过蛋白酶体促进 p53 的降解，而后者则是 p53 转位到细胞质所必需的。更具体地说，E3 连接酶 MDM2、Pirh2、Trim24、Cul1/Skp2、Cul4a/DDB1/Roc、Cul5、SynoViin、Cop1、CARP1/2、ARF-BP1、Msl2/WP1、ChIP 和 UBE4B 介导 K48 连锁多泛素化，通过蛋白酶体降解 p53，而 Cul7 介导的多泛素化调节 p53 的定位和活性。如上所述，去泛素化也是细胞代谢的关键调控步骤。去泛素化酶 Hausp 和 USP10 可以去除 p53 的蛋白水解信号，消除其降解。Hausp 定位于细胞核，即使在 Mdm2 高表达的情况下，也能通过去泛素化来阻止 p53 的降解。与 Hausp 不同的是，USP10 一般位于细胞质中。在 DNA 损伤的情况下，ATM 介导的 USP10 在 Thr42 和 Ser337 处的磷酸化是其移位到细胞核中所必需的，在那里 USP10 诱导 p53 的去泛素化并使 p53 作为肿瘤抑制因子发挥作用。

（三）泛素化与自噬

对于癌症，自噬可能是保护性的，也可能有助于肿瘤进展。

（四）ULK1 的泛素化

在缺乏营养的情况下，抑制 mTORC1 随后会激活自噬，这是一种对细胞存活至关重要的高度调节途径，自噬通过诱导溶酶体中大分子和细胞器的降解来补充氨基酸。由 ULK1、ATG13 和 FIP200 组成的 ULK1 复合物由 mTORC1 直接调节，为自噬诱导所必需。TRAF6 催化 K63 连接的 ULK1 多泛素化可以稳定 ULK1 以促进自噬的激活，这与慢性粒细胞白血病患者的耐药性有关。BECN1 调节的自噬蛋白 1（AMBRA1）是与 Beclin－1 相互作用来调节自噬的辅助因子。mTORC1 失活引起的 AMBRA1 磷酸化降低将促进其与 TRAF6 的相互作用，从而上调 ULK1 的多泛素化，从而增强自噬启动。TRIM16 和 TRIM32 也靶向 ULK1 的 K63 连接的多泛素化以稳定 ULK1 和增加其磷酸化活性。去泛素化酶 USP1 水解 ULK1 上 K63 连接的泛素链而从而增加了 ULK1 的蛋白质稳定性和激酶活性，这些研究表明泛素化 ULK1 和去泛素化 ULK1 之间的转变对于自噬启动至关重要。

泛素化对于自噬进展中自噬阈值的调节是必不可少的。NEDD4L 介导的 ULK1 泛素化通过 K27 和 K29 连接组装诱导其蛋白水解，ULK1 水平的降低激活 ULK1 的转录以维持其基础蛋白水平。新合成的 ULK1 将被 mTOR 失活，以确保自噬的安全阈值。CUL3－KLHL20 复合物还可以通过靶向激活的 ULK1 进行泛素化和蛋白水解来下调自噬。ULK1 可以被 USP20 去泛素化，从而防止其降解，以维持其启动自噬所需的基础水平。在长期饥饿中，USP20 和 ULK1 之间的相互作用减少以终止自噬。总之，泛素化和去泛素化在自噬启动和自噬进展中都发挥重要作用。调节泛素化可能是解决癌细胞自噬增强的化疗耐药患者的有效方法。

（五）Ⅲ类 PI3K 复合物的泛素化

Ⅲ类 PI3K 复合物由 Beclin－1、ATG14、VPS34 和 AMBRA1 组成，对于吞噬细胞的成核至关重要。多种因素与 Beclin－1 相互作用以调节自噬信号。BCL2 可以通过抑制 Beclin－1 来抑制自噬。饥饿诱导的 TRAF6 或 AMBRA1 对 Beclin－1 的 K63 连接泛素化可以阻断其与 BCL2 的相互作用，从而激活自噬。MBRA1 靶向 Beclin－1 的多泛素化可增强其与 VPS34 的关联以激活 VPS34。TRIM50 介导的 Beclin－1 的 K63 连接多泛素化促进其被 ULK1 激活并在饥饿时诱导自噬。

AMBRA1 在正常条件下通过 E3 连接酶 CUL4 的作用降解。ULK1 的激活使 CUL4 与 AMBRA1 分离，导致 AMBRA1 的稳定以促进自噬。AMBRA1 与 CUL4 的解离可以促进 AMBRA1 与 CUL5 结合，从而抑制 CUL5 介导的 DEPTOR 降解，从而诱导自噬。而当自噬终止时，CUL4 可以与 AMBRA1 重新结合以促进其蛋白水解，从而调节自噬反应。此外，E3 连接酶 RNF2 还可催化 K48 连接的泛素化和 AMBRA1 的蛋白水解，从而下调自噬。因此，Ⅲ类 PI3K 复合物的所有成分都可以通过泛素化进行调节，这对自噬产生重要影响。

（六）WIPI2 与 ATG4 的泛素化

WIPI2 参与前自噬体结构形成的早期步骤。mTORC1 可以介导 WIPI2 的磷酸化。E3 连接酶 HUWE1 与磷酸化 WIPI2 相互作用并催化磷酸化 WIPI2 的泛素化，后者随后成为蛋白水解的目标，从而抑制自噬通量。

ATG4 有助于 LC3 加工，在吞噬细胞扩增和自噬体完成中发挥重要作用。E3

连接酶 RNF5 靶向 ATG4B 的泛素化和降解，从而限制自噬通量。当细胞饥饿时，RNF5 与 ATG4B 解除关联以诱导自噬。

（七）泛素化与葡萄糖代谢

葡萄糖摄取的增加和糖酵解的增加是癌细胞的代谢特征。HK1 是葡萄糖代谢途径中的第 1 个限速酶，其功能可促进糖酵解。活化的 AKT 抑制了 HK1 的泛素化，从而使得糖酵解底物增加，进而促进胶质母细胞瘤的发生发展。在肝癌中，TRAF6 介导的 HK2 的 K63 连接泛素化通过自噬介导 HK2 的降解，从而负调节糖酵解作用。与之相反的是，CSN5 催化的 HK2 的去泛素化可以使其在肝细胞癌转移过程中免于被降解从而增强糖酵解。

磷酸果糖激酶（PFK）是糖酵解中的第 2 种限速酶，是癌细胞中糖酵解通量的关键调节剂。AKT 对 PFK1 进行磷酸化可防止其受 TRIM21 介导的泛素化和降解，从而促进胶质母细胞瘤细胞中的需氧糖酵解。

丙酮酸激酶 M2（pyruvate kinase M2，PKM2）是糖酵解的第 3 个限速酶。在卵巢癌中，其作为 E3 泛素化连接酶的 CHIP 的耗竭或敲除增加了肿瘤和小鼠胚胎成纤维细胞中的糖酵解产物。而进一步的实验证实 CHIP/Stub1 通过促进卵巢癌中 PKM2 的泛素化降解来调节 Warburg 效应，从而促进肿瘤的发展。而 E3 连接酶 PARKIN 通过泛素化修饰 PKM2，以降低其酶活性的方式来调节 Warburg 效应，而这种泛素化修饰并不影响 PKM2 本身的稳定性。

（八）泛素化与脂肪酸代谢

脂质代谢过程对癌症的进展至关重要。ATP 柠檬酸裂合酶（ATP-citrate lyase，ACLY）是脂质合成的关键酶，在癌症中经常过度表达或活化。而泛素连接酶复合物的核心蛋白 Cullin3（CUL3）可通过其衔接蛋白 KLHL25（Kelch 样家族成员 25）与 ACLY 相互作用，以泛素化并降解细胞中的 ACLY。通过 ACLY 的负调控，CUL3 抑制了肺癌细胞的脂质合成，细胞增殖和异种移植肿瘤的生长。而 CUL3 表达降低是肺癌 ACLY 表达和脂质合成增加的重要机制，进而促进了肺癌的发生发展。与此相反的是，USP13 和 USP30 可以介导的 ACLY 去泛素化，从而增加 ACLY 的稳定性，以促进卵巢癌和肝细胞癌的发展。

HMG-CoA 还原酶（HMG-CoA reductase，HMGCR）是胆固醇生物合成中的限速酶。E3 连接酶 UBXD，RNF145 和 RNF45 可以介导固醇诱导的泛素化和 HMGCR 的退化，减弱胆固醇生物合成。在耐多药的癌细胞（multiple drug resistance，MDR）中观察到胆固醇代谢失调，其中 E3 连接酶 RNF139 降低会上调 HMGCR 的表达并诱导胆固醇合成增强。此外，E3 连接酶 MYLIP 可以通过泛素化 LDL 受体来调节细胞胆固醇的摄取，而 LDL 受体负责胆固醇的转运。

（九）泛素化氨基酸代谢

在癌细胞中，谷氨酰胺是 TCA 循环的另一个重要碳源，以维持线粒体 ATP 的产生。癌细胞中的谷氨酰胺摄取急剧增加。NEDD4L 耗尽的癌细胞具有增强的中性氨基酸转运蛋白 B（alanine serine cysteine transporter 2，ASCT2）稳定性和谷氨酰胺摄取，以促进线粒体代谢。促进 RNF5 靶向泛素化和谷氨酰胺载体蛋白 ASCT2 和 SLC38A2 的降解可以提高乳腺癌细胞对紫杉醇治疗的反应性。谷氨酰胺可以通过 GLS 转化为谷氨酸，然后转化为 α–酮戊二酸，为 TCA 循环提供原料。GLS 的琥珀酰化抑制其 K48 连接的泛素化和降解，从而稳定 GLS 并促进癌细胞中的谷氨酰胺分解。研究还发现超营养剂量的亚硒酸盐通过促进 APC/C-CDH1 介导的 GLS1 泛素化和降解来抑制肿瘤进展。

3–磷酸甘油酸是糖酵解的中间产物，可通过 D–3–磷酸甘油酸脱氢酶（D–3–phosphorglycerate dehydro-genase，PHGDH）转化为丝氨酸。这种转化随后与用于核苷酸合成的甲酸的合成有关。癌症中下调的 PARKIN 抑制 PHGDH 的泛素化并增强其稳定性和蛋白质水平，从而激活丝氨酸合成并促进癌症进展。丝氨酸羟甲基转移酶 1（serine hydroxymethyl transferase，SHMT1）参与丝氨酸向甘氨酸的转化。SHMT1 的 K48 连接泛素化介导其在细胞质中的降解。核中 UBC13 对 SHMT1 的 K63 相关泛素化促进其核输出并防止其降解，促进肿瘤进展。此外，天冬氨酸和精氨酸代谢失调也与癌症进展有关。

三、泛素化与血管生成

（一）VHL 对 VEGF 表达的调节

缺氧引发 VEGF 表达的分子机制已被广泛研究。在正常氧水平条件下，由于 von Hippel-Lindau（pVHL）E3 泛素连接酶与 HIF-α 的相互作用，VEGF 表达通常受到抑制，导致其泛素化，靶向 HIF-α 通过 26S–蛋白酶体被降解。在 3 种 Z 亚型中，HIF-α 和 HIF–2α 密切相关，并且各自能够与缺氧反应元件（hypoxia response element，HER）相互作用以诱导 VEGF 表达，其中 HIF–3α 可能参与了缺氧诱导基因表达的负调控。

氧介导的 HIF-α 翻译后修饰通过非血红素和铁依赖性加氧酶在脯氨酸残基处使特定的 HIF-α 独特地羟基化，从而调节其转录活性。脯氨酰羟化酶结构域（prolyl hydroxylase domain，PHD）蛋白在两个脯氨酸残基（Pro402 和 Pro564）处使 HIF-α 羟基化，为 VHL E3 泛素连接酶复合物创建结合位点，该复合物靶向 HIF-α 进行蛋白酶体降解。这些脯氨酸羟基化位点包含一个保守 LxxLAP（X，任何氨基酸）基序，其是通过 PHD 蛋白质由 PHD（导致 HIF-α 羟基化识别。有趣的是，HIF 天冬酰胺羟化酶将 HIF-αC 端激活域中的天冬酰胺残基（Asn803）羟基化，称为 FIH，抑制 HIF 的因子，通过阻断 HIF-α C 端激活的相互作用来抑制 HIF-α 活性具有转录共激活因子 p300 的结构域。然而，在缺氧条件下，VEGF 通常会过度产生，这会导致病理性血管生成。响应于低氧，pVHL E3 泛素连接酶被 S–亚硝基化，一氧化氮基团与半胱氨酸的硫醇侧链共价连接，这会阻止 HIF-α 与 pVHL

E3 泛素连接酶的相互作用。由于 pVHL 的 S – 亚硝基化，HIF-α 从泛素介导的降解中逃脱。NO 介导的 HIF-α 在半胱氨酸残基（C800）处的 S – 亚硝基化允许 HIF-α 与 p300 相互作用，促进其转录活性和 VEGF 表达。

HIF-α 调节的另一个重要方面是热休克蛋白 90（heat shock protein 90，Hsp90）的功能。Hsp90 通常在细胞应激条件下上调，例如缺氧，但是这种形式不依赖 pVHL 的方式阻止 HIF-α 降解。与 Hsp90 在 HIF-α 中的保护作用一致，抑制 Hsp90 活性的药物也被证明可以促进泛素介导的 HIF-α 降解。最近的一项研究表明，血红素（原卟啉化合物的衍生物）对 Hsp90 的抑制会增加 HIF-α 泛素化，从而促进血管生成。

（二）β-Trcp 控制 VEGFR – 2 的泛素化和降解

通过 VEGF 家族 VEGFR – 2 的激活可以引起 VEGF 的应答（大多数由配体介导），正确调节 VEGFR – 2 血管生成活性的核心是 VEGFR – 2 触发其自身内化和降解，从而终止其血管生成信号。在用 VEGF 家族蛋白刺激后，VEGFR – 2 从细胞膜上移除并经历网格蛋白依赖性内吞作用，从而启动其降解和再循环。有趣的是，钙黏蛋白 5 稳定了 VEGFR – 2 的内化。VEGFR – 2 的 Cadherin – 5 依赖性稳定是通过减少 VEGFR – 2 的酪氨酸磷酸化来建立的，可能是通过将酪氨酸磷酸酶募集到 VEGFR – 2。配体介导的 VEGFR – 2 降解需要酪氨酸激酶活性，而蛋白激酶 C（protein kinases C，PKC）通路的激活会加速其降解。另一方面，p38 丝裂原活化蛋白激酶（mitogen-activated protein kinase，MAPK）的激活已被证明可以稳定 VEGFR – 2，表明内皮细胞中 VEGFR – 2 的稳定性和降解受到 PKC 和 p38 MAPK 途径的活性的高度微调。初步研究表明，VEGFR – 2 的羧基末端在 VEGFR – 2 的稳定性和降解中起关键作用。VEGFR – 2 羧基末端的逐渐缺失显示出抑制 VEGFR – 2 的配体依赖性降解。最近一项研究确定了 VEGFR – 2 羧基域中存在 PEST 域，这可能解释羧基域在 VEGFR – 2 降解中的关键作用。PEST 基序富含脯氨酸（P）、谷氨酸（E）、丝氨酸（S）和苏氨酸（T），被认为是被泛素途径降解短寿命蛋白质的特征。据知，PEST 序列是某些蛋白质序列中的非结构化区域，可作为磷酸化子，用于募集含有 F-box 的泛素 E3 连接酶，导致泛素化和降解。VEGFR – 2 的 PEST 结构域的 Ser1188 和 Ser1191 的磷酸化将含有 SCF-β – 转导重复序列的蛋白 1（Trcp1）E3 泛素连接酶募集到 VEGFR – 2，导致 SCF-βTrcp1 依赖性泛素化和 VEGFR – 2 降解。VEGFR – 2 的降解主要通过 Lys48 连接的多泛素化实现。

β-TrCP 也称为 FWD1，属于一个更大的 Fbw（含有 F-box/WD40 重复序列）蛋白家族，其特征通常是在 N 端存在一个 42 ~ 48 个氨基酸的 F-box 基序和 7 个 WD40 在 C 端重复。β-TrCPs 跨物种高度保守，特别是在 F-box 基序和 WD40 重复基序中。由于 mRNA 的可变剪接，人 β-TrCP1 和 β-TrCP2 以多种同种型存在，但都在 F-box 和所有 WD40 重复中都是保守的。β-TrCP1 和 β-TrCP2 之间最显著的序列差异在于它们的 N 末端区域，这些区域靠近 F-box 基序。人们认为 β-TrCP1 和 β-TrCP2 的 N

端序列允许这些蛋白质进行同源和异源二聚化。似乎 β-TrCP1 和 β-TrCP2 都可以促进 VEGFR－2 的泛素化，这表明它们在某种程度上可能在 VEGFR－2 泛素化中以多余的方式起作用。也有人提出哺乳动物 β-TrCP1 和 b-TrCP2 在泛素化和其他蛋白质（包括 Iκ-B 和 β-catenin）降解中的多余作用。

（三）泛素化在 PLCγ1 激活和血管生成中的作用

内皮细胞中磷脂酶 Cγ1（phospholipase Cγ1，PLCγ1）的激活被认为是 VEGFR－2 血管生成信号传导的主要介质之一。它催化从磷脂酰肌醇 4，5－二磷酸（PIP2）形成肌醇 1，4，5－三磷酸（inositol triphosphate 3，IP3）和二酰基甘油。

小鼠 VEGFR－2 上的磷酸酪氨酸 1173（对应于人 VEGFR-2 上的 Tyr1175）已被确定为负责将 PLCγ1 募集到 VEGFR－2 的主要位点。从动物模型中获得的大量信息将 PLCγ1 与血管生成联系起来。将 PLCγ1 与内皮细胞功能和血管生成联系起来的初步证据是通过靶向删除 PLCγ1 提供的，这导致胚胎第 9.5 天和第 10.5 天之间的早期胚胎致死，因为血管生成和红细胞生成显著受损。斑马鱼中 PLCγ1 的失活也被证明是 VEGF 功能和动脉发育所必需的。PLCγ1 在 VEGFR－2 血管生成信号传导中是有重要性的，其他证据是通过 PLCγ1 的药理学抑制获得的。U73122 是一种有效的 PLCγ1 抑制剂，在绒毛膜尿囊膜试验中显示可抑制体外内皮细胞管形成和体内血管生成。通过 siRNA 策略沉默原代内皮细胞中 PLCγ1 的表达也抑制了 VEGF 介导的内皮细胞管形成和增殖，进一步强调了 PLCγ1 通路对 VEGF 血管生成信号传导的重要性。

PLCγ1 是一种多结构域蛋白，由催化结构域之间的 2 个 SH2 结构域和 1 个 SH3 结构域组成。SH2 结构域识别 VEGFR－2 上的磷酸酪氨酸 1173，而 SH3 结构域识别富含脯氨酸的序列（PXXP 基序）。除了其 SH 域外，PLCγ1 还包含一个 C2 域、EF 手域和 2 个假定的 PH 域。PLCγ1 与 VEGFR－2 的最佳结合需要 N 端和 C 端 SH2 结构域的存在。PLCγ1 还通过其富含脯氨酸的基序以非诱导方式与 c-Cbl 相互作用。由于 VEGFR－2 激活，c-Cbl 被募集到 VEGFR－2 并以泛素化依赖性方式明显抑制 PLCγ1 上 Tyr783 的磷酸化。c-Cbl 以不依赖蛋白水解的方式负调节 PLCγ1 激活。c-Cbl 不是针对它进行降解，而是独特地介导 PLCγ1 的泛素化并抑制其在 Y783 上的磷酸化。关于 PLCγ1 如何摆脱泛素介导的降解，接着进入酶活性较低的状态，这是一个值得进一步研究的难题。

来自 c-Cbl 敲除小鼠的内皮细胞也显示 c-Cbl 的缺失导致 PLCγ1 磷酸化增加，但对其半衰期没有明显影响。内皮细胞中 c-Cbl 的过表达也已显示出抑制管形成和内皮细胞的萌芽。相反，c-Cbl（70Z/3－Cbl）（一种缺乏 E3 连接酶的变体形式的 c-Cbl）的过度表达，或通过 siRNA 沉默其表达会促进内皮细胞的增殖。最近的研究表明，在 c-Cbl 无效小鼠中，VEGF 和肿瘤诱导的血管生成高度升高。c-Cbl 在血管生成中的作用似乎很广泛，因为 c-Cbl 敲除小鼠中激光诱导的血管生成也会导致视网膜新生血管形成增强。

（四）泛素化在 PI3 激酶/AKT 途径中的作用

磷酸肌醇 3 – 激酶（phosphatidylinositide 3 – kinase，PI3K）信号转导通路是 VEGFR – 2 用于刺激内皮细胞存活和增殖的主要信号通路之一。VEGFR – 2 通过募集涉及 Tyr799 和 Tyr1173 的 PI3K 的 p85 激活 PI3K。PI3K 由一个 85kDa 的调节亚基和一个 110kDa 的催化亚基组成。它是一种脂质激酶，可将质膜脂质 PIP2 转化为磷脂酰肌醇 – 3，4，5 – 三磷酸（phosphatidylinositol 3，4，5 bisphosphate，PIP3）。具有 pleckstrin 同源结构域的蛋白质，例如蛋白激酶 B（PKB/AKT）、磷酸肌醇依赖性激酶 – 1（phosphoinositi de dependent protein kinase 1，PDK – 1）和 PDK – 2，与 PIP3 结合。AKT 被 PIP3、PDK1 和 PDK2 激活，导致许多其他影响细胞增殖、细胞周期进程和细胞存活的其他蛋白质的磷酸化。已知 Cbl-b 泛素 E3 连接酶与 p85 – SH2 结构域相互作用并催化 p85 多泛素化。有趣的是，Cbl 介导的泛素化不会导致 p85 降解。

AKT 是一种丝氨酸/苏氨酸蛋白激酶，是一种关键的 PI3K 底物，在介导内皮细胞中 VEGFR – 2 依赖性细胞事件中起核心作用。最近表明 Hsc – 70 相互作用蛋白（CHIP）的羧基末端与 AKT 相互作用并诱导其泛素化。此外，最近发现含有 E3 连接酶的四肽重复结构域 3（tetratricopeptide repeat domain 3，TTC3）与 AKT 泛素化和降解有关。有趣的是，TTC3 仅与细胞核中的活性 AKT 相互作用，而不与非活性 AKT 相互作用，表明可能 TTC3 介导的 AKT 泛素化对于控制细胞核中的 AKT 信号传导很重要。TTC3 本身是 AKT 的靶标，并在 S378 处被 AKT 磷酸化，这种磷酸化似乎是 TTC3 E3 连接酶活性所必需的。BRCA1 是另一种 E3 连接酶，它也与激活的 AKT 相互作用并靶向它进行泛素化和降解。最近研究还表明 AKT 被 TRAF6 E3 连接酶泛素化。TRAF6 直接与 AKT 泛素化相互作用并诱导其发生。TRAF6 介导的 AKT 泛素化通过与 K63 相关的修饰发生，不会触发 AKT 降解。AKT 的 K63 链多泛素化有助于其膜定位，在那里它被磷酸化。一些泛素 E3 连接酶，例如 Cbl 家族蛋白，靶向多种血管生成蛋白，而在其他情况下，超过 1 个泛素 E3 连接酶参与血管生成蛋白的泛素化。

（五）泛素化在 Wnt 信号传导中的作用

Wnt 通路是血管生成的另一个关键参与者。Wnt 在细胞表面与其跨膜受体 Frizzled（Fz）及其辅助受体 Lrp5/6 结合，启动信号级联反应，介导血管生成和其他关键发育过程，包括干细胞维持、生长和细胞迁移。Wnt/β-catenin 信号激活的失调与一系列人类疾病有关，包括癌症。在经典 Wnt 信号的静息状态下，几个关键的 Wnt 相关信号蛋白，包括 β-连环蛋白，通过泛素化被靶向降解。最初，腺瘤性息肉病大肠杆菌蛋白与糖原合酶激酶 3β（glycogen synthase kinase3，GSK3β）和 axin 形成复合物。然后该复合物与细胞质中的 β-catenin 结合，导致酪蛋白激酶 1（CK1）和 GSK3β 磷酸化 β-catenin。磷酸化导致在 β-连环蛋白上产生一个磷酸降解基元，允许泛素 E3 连接酶（例如，β-Trcp）和 Jade – 1 识别 β – 连环蛋白。因此，β-连环蛋白被靶向泛素化，导致其 26S-蛋白酶体介导的降解。此外，其他泛素 E3 连接酶（例如 Siah1 和 Ozz）也靶向 β-连环蛋白，以细胞类型或环境特定的方式降解。

通过 UPS 去除胞质 β-catenin 可防止 β-catenin 转移到细胞核中，在细胞核中充当与各种血管生成事件相关的基因的转录因子，例如内皮细胞的增殖。相比之下，经典 Wnt 信号通路的激活会抑制 β-catenin 降解，导致细胞质 β-catenin 增加，然后转移到细胞核。在细胞核中 β-catenin 与 Tcf/Lef 转录因子家族中的至少一个相关联，并诱导许多基因的表达，例如细胞周期蛋白 D1 和 c-myc，这些基因与细胞增殖有关。除了 Wnt 通路介导的 β-catenin 泛素化外，β-catenin 蛋白的稳定性还受钙黏蛋白泛素化的调节。例如，c-Cbl 相关泛素 E3 连接酶 Hakai 与 E – 钙黏蛋白结合，促进其降解并导致钙黏蛋白 – β – 连环蛋白复合物的破坏及其降解。

有趣的是，除了通过泛素化调节 β-catenin 蛋白水平外，Dvl 的水平和亚细胞功能还通过多种泛素依赖性途径受到严格调节。Kelch 样 12（KLHL12）E3 连接酶与 Dvl 的结合受 Wnt 刺激的调节。随后 Dvl 的泛素化导致其蛋白酶体降解，这表明 KLHL12 通过诱导 Dvl 降解充当 Wnt 介导的 Wnt 通路负调节因子。令人惊讶的是，在神经元细胞中，Dvl 唯一地被 HECT 型 E3 连接酶 NEDL1 泛素化，而不是被 KLHL12 泛素化，这表明 UPS 对 Dvl 进行了细胞类型特异性调节。

四、泛素化与抗细胞死亡命运

调节性细胞死亡（regulatory cell death，RCD）通过定义的分子级联反应进行。这些分子级联反应决定了细胞不同的死亡命运。泛素 – 蛋白酶体系统在细胞凋亡、坏死性凋亡、细胞焦亡、铁死亡和自噬中都有报道发挥了不同的作用。

（一）泛素化与抗凋亡

细胞凋亡是一种 RCD，其特征是细胞收缩、膜内小泡和 DNA 断裂。通常，细胞凋亡被认为是"非炎症性细胞死亡"，外在配体和细胞应激通过激活半胱天冬酶触发外源性细胞凋亡。内源性细胞凋亡由各种细胞应激诱导，例如生长因子耗竭、DNA 损伤、内质网应激、活性氧生成增加、复制应激、微管改变或有丝分裂缺陷。自从 1990 年 SchwartzLM 等首次将泛素与细胞凋亡联系起来，越来越多研究发现，泛素在细胞凋亡过程中的重要性，在细胞凋亡的每一时期都有泛素 – 蛋白酶体降解途经参与。

外源性凋亡途径的调控依赖于 TNF 超家族受体下游信号复合物的组装，这一过程由 K63 和 M1 连接的泛素化控制。有两组死亡受体，它们在下游信号通路的协调和结果上有所不同。肿瘤坏死因子受体 1（tumor necrosis factor，TNFR1；也称为 TNFRSF1A）样受体通过形成受体结合复合物 I 优先诱导炎症信号。在 TNFR1 配体的刺激下，E3 细胞凋亡抑制因子 1（cell inhibitor apoptotic protein 1，CIAP1）和 cIAP2 和线性泛素链组装复合物（linear ubiquitin chain assembly complex，LUBAC）

的募集介导 K63 连接和 M1 连接的受体相互作用的丝氨酸/苏氨酸蛋白激酶 1（RIPK1）的多泛素化，而受体相互作用的丝氨酸/苏氨酸蛋白激酶 1（serine/threonine protein kinase 1，RIPK1）反过来又介导 K63 连接和 M1 连接的 RIPK1 的多泛素化。次生的、无受体的细胞质复合体 II 的形成在很大程度上依赖于 DUBS 的活性，特别是圆柱瘤病、A20（也称为 TNFAIP3）和泛素硫酯酶 OTULIN，它们破坏复合体 I 的稳定，阻止 NF-κB 的激活，并从复合体 I 释放 RIPK1，然后形成胞质复合体 II。因此，这些配对调控着从支持生存到支持死亡的反应。这一复杂机制的多个组成部分在癌症中被解除调控，cIAPs 或 LUBAC 的异常活性以及 CYLD 或 A20 通过基因失活而失去功能，通过激活致癌的 NF-κB 信号抑制细胞凋亡和促进炎症，从而导致肿瘤的发生和耐药。

E3 是线粒体和受体介导的凋亡和坏死链通路的重要调节者，这些通路的解除调控为癌细胞提供了生存优势。几种癌症相关的 E3 针对抗凋亡蛋白髓系细胞白血病 1（Mcl1）进行降解，从而通过许多不同的途径使细胞对凋亡敏感。例如，紫外线照射或化学治疗剂依托泊苷和顺铂引起的 DNA 损伤可通过其 BCL－2 同源域 3 域促进 HUWE1 与 MCL1 的结合，并标记 MCL1 进行蛋白酶体降解。同样，线粒体损伤会诱导 Parkin 降解 MCL1，使细胞对诱导线粒体去极化的凋亡刺激敏感。此外，通过细胞周期调节剂 APC/C-CDC20 和 SCF-FBXW7 靶向 MCL1，可将细胞凋亡与延长的有丝分裂阻滞联系起来。GSK3 介导的 MCL1 中退化蛋白的磷酸化与 SCF-FBXW7 介导的降解有关，并在癌蛋白 MYC、JUN 或 Notch 过表达后诱导细胞凋亡。因此，MCL1 的稳定解释了 SCF-FBXW7 功能丧失后细胞存活以及相应的 MYC、JUN 或 Notch 靶点上调的原因。

虽然 SCF-FBXW7 是一种真正的肿瘤抑制因子，值得注意的是，并不是所有的癌症（例如多发性骨髓瘤）都检测到 FBXW7 功能缺失突变，这表明有一些癌症可能依赖于 SCF-FBXW7 的活性。对这种依赖性有一种可能解释是 FBXW7 靶点的积累可能对癌细胞有害。事实上，在多发性骨髓瘤细胞中敲除 FBXW7 依赖于 NF-κB 活性的组成性激活，由于 SCF-FBXW7 底物 P100（即 NF-κB2，非典范 NF-κB 途径的负调控因子）的积累，在体外诱导细胞凋亡和抑制肿瘤生长。因此，在小鼠异种移植实验中，表达逃避 SCF-FBXW7 识别的 P100 突变体可以抑制肿瘤生长。

E3 在不同癌症类型的细胞死亡调控中的特异性还有另一个例子是 CRL3－SPOP 在透明细胞肾癌（clear renal cell carcinoma，CRCC）中的功能。与 131 例非肾细胞癌相比，SPOP 在几乎所有的肾细胞癌样本中高表达，在这些样本中，SPOP 仅局限于细胞质。细胞质中的 CRL3－SPOP 可导致几种负的增殖调节因子 [如 PTEN、双特异性蛋白磷酸酶 7（DUSP7）和转录因子 GLI2] 的降解和凋亡 [如死亡结构域相关蛋白 6（DAXX）]。因此，SPOP 的敲除可抑制 ccRCC 细胞的增殖并诱导其凋亡，但不能诱导非 RCC 细胞的凋亡，如宫颈癌 HeLa 或 HEK293 细胞。

线粒体钙超载可诱导线粒体凋亡，原因是内质网向线粒体的钙转运增加。调控 PI3K 信号转导 84 的 SCF-FBXL2 复合物进一步被发现以内质网钙转运蛋白 1，2，4，5 – 三磷酸受体 3（inositol triphosphate receptor type 3，IP3R3）为降解靶点，从而限制线粒体钙超载，从而抑制细胞凋亡。Fbxl2 被发现与 PTEN 竞争 IP3R3 结合，因此，PTEN –/– 癌细胞中 IP3R3 的降解增加，从而增加 PTEN 缺失肿瘤的凋亡抵抗力。同样地，抑制肿瘤的 DUBBAP1 已经被证明可以去泛素化和稳定 IP3R3。因此，BAP1 杂合缺失导致 IP3R3 水平降低和对凋亡刺激的抵抗力降低，这在突变 BAP1 +/– 携带者来源的人成纤维细胞或间皮细胞以及间皮瘤细胞系中都得到了证明。

IAP（inhibitors of apoptosis）家族具有泛素连接酶的活性，可以直接结合并抑制起始和效应 caspases 分子，对线粒体及 Fas 介导的凋亡均有抑制作用。XIAP（X-chro-mosome-linked inhibitor of apoptosis）是 IAP 家族成员之一，可以直接抑制 caspases 功能和多途径调节细胞凋亡，XIAP 表达与急性骨髓性白血病预后有很强的相关性。在前列腺癌细胞株 LNCap 中，过度表达的 XIAP 通过降低 caspase – 3 活性，抑制 caspase – 3 前体的加工而抑制 taxol 诱导的凋亡。

（二）癌基因 NF-κB 途径恶性肿瘤中泛素依赖过程的失控

NF-κB 信号通路是细胞生存和死亡途径的主要调节因子，也是免疫系统的协调者。NF-κB 信号被认为主要通过抑制细胞凋亡和促进炎症来促进癌症的发展。在多种实体肿瘤（包括前列腺癌、乳腺癌、黑色素瘤、胰腺癌和肺癌）以及一些造血系统肿瘤（包括慢性粒细胞白血病、多发性骨髓瘤、霍奇金淋巴瘤和非霍奇金淋巴瘤）中也观察到 NF-κB 的异常激活。该途径的几个关键步骤受到泛素化的调节，在多发性骨髓瘤中发现了调节 NF-κB 信号的 Ub 系统组件的一些变化，其中包括 Ub 连接酶 c-IAP1 和 c-IAP2 以及接头蛋白 TRAF2 和 TRAF3。蛋白酶体抑制剂如硼替佐米的显著抗肿瘤作用在很大程度上依赖于对 NF-κB 信号的抑制。黏膜相关淋巴组织淋巴瘤（mucosa associated lymphoid tissue type，MALT）是最常见的结外非霍奇金 B 细胞淋巴瘤，它主要发生在胃黏膜和肺黏膜，是通过 NF-κB 信号导致炎症反应失败导致癌症发生的最好例子之一，MALT1 通过其蛋白酶活性调节 NF-κB 通路。这一活性本身受泛素化的调节。MALT1 泛素化增强其蛋白水解活性，而 MALT1 泛素化缺陷突变体的蛋白酶活性较低，并损害细胞存活。C-iap1、c-iap2 和其他 c-iap 蛋白与人类病理（例如多发性骨髓瘤）有关，与非规范的 NF-κB 信号有关，在这些信号转导中，它们通过促进 NF-κB 诱导激酶（NF-κB-induced kinase，NIK）的泛素化和蛋白酶体降解而起到主要的负调控作用。编码 c-IAP1 和 c-IAP2 的基因在染色体上紧密相连，该区域（在人类中为 11q21 – q23）在包括肝癌、乳腺癌和髓母细胞瘤在内的多种人类恶性肿瘤以及胰腺癌、宫颈癌、肺癌、口腔鳞状细胞癌和食管癌中扩增。重要的是，含有 c-IAP1 和 c-IAP2 位点的扩增片段还含有编码转录因子和癌基因 *YAP* 的基因。有趣的是，c-iap1 和 YAP 协同促进含扩增子的小鼠肿瘤模型和人肝细胞癌的发生。

（三）泛素化与抗铁死亡

2012 年首次发现铁死亡，其特征是铁积累，脂质过氧化，线粒体收缩，膜密度增加和嵴数量减少。铁死亡与多种疾病有关，包括癌症、缺血再灌注、纤维化疾病和自身免疫性疾病。铁死亡是由多个分子级联引起的，这些级联都会导致磷脂氢过氧化物的积累。Xc – 系统包含 SLC7A11/SLC3A2 异二聚体，通过将胱氨酸输入细胞并输出谷氨酸来维持细胞还原能力。运输的胱氨酸被还原为半胱氨酸，用于合成谷胱甘肽（glutathione，GSH）。谷胱甘肽过氧化物酶（glutathione peroxidase，GPX）利用 GSH 下调 ROS 水平。Xc –/GPX 的抑制是第一个确定的诱导铁死亡的刺激。迄今为止，所有调节铁死亡的 DUB 都参与了这一途径。DUB 在由 p53、脂质代谢、铁代谢和 p62 介导的其他铁死亡级联反应中的作用是一个活跃的研究领域。

DUB 在新的研究领域，如铁死亡中也发挥重要作用。SLC7A11 是铁死亡调节的关键蛋白质。研究发现，OTUB1 可以去泛素化并稳定 SLC7A11，从而抑制肿瘤细胞的铁死亡。

（四）泛素化与非凋亡性细胞程序性死亡

非凋亡性细胞程序性死亡的特征是 ER 扩张、伴随 ER/线粒体应激的线粒体肿胀以及蛋白质稳态和离子/氧化还原稳态的破坏。据报道，c-JUN N 端激酶（c-JUN N kinase，JNK）1、MEK2 和抑制蛋白 AIP1/Alix 参与了非凋亡性细胞程序性死亡。

（五）泛素化与抗焦亡

细胞焦亡是一种炎症细胞死亡，由 DAMP、PAMP、脂多糖（lipopolysaccharide，LPS）、TAK1 抑制和死亡受体诱导。暴露于 DAMP/PAMP 会招募炎症小体，其中 caspase – 1 被激活。活化的 caspase – 1 促进 IL – 1β 和 IL – 18 的成熟和分泌，并裂解 gasdermin D（GSDMD）。GSDMD 的 N 端片段在质膜中形成孔并诱导细胞焦亡表型。其次，胞质 LPS 也可以通过结合并激活 caspase – 4/5（小鼠中的 caspase – 11）来促进炎症小体的形成，从而也可以导致 caspase – 1 的激活及下游的焦亡效应分子的活化。死亡受体激活的 caspase – 3 裂解 GSDME。GSDME 的 N 端片段诱导细胞焦亡。

五、泛素化修饰调控肿瘤细胞的侵袭与转移

大约 90% 的癌症死亡率是由癌细胞转移引起的，这是一个多步骤的过程，使原发肿瘤能够传播、侵入和定植远处器官。上皮间充质可塑性（epithelial mesenchymal plasticity，EMP）是上皮细胞获得在上皮和间充质表型细胞状态之间动态切换的能力的过程。肿瘤上皮细胞—间质转化（epithelial mesenchymal transformation，EMT）是癌转移的核心参与者，约占癌症的 80%。在 EMT 期间，肿瘤细胞会增加迁移和侵袭潜力。EMT 最典型的例子是 E – 钙黏蛋白（一种细胞

间黏附分子）的丢失，伴随着间充质标记物（如 N - 钙黏蛋白或波形蛋白）的表达。EMT 被描述为受转录因子调节，例如 Snail1、Snail2、Twist 或 ZEB1/ZEB2。此外，EMT 会响应不同的信号（包括 TGF-β 和 EGF）而触发。近年来，通过多泛素化过程降解蛋白质被认为是抗癌的有希望的靶点。事实上，预计靶向 E3 泛素连接酶是更好的选择，因为它们赋予底物特异性，因此预计毒性较小，被认为是有前景的抗癌药物靶点。

与癌症相关的 E1 和 E2 酶相比，E3 泛素连接酶在人类癌症中经常失调。事实上，这些酶的异常表达、突变或功能障碍与肿瘤进展有关。鉴于 E3 泛素连接酶赋予底物特异性，它们被认为是比 E1、E2 酶或蛋白酶体亚基本身更好的癌症治疗靶点，因为抑制它们会导致副作用降低。尽管如此，每个 E3 泛素连接酶都针对不同细胞和环境中的大量特定底物，这些底物可能会导致不可预见的后果。目前科研人员正在努力开发针对 E3 泛素连接酶的抗癌药物，在动物模型和临床试验中测试治疗效果。靶向蛋白质降解是一个新兴领域，有望彻底改变"不可成药"蛋白质在癌症等疾病中的靶向方式。事实上，它有望成为新千年小分子药物发现的最大创新。与使用抗 E1 或抗 E2 的策略相比，靶向 EMT 相关 E3 泛素连接酶的癌症疗法已被阐明为治疗癌症的有前途的策略。

（一）HECT 域 E3 泛素连接酶与 EMT

1. Smurfs

Smad 泛素化调节因子（smad ubiquitination regulatory factor，Smurf）1 和 2 是 E3 泛素连接酶的 Nedd4 家族的两个成员，它们包含一个 HECT 催化域。各种 Nedd4 蛋白负责上皮钠离子通道（ENaC）的泛素化。Nedd4 被证明可以调节 IGF-IR 泛素化和稳定性，表明其在 EMT 中的潜在作用。然而，Smurf1 和 2 是基于它们对其他目标的 E3 泛素化活动而确定的。Smurf1 最初被报道为 Smad1 和 Smad5 的 E3 泛素连接酶，它们是骨形态发生蛋白（BMP）通路的细胞内信号传导介质。另一方面，Smurf2、Smad1 以及 Smad 2（TGF-β 的细胞内信号分子）相互作用，诱导它们的泛素化和随后的降解。Smurfs 还有其他几个不同的靶标基因，其中一些与细胞迁移和转移潜力有关，例如 RhoA 或 Rap1B。由于 TGF-β/BMP 信号在癌症中的双重作用，Smurfs 可以作为肿瘤抑制因子或启动子，具体取决于细胞环境。

Smurf2 通过调节独立于乳腺癌细胞中的 Smads、Rap1B 和 RhoA 的信号通路来促进肿瘤细胞转移的能力。此外，据报道，Smurf2 在人类乳腺癌组织和细胞系中的表达升高，其稳定的过表达促进了源自癌前人类乳腺上皮 MCF10A 的恶性 MCF10CA1 乳腺癌细胞在体内模型中转移的能力。Smurf2 过表达细胞在体内转移的能力与 EMT 相关，即使没有经 TGF-β 处理，Smurf2 的过表达也会增加 N - 钙黏蛋白的水平，这表明 Smurf2 可能通过上调 N - 钙黏蛋白表达来促进 EMT 过程。相反，Smurf2 可以通过靶向其他蛋白质来阻止细胞迁移，从而在癌症进展中起到相反的作用。通过这种方式，Smurf2 诱导 Smurf1 的泛素依赖性降解并阻止乳腺癌细胞的迁移。因此，敲低 Smurf2 提高了 Smurf1 水平，促进了体内乳腺癌细胞的迁移和转移。TGF-β 诱导的 EMT 也可以通过 Smurf2 的 sumoylation 抑制，这增加了其在乳腺上皮细胞的三维培养物中泛素化 TGF-βI 型受体（TβRI）的能力。有趣的是，Smurf2 也受 TTC3（一种 RING 型 E3 泛素连接酶）的调控。TTC3 可能通过 Smurf2 泛素化和降解参与 TGF-β1 诱导的 EMT 和肌成纤维细胞分化。

Smurf1 在许多肿瘤组织中高度表达，实验已经证明 Smurf1 具有促进人类癌细胞转移的作用。Smurf1 通过 DAB21P 在卵巢癌细胞中的泛素化在促进细胞迁移和侵袭能力方面的作用。DAB2IP，也称为 ASK1 相互作用蛋白 - 1，是一种肿瘤抑制因子，属于 Ras GTPase 激活蛋白（GAP）家族。它与细胞生长抑制和细胞凋亡有关，在各种人类癌症中具有促进 EMT 和转移作用。Smurf1 的消耗促进了 DAB21P 的表达，并导致 EMT 过程以及卵巢癌细胞的细胞增殖和侵袭受损。Smurf1 还通过卵巢癌细胞中 Rho GTPase 激活蛋白26（ARHGAP26）的相互作用和泛素化导致侵袭和转移。此外，据报道 Smurf1 受到 miR - 1254 的负调控，减少胃癌中的 EMT 和 PI3K/AKT 信号通路作用，进一步支持其参与 EMT 过程中。这些新报告分别提出 Smurf1 作为卵巢癌和胃癌的潜在治疗药物靶点。另一方面，WWP2 是一种已知的 HECT E3 泛素连接酶，可促进 Smad 蛋白周转和泛素化调节 TGFβ 依赖性转录和 EMT。WWP2 与抑制性 Smad7 相互作用的选择性破坏可以稳定 Smad7 蛋白水平并防止 TGF-β 诱导的 EMT。事实上，WWP1 与 Smad7 相关联，诱导其核输出，并增加 Smad7 与 TGF-β I 型受体的结合，导致受体的泛素化和降解。因此，WWP1 与 Smad7 协同负向调节 TGF-β 信号。有趣的是，Smurfs 和 WWP1 在人体组织中以不同的模式表达，表明在生理和病理条件下的不同作用。与 Smurfs 类似，Itch E3 泛素连接酶通过 Smad7 泛素化正向调节 TGF-β 信号传导和 EMT。

总之，Smurf1 和 Smurf 2 是调节癌症转移的关键蛋白质，但仍需要进一步研究以进一步阐明它们在细胞迁移和侵袭中的相反作用。

2. Hect D1

据报道，其他 HECT 型域 E3 泛素连接酶在 EMT 中发挥作用。HectD1（HECT 域 E3 泛素连接酶 1）显示多泛素化 ACF7（也称为 MACF1），以蛋白酶体依赖性方式诱导其降解。ACF7 是一种微管正端跟踪蛋白（＋TIP）。TIP 是唯一能够捕获微管（MT）动力学重组的蛋白质类型，这对于维持 EMT 至关重要。值得注意的是，＋TIP ACF7 调节细胞骨架 - 焦点黏附动力学和迁移。结果表明，敲低 HectD1 与乳腺癌肿瘤中 ACF7 的表达增加直接相关，伴随着波形蛋白表达的减少和 E - 钙黏蛋白表达的增加。此外，HectD1 表达的降低增加了小鼠模型中转移灶的形成并赋予了对顺铂的抗性。所有这些数据表明 ACF7 水平受 HectD1 调节，从而调节 EMT 和转移。此外，据报道 ACF7 表达增加以及 HectD1 表达降低与乳腺癌患者的不良临床结果相关。最近的一项研究报告表明，HectD1 通过泛素化调节 Snail 的稳定性，而这种 HectD1 的消耗恢复了 Snail 的表达水平，从而影响了 EMT。此外，他们发现人类宫颈癌样本中较低水平的 HECTD1 与较差的患者存活率之间的关联。

（二）RING-Finger 域 E3 泛素连接酶与 EMT

1. SCF 家族的 F-box 蛋白

如前所述，CRL 超家族是多亚基 RING 型 E3 泛素连接酶的最大家族。在该组中，由 Skp1 – Cullin1 F-box 蛋白构成的 SCF 亚家族已得到很好的研究。在过去几年中，一些 F-box 蛋白通过对 EMT-TF 的作用与 EMT 过程相关联。大多数 EMT-TF 是短寿命蛋白质，在上皮细胞中以低水平表达。新的研究表明，E3 泛素连接酶可能通过 EMT-TF 和其他与 EMT 相关的特定底物的蛋白酶体降解而充当肿瘤启动子或抑制子。F-box 蛋白是确定哪些特定目标被泛素化并降解为蛋白酶体的关键识别元件。E3 泛素连接酶如 β-TrCP1、Fbxl14、Fbxl5、Fbxo11 和 Mdm2 负责泛素化和随后的蛋白酶体降解转录因子，如 Snail、Twist 和 Zeb。如下所述，Fbxw7 已被归类为肿瘤抑制因子，因为它促进了几种癌蛋白的降解（例如 Notch 或 c-Myc），它们是 EMT 的有效诱导剂。此外，一项对胆管癌细胞的研究表明，Fbxw7 沉默通过激活 mTOR 和随后上调 Snail、Slug 和 Zeb1 促进了 EMT、体外和体内转移。相反地，mTOR 抑制剂雷帕霉素阻断 EMT，表明 Fbxw7 和 Zeb1 之间存在潜在联系，通过 Fbxw7 介导的 mTOR 蛋白水解。此外，最近的研究证明 Fbxw7 可以直接靶向 Snai1 以及 ZEB2 进行降解，ZEB2 以 GSK – 3 介导的磷酸化依赖性方式降解，从而抑制 EMT 进展和化学抗性。

先前研究表明，Snai1 也是 Fbxw1（也称为 β-TrCP1）降解蛋白酶体的目标。Fbxw1 是 F-box 酶亚家族的另一个成员，它以 GSK3 介导的磷酸化依赖性方式介导 Snail1、Snail2 的泛素化。有趣的是，GSK3β 在两个共有基序上结合并磷酸化 Snail：第一个基序的磷酸化调节其 β-TrCP1 介导的泛素化，第二个基序的磷酸化控制其亚细胞定位。GSK3β 的抑制导致体内 Snail 的上调和 E – 钙黏蛋白的下调。最近的研究也证明了 A20 对 Snail 泛素化的作用。A20 是一种泛素编辑酶，属于 DUB 酶。A20 在炎症和自身免疫中起着重要作用，但在 2017 年，Lee 等人通过 Snail1 的多单泛素化，证明了其在 TGF-β1 诱导的 EMT 和基底样乳腺癌转移中的作用。最近的一项研究表明，Fbxo16 还促进了 β-catenin 的赖氨酸 48 连接多泛素化，及其在蛋白酶体机制中的进一步降解，从而抑制 EMT 并预防恶性肿瘤。Fbxo11 还以 Pkd1 磷酸化依赖性方式诱导 Snail1 的泛素化和降解，也影响 EMT。此外，在 EMT 和癌症进展以及哺乳动物表皮发育过程中，Fbxo11 促进泛素介导的多个 Snail 家族成员的降解，包括 Snail1、Snail1 和（或）Scratch，Snail 超家族的一个不同亚群。此外，在 EMT 的诱导过程中，Fbxo11 的表达受到 TGF-β 的下调。据报道，Fbxl5 和 Fbxo31 还通过其泛素化控制 Snail 水平，从而抑制癌细胞侵袭，在结肠癌、乳腺癌和骨肉瘤中报道了 Fbxl5 在癌症中的作用。

总之，属于 SCF 的 E3 泛素连接酶家族通过对大量底物（包括重要的 EMT-TF）的作用在 EMT 中发挥关键作用，已被作为潜在的抗癌药物靶点。

2. Mdm2

鼠 Mdm2 是一种环型 E3 泛素连接酶，可以形成同源二聚体或异源二聚体。事实上，Mdm2 是研究得最多的与癌症发展相关的蛋白质之一，并且在间充质来源的癌症中被特异性上调。Mdm2 研究最多的底物是 p53，它被 Mdm2 识别导致其多泛素化和蛋白酶体降解。然而，Mdm2 可以通过多种机制抑制 p53 的作用，是 p53 介导的细胞凋亡的主要细胞抑制剂。事实上，p53 - Mdm2 之间相互作用的抑制已经被深入研究，它被认为是一种有趣的癌症治疗策略。Mdm2 被认为是许多癌症中的有效肿瘤启动子，并且它与转移高度相关。还描述了 Mdm2 泛素化胰岛素样生长因子 1 型受体（IGF - 1R），诱导其进一步降解，从而以不依赖 p53 的方式影响细胞生长。

近年来，越来越多的证据支持 Mdm2 过表达参与癌症 EMT 的诱导。已证明 Mdm2 在体外和体内都增强了 Snail 表达并诱导了乳腺癌细胞中的 EMT。Mdm2 诱导的 Snail 表达伴随着其他 EMT 标志物在 mRNA 和蛋白质水平上的调节。据报道，Mdm2 通过 TGF-β/Smads 信号传导的正调节促进了卵巢癌细胞中的细胞运动和 EMT，诱导 Snail1/Snail2 的转录和随后的 E - 钙黏蛋白水平的丧失。此外，Mdm2 激活肺癌细胞中的 Smad2/3 信号通路，从而促进增殖和 EMT 过程。然而，上述出版物均未显示受其 E3 泛素连接酶活性调节的 Mdm2 特定底物。因此，这些发现表明 Mdm2 对 EMT 和肿瘤进展的抑制作用与其 E3 泛素连接酶活性无关。第一个报道的关于通过 Mdm2 的泛素连接酶活性调节 EMT 的证据显示在 Snail2 转录因子中。笔者证明灵芝 8（rLZ - 8）是药用蘑菇灵芝的重组蛋白，促进了 MDM2 和 Snail2 之间的相互作用，导致 Snail2 泛素化和降解。rLZ - 8 在体内小鼠模型中阻止肺癌细胞增殖。rLZ - 8 通过 FAK 和 Snail2 降解的负调节来调节 EMT 的抗转移活性。因此，rLZ - 8 可用作治疗肺癌的化学治疗剂。

3. Rbbp6 和 Ppil2

其他研究较少的蛋白质最近被描述为通过它们的 E3 泛素连接酶功能对 EMT 的作用。Rbbp6 是一种环指型 E3 泛素连接酶，可诱导 IκB-α 蛋白（NF-κB 信号通路的抑制剂）泛素化，因此，它增强了 p65 向细胞核的易位并触发 NF-κB 的激活，从而诱导 EMT 和转移。NF-κB 可能通过上调结直肠癌细胞系中的 N - 钙黏蛋白、波形蛋白和 Snail1 来激活 EMT。最近报道的另一种 E3 泛素连接酶是 Ppil2（肽基脯氨酰异构酶（亲环蛋白）样 2）。Ppil2 属于包含修饰的环指结构域的 E3 泛素连接酶的 U 盒。它通过诱导 Snail1 转录因子的泛素化来抑制 EMT 乳腺癌。此外，有人提出 Ppil2 可能参与免疫抑制剂药物环孢素 A（CsA）介导的乳腺癌 EMT 抑制。

4. CBL 蛋白

Casitas B 谱系淋巴瘤（Cbl）蛋白是一个依赖于酪氨酸残基（pTyr）磷酸化的 RING 型域 E3 泛素连接酶家族。它们包含以下几个区域：①N 末端酪氨酸激酶结合域（TKB 域，用于底物的 p-Tyr 残基）。②一个环指结构域（包含内在的 E3 泛素连接酶活性）。③富含脯氨酸的区域（参与许多 SH3 结构域相互作用）。④C 端泛素相关域（UBA 域），与蛋白质的泛素和泛素样域相互作用。

如上所述，Cbl 家族成员，包括 Cbl、Cbl-b 和 Cbl-c，以磷酸酪氨酸（pTyr）依赖性方式识别其底物，以及许多受体酪氨酸激酶（RTK），包括 EGFR、MET 和 RET，已被报道为 Cbl 特定目标。2012 年，一项使用胃癌和乳腺癌细胞和人体样本的研究表明，Cbl-b 通过抑制胃癌和乳腺癌肿瘤中多药耐药癌细胞的细胞迁移，是维持上皮表型的关键因素。Cbl-b 在这类癌细胞和胃腺癌组织中表达水平低，其低表达与肿瘤侵袭和淋巴结转移增加有关。笔者研究发现，Cbl-b 过表达诱导 EGFR 泛素化和降解，从而阻止 EMT 并导致 EGFR-ERK/Akt-miR-200c-ZEB1 轴受到抑制。此外，Cbl-b 还泛素化并降解 IGF-IR。IGF-I 诱导胃癌细胞 EMT，伴随 Zeb2 上调，涉及 Akt/ERK-miR-200c-ZEB2 轴。事实上，当 Cbl-b 诱导 IGF-IR 降解时，Akt/ERK-miR-200c-ZEB2 轴被抑制，导致 IGF-I 诱导的 EMT 受到抑制。如前所述，其他 Cbl 家族成员参与了 EGFR 的调节。事实上，据报道雌激素受体 β-1（ERβ1）通过增强基底样乳腺癌细胞中的 EGFR-Cbl 相互作用来诱导 EGFR 的降解。ERβ1 通过上调 microRNA-200 家族和抑制 Zeb-1 和 Sip-1 表达来诱导 E-钙黏蛋白的表达，从而抑制 EMT、侵袭和迁移。此外，最近的一项研究表明，Cbl 通过诱导的 Pleckstrin-2（Plek2）诱导 EGFR 的泛素化和降解。与健康的邻近组织相比，胆囊癌中的 Plek2 表达更高，通过调节 EMT 促进体内细胞迁移、侵袭和肝转移。从机制上讲，Plek2 与 EGFR 的激酶结构域相互作用并抑制由 Cbl 介导的 EGFR 泛素化，导致 EGFR 信号的组成型激活。所有这些数据表明 Cbl 泛素连接酶在 EMT 中通过 EGFR 调节在几种癌症类型中的意义。

5. Hakai 蛋白

E3 泛素连接酶 Hakai（也称为 Cbl-like-1 或 Cbll1）首先被鉴定为类似于 Cbl 家族的含 RING 的 E-钙黏蛋白结合蛋白。然而，Hakai 不是典型的 Cbl 蛋白，因为当它与靶底物中的 pTyr 残基结合时，它具有不同的结构域和机制。Hakai 拥有 3 种不同的基序：N 端经典 RING 结构域，短 pTyr 识别序列和 C 端区域富含脯氨酸的结构域，Cbl 蛋白也包含这些结构域。

Hakai 是唯一报道的 E3 泛素连接酶蛋白，它参与细胞接触处 E-钙黏蛋白的直接调节，这是 EMT 的标志。Hakai 与 Src 酪氨酸磷酸化 E-钙黏蛋白的细胞质区域结合并促进其泛素化、内吞作用和降解。尽管报道了 Hakai 的其他相互作用蛋白，但迄今为止只有它对 E-钙黏蛋白的作用与 EMT 直接相关。Hakai 不仅参与细胞间接触的 E-cadherin 下调，还参与体外和体内细胞增殖、侵袭和转移。

此外，与邻近的正常组织相比，Hakai 在肺癌和结肠癌组织中高度表达。鉴于 E-钙黏蛋白的丧失可能是 EMT 的最佳特征，Hakai 被认为是一种有前途的癌症治疗靶点。事实上，最近报道了第一个特定的 Hakai 小分子抑制剂，名为 Hakin-1

（Hakai-inhibitor 1），它专门设计用于靶向 Hakai 的 HYB 结构域，其中磷酸化－E－钙黏蛋白特异性结合。Hakin－1 抑制 E-cadherin 的 Hakai 依赖性泛素化，从而恢复 EMT 过程。Hakin－1 在体外、结直肠癌细胞系和体内肿瘤异种移植小鼠模型中均显示出抑制癌生长和肿瘤进展，而对小鼠没有明显的全身毒性。这些结果代表了小分子药物发现向前迈出的重要一步，这可能会影响靶向 E3 泛素连接酶的药物作为抗转移性癌症治疗策略的未来发展。

六、泛素化修饰与肿瘤免疫

T 细胞的完全激活需要同时激活以下 3 个信号：

（1）T 细胞受体（TCR）与抗原呈递细胞（APC）呈递的主要组织相容性复合物（MHC）－肽复合物结合。

（2）APCs 表达的 CD80/CD86 与 T 细胞表达的共刺激分子 CD28 结合。

（3）细胞因子增强或抑制免疫反应。泛素化介导的免疫调节功能，除了调控机体自身免疫疾病发生发展和防御病原微生物感染外，还会对机体的抗肿瘤免疫应答产生影响。泛素化和去泛素化涉及免疫调节的许多方面，包括 TCR 信号传导、失能、T 细胞分化、免疫耐受和信号转导。

（一）泛素化/去泛素化调控靶向免疫检查点通路

1. PD－1/PD-L1 泛素化调控机制

Skp1－cullin1－F-box（SCF）RING 型 E3 连接酶复合体是 E3 连接酶的最大家族，由 S 期激酶相关蛋白 1（Skp1），连接酶 RING 框 1（Rbx1），cullin1（Cul1）和可变 F-box 蛋白组成。Skp1 是一种连接蛋白，它将 F-box 蛋白募集到 Cul1。Rbx1 包含 RING 域，并与 E2－泛素结合物结合；Cul1 充当连接 Skp1 和 Rbx1 的支架；F-box 蛋白是识别蛋白底物并确定 SCF 复合物特异性的成分。一种新的 F-box 蛋白 FBXO38 据报道可以促进 CD8$^+$T 细胞中表面 PD－1 蛋白的内在化及随后的泛素化和蛋白酶体降解。其中 PD－1 蛋白在胞质结构域内的 Lys233 残基上进行 Lys48 连接的多聚泛素化修饰。此外，另一个 F-box 蛋白 FBW7，也具有调节 PD－1 蛋白的泛素化和蛋白水解的作用。FBW7 的失活改变了免疫微环境，减少了对 I 型 IFN 和 MHC－1 的表达的诱导。

Cullin3SPOP 是 PD-L1 蛋白的生理 E3 连接酶，通过该酶的介导 PD-L1 蛋白的 C 末端尾部（283～290）与 SPOP 的 MATH 结构域相互作用而被泛素化降解。SHOP 发生突变的肿瘤中发现 PD-L1 水平的升高及相应 CD3$^+$T 细胞浸润的减少。对于 PD-L1 蛋白的泛素化，GSK3β 介导的磷酸化作用介导了其与 E3 泛素连接酶 β-TrCP 的相互作用，随后发生蛋白酶体依赖性降解。然而，只有非糖基化的 PD-L1 会与 GSK3β 相互作用，并且细胞生长因子，包括表皮生长因子（epidermal growth factor，EGF），可以通过抑制 GSK3β 激酶活性来稳定 PD-L1 蛋白。此外，MD 安德森癌症中心的一个研究小组于 2016 年报道了 COP9 信号体 5（CSN5）是 PD-L1 的一个去泛素酶。在这项研究中，笔者证明了促炎细胞因子，例如 TNF-α 通过 NF-κBp65 - CSN5 信号通路的激活来稳定 PD-L1 蛋白。CSN5 直接去泛素化 PD-L1 蛋白，使癌细胞能够逃避免疫监视。泛素特异性肽酶 USP9X，泛素特异性肽酶 USP22 和泛素 C 末端水解酶 L1（ubiquitin carboxyl terminal hydrolase L1，UCHL1）已经有报道可以去泛素化并稳定 PD-L1 蛋白。在各种癌细胞系中，这些去泛素酶的失活容易引起肿瘤免疫抑制作用。此外，也有一些衔接蛋白通过将 PD-L1 定位在细胞器中从而避免其被泛素化降解。CMTM6 通过与 PD-L1 共定位在质膜和内体中，阻止了 PD-L1 蛋白泛素化降解。CMTM6 使表达 PD-L1 的癌细胞能够逃脱 T 细胞介导的抗肿瘤免疫力，而 CMTM6 耗竭则显著降低了 PD-L1 的蛋白质表达并减轻了对肿瘤特异性 T 细胞活性的抑制。

2. CTLA4/B7 的泛素化调控机制

CD80（B7 - 1）和 CD86（B7 - 2）都是 1 型跨膜蛋白，包含膜远端 IgV 和膜近端 IgC 结构域。这些蛋白质属于 B7 免疫球蛋白超家族，主要在 APC 上表达。这些蛋白质与 CD28 结合以激活共刺激信号传导并实现 T 细胞的完全活化，而 CTLA - 4 与 CD28 的结合则拮抗 B7 - CD28 信号传导，从而抑制 T 细胞活化并维持免疫系统的稳态。目前尚未发现降解 CTLA - 4 蛋白的确切 E3 泛素连接酶。但是，有初步证据显示 CTLA4 蛋白丰度与 E3 泛素连接酶之间存在潜在的偶然关系。

3. LAG - 3 的泛素化调控机制

LAG - 3 也是主要与 MHC-Ⅱ相互作用的免疫检查点蛋白。MARCH 家族蛋白包括 MARCH1 和 MARCH8 都被报道可以通过泛素化降解 MHC-Ⅱ β 链的胞内段赖氨酸残基来下调 DC 细胞表面的 MHC-Ⅱ 表达水平。在 CD4$^+$ T 细胞的发育过程中，CD83 通过拮抗 MARCH8 的作用来稳定 MHC-Ⅱ 的表达，从而在 CD4$^+$ T 细胞在胸腺选择中发挥重要作用。

4. TIGIT 的泛素化调控机制

CD112 在病毒感染的细胞或肿瘤细胞中均被上调，并通过与 CD226 或 TIGIT 结合来调节 NK 细胞介导的细胞溶解的激活或抑制。CD112 通过泛素化进行蛋白水解，抑制泛素途径可增加其细胞表面表达，从而增强 NK 细胞杀死肿瘤细胞的功效，其中 TRC8 是将 CD112 识别为底物的 RINGE3 连接酶。

（二）泛素化/去泛素化调控肿瘤抗原提呈过程

1. MHC-Ⅰ 的泛素化调控作用

MIR1、MIR2、鼠 γ - 疱疹病毒 68K3（mK3）、M153R、MARCH4 和 MARCH9 已被证明主要下调 MHC-Ⅰ 的表达。通过在 MHC-Ⅰ 蛋白的细胞质尾巴上进行 K63 连接的泛素化修饰，然后使其发生内在化，内吞和溶酶体降解。

2. MHC-Ⅱ 的泛素化调控作用

泛素化调节 MHC-Ⅱ 的降解。通过与 E3 泛素连接酶膜相关的 RING-CH

（MARCH）8 的过度表达降低了 MHC-Ⅱ 的膜表达。进一步的实验表明，MHC-Ⅱβ 在 K225 链的聚泛素化促进了 B 细胞，常规 DC（CDC）和浆细胞样 DC 中的 MHC-Ⅱ 的质膜周转（图 6-3）。

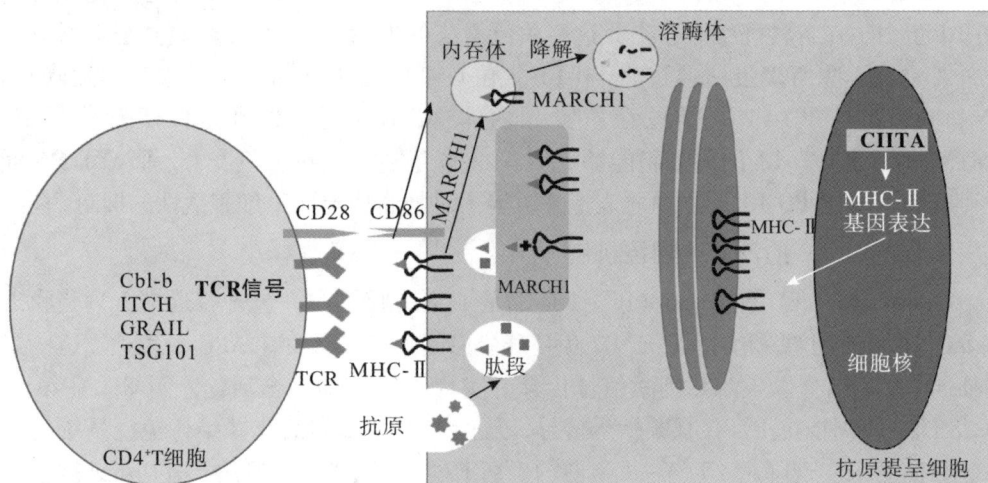

图 6-3　MNC-Ⅱ 的泛素化调控作用

（三）免疫信号通路的泛素化修饰

先天免疫系统可以通过诱导促炎和抗感染基因的表达来识别入侵的病原微生物。在肿瘤发生过程中，被视为入侵者的癌前病变可导致炎症并在早期激活对恶性细胞的局部先天免疫监视。泛素化作为细胞中普遍存在的 PTM——通过调节细胞信号转导途径——是宿主细胞防御和免疫 TME 调节的关键介质。一方面，泛素化作为一种多功能的信号调节剂，可以在时间和空间上精确调控免疫反应的过程。另一方面，它可以通过介导关键信号转导分子的降解来稳定和维持肿瘤抑制因子和癌蛋白之间的平衡，从而有效诱导抗肿瘤免疫。其中 Toll 样受体（toll-like receptors，TLR）、RIG 样受体（RIG-like receptors，RLR）和 DNA 识别受体信号通路在免疫系统中非常重要，本节主要围绕这 3 个部分进行讨论。

1. TLR 信号通路中的泛素化

作为先天免疫受体，TLR 参与免疫系统对微生物的识别。通常，TLR 识别病原体的一个保守成分，然后激活信号通路。TME 的免疫和炎症细胞中的。TLR 信号还诱导促炎细胞因子的产生，并导致肿瘤相关巨噬细胞（tumor associated macrophages，TAM）的极化，未成熟骨髓细胞的促肿瘤发生功能的激活以及从成纤维细胞向癌症相关成纤维细胞的转化。TLR 是一个受体家族，有 13 个成员。其中，TLR4/7/8/9 激活 MyD88 依赖的信号通路，进而提高下游 TRAF6 的活性。在 TLR4 信号通路中，由 TRAF6 催化的 K63 多聚泛素链募集 TGF-β 活化激酶 1（TGF-β activated kinase 1，

TAK1）复合物和 IκB 激酶（IκB kinase，IKK）复合物，然后增加 NF-κB 下游炎症因子的表达。K63 多聚泛素链还募集 TRAF3、IKKα 和 IRF7，并最终增加 TLR7/8/9 信号通路中 I 型干扰素的表达。此外，由 E3 泛素连接酶 Peli1 催化的受体相互作用 RIPK1 的 K63 多泛素化在包含 TIR 域的接头诱导干扰素-β（TIR domain containing adaptor factor β，TRIF）中发挥重要作用，依赖的 TLR 信号通路，通过将 NF-κB 或 IRF3 转移到细胞核来调节靶基因的转录，从而显著增强 NF-κB 的活化。MARCH5 是一种位于线粒体上的 E3 连接酶，催化 K63 连接的 TRAF 家族成员相关 NF-κB 激活剂（TANK）的多泛素化，然后增强 TLR 信号通路的激活。

NF-κB 信号通路被泛素化 - 蛋白酶体调控。转录因子 NF-κB 由于与剩余细胞中的抑制剂 IκB-α 相互作用而保留在细胞质中，而 LPS 刺激诱导 IκB-α 被 Iκ - β 激酶磷酸化并被 E3 连接酶 β-TrCP1 降解。在某些情况下，K48 和 K63 处的多泛素化也可以协同促进信号通路的激活。例如，MyD88 对于在 TLR4 - MyD88 信号通路中收集 TRAF6、TRAF3 和 cIAP1/2 至关重要。更具体地说，由 MyD88 招募的 TRAF6 通过催化 cIAP 的 K63 连接的多泛素化激活 cIAP，而激活的 cIAP 诱导 TRAF3 的 K48 多泛素化，导致 TRAF3 被蛋白酶体降解。TRAF6 还可以导致 ECSIT 泛素化并增加线粒体和细胞 TLR 诱导的 ROS 生成。最近，USP4 已被鉴定为 TRAF6 的新 DUB，可以负向调节 NF-κB 信号通路。

2. RLR 信号通路中的泛素化

RLR 家族包括 3 个成员：视黄酸诱导基因 1（retinoic acid inducible gene，RIG - 1）、黑色素瘤分化相关蛋白 5（melanin differentiation related protein 5，MDA5）和 LGP2。RIG-I/MDA5 受体识别并结合病毒 RNA，并通过 MAVS-TBK1-IRF3 信号通路调节抗病毒基因的表达。许多 E3 连接酶参与调节 MAVS 的下游信号。例如，E3 连接酶 Trim25 催化 RIG-I 的 K63 多泛素化。随后，MAVS 被募集，激活信号被转移到 MAVS 信号复合体。另一个是 LUBAC，它通过抑制 Trim25 和 RIG-I 的结合或介导 Trim25 的多泛素化和降解来降低 RIG-I 的激活。与 Trim25 类似，RNF135（也称为 Riplet）也催化 RIG-I 的 K63 多泛素化并激活 RIG-I 信号通路。此外，E3 连接酶 MIB1/2 通过催化 TBK1K 63 连接的多泛素化来调节 TANK 结合激酶 1（TBK1）的激活。由 Trim23 和志贺氏菌效应子 IpaH98 介导的 K27 连接的 NF-κB 必需调节剂（NEMO）的多泛素化也可以促进 TBK1 和 IKK 复合物的激活。因此，E3 连接酶在 RLR 信号通路中具有关键的调节功能，泛素化对免疫反应的调节是复杂而精确的。

为避免过度激活 RLR 信号通路导致肿瘤发生，宿主细胞通过泛素化和降解 RLR 信号通路中的关键蛋白来抑制下游炎症因子和干扰素的过量产生。E3 连接酶 RNF125 催化 RIG-I/MDA5 的 K48 键泛素化，并通过蛋白酶体促进 RIG-I/MDA5 的降解。更重要的是，在 RNA 病毒的刺激下，凝集素家族成员 Siglec0G 会招募 E3 连接酶 c-Cbl，催化 K48 连接的 RIG-I 泛素化，并促进 RIG-I 的降解。作为 RLR 信号通路的关键蛋白，线粒体抗病毒信号（mitochondrial antiviral signal，MAVS）也受泛素化调控。聚结合蛋白 PCBP2 募集 E3 连接酶 ITCH，它催化 MAVS 的 K48 泛素化，调节其降解，并抑制由 MAVS 介导的 RLR 信号通路的激活。许多 E3 已被发现可以调节 MAVS 下游信号组件的稳定性。例如包含 NACHT、LRR 和 PYD 结构域的蛋白 4（NLRP4）募集 E3 连接酶 DTX4 并促进 TBK1 的泛素化和降解，Triad3A 催化 TRAF3 的 K48 多泛素化，E3 连接酶 RNF5 促进 MAVS 的 K48 连接泛素化和降解。

3. STING 依赖性信号通路中的泛素化

STING 是一种位于内质网（endoplasmic reticulum，ER）中的衔接子跨膜蛋白，是用于肿瘤检测的重要先天免疫传感器。STING 通路被抗原呈递细胞（antigen presenting cell，APC）激活并产生 I 型干扰素。随后，TME 中充分激活的 APC 诱导 CD8$^+$T 细胞启动并导致适应性抗癌免疫反应。最近，在细胞质中报道了许多 DNA 结合蛋白，包括 cGAS、Mre11、IFI16（p204）、DDX41 和 DNA-PKcs。它们识别细胞质中的 DNA，并通过 STING-TBK1-IRF3 信号轴强烈启动 I 型干扰素基因。响应细胞质 DNA 的刺激，ER 上的 STING 可以迅速二聚化并从 ER 转移到核外周体。有趣的是，TBK1 也聚集到核外周体中并形成 STING-TBK1 复合物，这对 TBK1 的激活至关重要。

目前，已经鉴定了 STING 的各种多泛素化，包括 K63、K48、K11 和 K27 的多泛素化，所有这些都在针对 RNA 和 DNA 感染的先天免疫反应中发挥重要作用。这些多聚泛素链之间的不同连接不仅拓宽了 STING 的功能谱，而且决定了其调节 I 型干扰素基因表达的强度和持续时间。在外源 DNA 的刺激下，Trim56 诱导 STING 的 K63 连锁泛素化并促进 STING 二聚化和募集到 TBK1。除 Trim56 外，E3 连接酶 Trim32 通过催化 STING 的 K63 连接的多泛素化促进 STING 和 TBK1 之间的相互作用，最终增加 STING 介导的干扰素－β 的表达。为了控制癌细胞，HER2 还与 STING 连接并招募 AKT1 以直接磷酸化 TBK1，从而阻止 TBK1 K63 相关的泛素化。此外，K48 多聚泛素化还通过促进 STING 的降解来抑制信号转导。具体来说，在 DNA 或 RNA 的刺激下，RNF5 在 K150 和 K48 处催化 STING 的 K48 多聚泛素化。这种修饰作为蛋白水解信号，通过 26S 蛋白酶体靶向 STING 进行降解。位于 ER 上的 E3 连接酶 RNF26 催化 STING 的 K11 键的泛素化。在病毒感染早期，RNF26 催化的 K11 多聚泛素链与 STING 的 K48 泛素化竞争，阻止 RNF5 介导的 STING 降解，增加 I 型干扰素的表达，而在病毒感染后期，RNF26 通过促进 IRF3 的溶酶体降解来抑制 I 型干扰素的表达。此外，自分泌运动因子受体（autocrine motor factor receptoe，AMFR）诱导的 STING 的 K27 连接多泛素化作为分子平台招募 TBK1 并促进 TBK1 易位至核外周体。

STING 的 K27 和 K63 连接泛素化链的修饰激活细胞中的抗 DNA 病毒作用。USP21 可以直接与 STING 相互作用，去除 STING 上的 K27 和 K63 Ub 链，从而抑制 I 型干扰素的产生。在单纯疱疹病毒 1（herpes simplex virus 1，HSV-1）感染的后期，蛋白激酶 p38 磷酸化 USP21 并招募它与 STING 结合。在小鼠中抑制 p38 的活性会阻止 USP21 与 STING 的结合，进而通过抑制 I 型干扰素的产生来保护小鼠免受 HSV-1 感染。此外，在 USP21 基因敲除小鼠中，对 DNA 病毒的抵抗力增强。

七、泛素化修饰与基因组不稳定性

(一) 微卫星不稳定

微卫星不稳定性 (microsatellite instability, MSI) 是一种基因组不稳定性, 部分由 DNA 错配修复 (mismatch repair, MMR) 途径的缺陷引起, 其特征是超突变表型导致肿瘤突变负荷 (tumor mutation burden, TMB) 增加, 序列串联重复和蛋白质组不稳定性。MSI 在子宫内膜癌、胃癌和结直肠癌中最为突出, 并且与化疗耐药相关。在 MSI 的癌症患者体内, 重复序列的转录会产生一系列错误折叠的蛋白质, 这些蛋白质需要被 UPS 降解, 这取决于 CRL 活性。因此, MSI 高的癌症高度依赖 NEDDylation 以避免错误折叠蛋白的毒性积累, 如果不加控制, 可通过刺激未折叠蛋白反应来诱导免疫原性细胞死亡。因此, NEDD8 E1 抑制与现有的治疗策略, 免疫检查点阻断协同作用。由于在 MSI 高肿瘤中发现的 TMB 升高, 后者在隔离中也有效。虽然 E2 和 MSI 之间的具体联系很少, 但此类肿瘤的免疫原性突出了 UBE2M 或 UBE2F 靶向剂的潜在治疗环境, 因为它们在维持蛋白质组稳定性方面发挥作用。

(二) 碱基切除修复和核苷酸切除修复

碱基切除修复 (base excision repair, BER) 和核苷酸切除修复 (nucleotide excision repair, NER) 是 DNA 修复的机制。UBE2Ds 与不同的 CRL 一起降解 DNA 糖基化酶 UNG 和 SMUG1, 以及 PNKP, 这是一种参与 APE1 非依赖性 BER 途径的关键磷酸酶。它们还与 E3、Iduna 结合以诱导 XRCC1 和 LIG3 的转换。同时, SUMOylation 和 UBE2I 可以在 DNA 损伤时调节 DNA 糖基化酶 (MBD4、TDG) 的活性, 并促进内切酶 FEN1 的降解。在 NER 中, UBE2N 通过与 StUbL、RNF111 (也称为 "Arkadia") 协调来泛素化 SUMOylated XPC (NER 的重要组成部分), 从而发挥核心作用。除了 E3 连接酶 CRL4DDB2 介导的泛素化外, 这些修饰使 XPC 能够从 DNA 损伤中募集和释放, 其失调导致了癌症易发表型。

BRCA1 蛋白具有泛素连接酶活性, 在 DNA 修复过程中发挥重要的功能。DNA 复制中发生的内源性错误或暴露于基因毒性试剂都可以通过对 BRCA1/BARD1 进行翻译后修饰而直接激活其泛素连接酶活性, 进而其连接酶活性使其对 DNA 损伤产生适当的反应, 从而增加基因组的稳定性最终达到抑制肿瘤形成的作用。BRCA1 异常将会导致肿瘤, 如乳腺癌、卵巢癌都有 *BRCA*1 突变。

BRCA1 与 BRCA1 相关环域蛋白 1 (BARD1) 形成异二聚体, 介导底物的单泛素化或非降解性多泛素化。BRCA1 进一步将 DNADSB 修复与细胞周期联系起来。DSB 修复受到多水平泛素化和去泛素化的调节, 从 E3SRNF8 和 RNF138 到 DSB 的募集开始, 随之而来的是一波泛素信号, 促进 DNA 修复因子的招募, 以介导 DSB 位点的染色质重塑。

SCF-FBXW7 被认为在 DNADSB 修复中起直接作用。共济失调毛细血管扩张突变（ATM）是 DNA 损伤反应的重要介质，它的激活导致 SCF-FBXW7 的磷酸化和它在 DSB 位点的募集，随后是 K63 连锁的 X 射线修复交叉互补蛋白 4（XRCC4）的多泛素化，XRCC4 是与 NHEJ 相关的修复蛋白。K63 泛素化的 XRCC4 增强了它与 KU70（也称为 XRCC6）和 KU80（也称为 XRCC5）复合物的结合，从而增加了 NHEJ 修复。

这些证实了非调控的 E3 在不受控制的增殖和基因组不稳定中的作用，这些不稳定驱动了肿瘤恶性转化、进展和治疗耐药。单个 E3 具有广泛的底物，因此可以发挥多方面的作用，作为一个纽带来协调细胞在有利和不利的生长条件下的生长、增殖和生存。

八、泛素化修饰与细胞周期调控

（一）细胞周期调控与肿瘤

细胞周期进程是 DNA 复制和细胞繁殖的一个严格调控的过程。细胞周期进程的主要驱动力是细胞周期蛋白依赖性激酶（cyclin dependent kinase，CDK）的顺序激活，这在一定程度上是通过泛素介导的细胞周期蛋白依赖性激酶抑制剂（cyclin-dependent kinase inhibitors，CKI）的蛋白水解来实现的。在真核细胞中，两个 E3 泛素连接酶家族，后期促进复合物/环体和 Skp1 - Cul1 - F-box 蛋白复合物，负责这些 CDK 调节因子的泛素化和蛋白酶体降解，确保细胞周期以及时和精确的方式进行。在过去的几十年里，越来越多的证据表明，无效的蛋白水解调控导致的细胞周期转换失调，导致细胞增殖失控，最终导致肿瘤的发生。基于这一概念，以参与细胞周期调控的 E3 泛素连接酶为靶点有望为癌症治疗提供新的治疗策略。因此，更好地理解泛素信号在细胞周期调控中的多样性和复杂性，将为精确控制细胞周期进程和指导抗癌药物的开发提供新的思路。

细胞周期分为以下 4 个主要阶段：

（1）G1 期，也称第一间隙期。在 G1 期，细胞生长较大，并复制细胞内容物，为后续步骤做准备。

（2）S 期，细胞合成完整的 DNA 拷贝并复制中心体。

（3）G2 期，第二间隙期，细胞生长较多，并为有丝分裂做准备。

（4）M 期（有丝分裂），在此期间，细胞分裂复制的 DNA 和细胞成分，形成两个完全相同的子细胞。G0 期是发生在细胞周期之外的静止阶段。在 G0 期，细胞既不分裂也不准备分裂。Cyclin/CDK 的顺序激活以一种及时协调的方式驱动细胞周期进程。

简单地说，CyclinD1/CDK4 主要作用于 G1 期，促进 RB1 磷酸化；CyclinE/CDK2 主要作用于 S 期，控制 DNA 复制；CyclinA/CDK2 主要作用于 S 期，为细胞周期进入 M 期做准备；CyclinB/CDK1 作用于 M 期，参与染色质分离的调控。结果表明，CyclinD1/CDK4 主要作用于 G1 期，促进 RB1 磷酸化；CyclinE/CDK2 主要作用于 S 期，调控 DNA 复制；CyclinB/CDK1 主要作用于 M 期，参与染色质的分离调控。此外，还安排了 3 个细胞周期检查点，G1/S 检查点、G2 - MDNA 损伤检查点和纺锤体组装检查点（SAC），以确保细胞周期的正常进行。Cyclin/CDKs 和 Rb1/E2F 的蛋白质结构如 Rb1/E2F/DP（2AZE）；CyclinD1/CDK4（2W9Z）；CyclinE/Cdk2（1W98）；CyclinA/Cdk2（6P3W）；CyclinB/CDK1（4YC3）（图 6 - 4）。

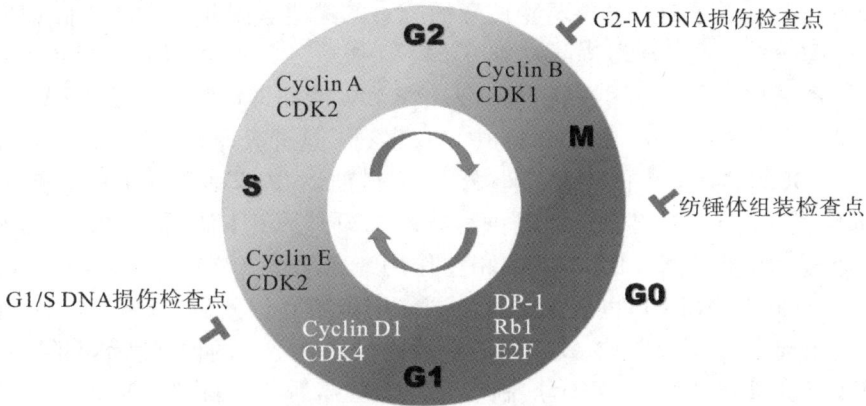

图 6 - 4 哺乳类动物细胞周期要览

细胞周期是一系列紧密协调的分子事件，它们协调调节 DNA 复制和染色体分离，最终导致细胞分裂和遗传物质传递。在真核细胞中，细胞周期由 4 个不同的时期组成，G1 期（GAP1）、S 期（DNA 合成）、G2 期（GAP2）和 M 期（有丝分裂），它们是单向进行的。细胞周期的每个阶段都受到一系列 CDK 的精确调控。CDK 的蛋白丰度是恒定的，而它们的活性在整个细胞周期中是波动的，这主要是通过 CKI 的周期性表达来实现的。简而言之，在 G1 期的中晚期，CyclinD-CDK4/6 复合体的激活介导了 RB1 蛋白的部分磷酸化，释放了 E2F 转录因子，从而允许一系列介导细胞周期进程的基因的表达。在 G1 期结束时，CyclinE 的积聚激活了 CDK2，促进了 RB1 的完全磷酸化，启动了细胞周期从 G1 期向 S 期的转变。当细胞周期进入 S 期时，CyclinA 代替 CyclinE 与 CDK2 结合，通过磷酸化特定的 DNA 复制机制组件，如 CDC6，调节 DNA 复制的启动，阻止 DNA 复制的再次复制。接近 S 期晚期，CyclinA-CDK1 激酶活性增强，与 G2 期 CyclinA-CDK2 协同促进有丝分裂进入。CyclinB 的丰度在 M 期积累，导致 CyclinB-CDK1 复合体激活和有丝分裂进程。除了细胞周期蛋白激活剂的波动积累外，两个 CKI 家族，即 INK4 和 CIP/KIP，也参与了 CDK 在细胞周期中的周期性激活。简而言之，INK4 蛋白（CDK4 的抑制剂）能够特异性地抑制 CDK4 和 CDK6 的催化亚基，使 RB1 去磷酸化并对

E2F 转录因子产生抑制作用，而 CIP/KIP 家族的抑制剂通过调节 CyclinA，BandE 依赖的激酶活性而具有相对更广泛的作用。细胞周期蛋白的去除受到泛素途径的严格调控，从而以时间有效的方式控制细胞周期进程，这是一个很好的特点。此外，细胞周期素 - CDK 复合体（CKI）的负调控因子，如 p21 和 p27，也被证明是蛋白酶体降解的靶标。

CDC20 有潜在的致癌力，纺锤体组装检查点（spindle assembly checkpoint，SAC）激活后残留的 CDC20 活性〔将 CDC20 隔离到有丝分裂检查点复合体中，由 BUBR1（也称为 BUB1B）、Bub3 和 MAD2 组成，以延迟 CyclinB1 的降解并诱导有丝分裂停止〕促进了对抗分裂药物诱导的凋亡的逃避。因此，通过抑制 CDC20 阻止有丝分裂出口。在两阶段皮肤癌变小鼠模型中，Cdc20 的特异缺失导致大量中期细胞停滞和凋亡，在体外用致癌的 RASG12V 和人腺病毒 5 型早期区域 1A（epitope 1A，E1A）转化的 Cdc20 - / - MEFs 中也观察到了这种表型。这些发现促使了两种 APC/C - CDC20 抑制剂的开发：小分子抑制剂对甲苯磺酰 - l - 精氨酸甲酯（TAME），它与 APC/C 结合，并阻止其被 CDC20 或 CdH1 激活。APCIN 与 CDC20 结合并阻断其与破坏框（D-box）的相互作用，破坏框（D-box）几乎存在于所有 APC/C 底物中；APCIN 可以与 TAME 协同作用阻断有丝分裂出口，这说明了在药理学上有效地阻断多亚单位 APC/C 活性的困难。鉴于这两种抑制剂都阻断 CDH1 和 CDC20，需要谨慎监测 CdH1 抑制可能的促肿瘤后果。新型 CDC20 特异性抑制剂的开发可以消除这一担忧。了解 APC/C 亚基的磷酸化如何刺激 CDC20 负载和激活 APC/C 的最新进展是朝着这一方向迈出的重要一步。总之，这些发现表明细胞周期进程主要受泛素 - 蛋白酶体系统的调节。

（二）泛素化信号在细胞周期检查点中的作用

泛素介导的蛋白质降解在维持细胞周期调控因子水平中起着重要作用。SCF 泛素连接酶复合物主要参与 G1/S 期调控因子的泛素化降解，当 SCF 泛素连接酶调控异常将导致细胞异常增殖、癌变。Skp2 结合 c-Myc，促使 c-Myc 泛素化和降解，同时促进 c-Myc 诱导细胞周期 S 期转化并激活 c-Myc 靶基因。APC（anaphase promoting complex）发生异常会使细胞周期调控失常而发生肿瘤。研究表明 APC 的两个亚单位 APC6/CDC16 和 APC8/CDC23 常在人类结肠癌中发生突变而失活。ARF-Bp1 具有泛素连接酶活性，通过泛素化 Myc 限制肿瘤细胞生长速度，用 RNA 干扰技术敲低肿瘤细胞株 U2OS 和 Helacells 的 ARF-Bp1 表达，能下调多种 Myc 靶基因表达，同时造成细胞周期停滞在 G1 期。

在许多类型细胞中抑癌基因 P53 是 DNA 损伤诱导的细胞周期阻滞的重要调节者。P53 蛋白水平的调控是通过泛素介导的蛋白质降解途径实现，泛素连接酶 E6 - Ap，Mdm2 等都可以促进 P53 的泛素化降解。

ARF 可通过 ARF-BP1 调控 P53 蛋白水平。如果 P53 正常的调控系统发生异常，引起 P53 蛋白降解过度，将造成肿瘤的发生。

九、泛素化修饰与维持增殖信号

（一）泛素化修饰与基因组无限复制潜力

渐进性端粒缩短会激活复制衰老，从而阻止体细胞在培养物中无限期繁殖。由复制性衰老引起的增殖能力的限制被认为有助于机体衰老和预防肿瘤的发展。Smurf2，E3 泛素连接酶先前参与 TGF-β 信号转导的上调是人类成纤维细胞端粒损耗的结果，并且这种上调足以产生衰老表型。在端粒介导的衰老过程中观察到的相同生理水平，在早期传代的成纤维细胞中 Smurf2 蛋白的不定产物导致了增殖的停滞，处于存活状态，是衰老的形态和生化改变，获得基因表达中的衰老特异性改变，并通过端粒酶逆转细胞永生化。在某些细胞类型中，端粒酶逆转录酶（human telomerase reverse transcriptase，hTERT）的作用可以抵消每个细胞周期中发生在细胞中并限制其增殖寿命的端粒逐渐缩短。hTERT 通过使用 RNA 模板（hTERC）从头生成 TTAGGG 重复序列来延长端粒。一种癌症特异性端粒维持途径，称为"端粒的替代延长"（alternative lengthening of telomeres，ALT），通过使用另一个端粒作为模板独立于 hTERT 合成端粒重复。泛素和 SUMO 可以通过 hTERT 介导的端粒延长和 ALT 影响端粒延长结合。例如，UBE2D3 缺乏导致乳腺癌细胞的放射抗性增加，这是由于 hTERT 降解和细胞周期蛋白 D1 积累减少而引起的，而 UBE2N 似乎在防止极短端粒形成方面发挥着关键作用。SUMO，以及其唯一的 E2（UBE2I）与端粒处泛素的调节性串扰有关。

（二）泛素化对 TRF1 的调节

近年来，shelterin 成分已被证明受 PTM 的调控。TRF1 水平受泛素介导的降解调节，由 3 种 E3 连接酶促进：RLIM（RING H2 锌指或 RNF12）和 F-box 蛋白 FBX4 和 β-TRCP1。RLIM 与 TRF1 的二聚化和 Myb 结构域之间的区域结合，并靶向 TRF1 进行蛋白酶体降解。类似地，FBX4 与游离 TRF1（未与端粒 DNA 结合）的 TRFH 二聚化结构域的 N 末端区域结合，并且还靶向 TRF1 进行蛋白酶体降解。当 RLIM 或 FBX4 耗尽时，TRF1 水平稳定，导致细胞生长受损和端粒长度缩短，因为 TRF1 与端粒结合会抑制端粒酶。因此，在 RLIM 或 FBX4 过表达后，TRF1 的水平下降，表明 RLIM 和 FBX4 对 TRF1 具有负调节作用。此外，最近的一项研究确定了一种新型的 TRF1 相互作用蛋白，可防止 FBX4 与 TRF1 结合。剪接因子 U2AF65 通过阻止 FBX4 介导的泛素化和随后的 TRF1 降解，充当 TRF1 的正调节剂。已经提出 U2AF65 仅与端粒未结合的 TRF1 相互作用，因为 U2AF65 与 TRF1 的 Myb 结构域相互作用，TRF1 用于结合端粒 DNA。因此，当 TRF1 与 DNA 结合时，U2AF65 将无法访问 TRF1 的 Myb 结构域。尽管 U2AF65 与 TRF1 的不同结构域相互作用，而 FBX4 与 TRF1 的 TRFH 结构域相互作用，但 TRF1 不能同时与两种蛋白质相互作用，此外，shelterin 成分 TIN2 也干扰 FBX4 介导的 TRF1 周转。TIN2 与 TRF1 的 TRFH 二聚化结构域相互作用，阻止 FBX4 结合，从而阻止 TRF1 泛素化和随后的降解。TIN2 本身也受泛素化影响。它的周转由 E3 连接酶 SIAH2 调节，它与 TIN2 相互作用以促进其蛋白酶体降解。最后，F-box 蛋白 β-TRCP1 也被证明与 TRF1 相互作用并促进其降解。与 RLIM 和 FBX4 类似，β-TRCP1 过表达导致 TRF1 的半衰期缩短，而 β-TRCP1 耗竭导致 TRF1 稳定。有趣的是，β-TRCP1 过表达也导致 APB 百分比的增加，这是令人惊讶的，因为已知 APB 形成需要 TRF1。虽然一种解释可能是 β-TRCP1 可能不仅降解特定的 TRF1 池，而且降解特定的 TRF1 库，但需要进一步研究以确定 β-TRCP1 对 TRF1 的降解如何与 APB 形成中 β-TRCP1 的功能相关。

（三）泛素化和 SUMOylation 介导的 TPP1、TRF2 和 RAP1 调控

另一个受到泛素介导的蛋白水解的保护蛋白亚基是 TPP1，这可以通过抑制蛋白酶体后 TPP1 蛋白水平的稳定来证明。尽管靶向 TPP1 的 E3 泛素连接酶仍然未知，但 DUB USP7 已显示与人类 TPP1 相互作用并从其表面去除泛素链。虽然 USP7 耗竭不影响蛋白酶体调节的 TPP1 水平，但 USP7 可能以冗余方式与其他 DUB 相互作用以稳定 TPP1。在小鼠体内，E3 连接酶 RNF8 的 TPP1 泛素化也是其在端粒处稳定所必需的。然而，人体泛素化对 TPP1 的这种调节作用，超出了其周转的调节范围，目前尚未观察到。人类 TPP1 泛素化的变化并未导致 TPP1 功能异常，也未显示出对 TPP1 与其他蛋白质（如 TIN2、POT1 和端粒酶）相互作用的影响。虽然这可能与在人类细胞中使用过表达的标记 TPP1 有关，但它也可能表明泛素化对 TPP1 的调节作用程度的物种差异。然而，人类 TPP1 泛素化的其他作用可能仍有待发现。

此外，shelterin 亚基 TRF2 也已被证明是泛素化的。TRF2 周转由 E3 连接酶 SIAH1 调节，作为涉及 TRF2、ATM 和 p53 的正反馈回路的一部分，当端粒缩短导致 TRF2 介导的端粒保护丧失时，ATM 激酶被激活，从而诱导 p53 活性并导致复制性衰老。随后，p53 诱导 SIAH1 的转录，其靶向 TRF2 进行蛋白酶体降解，这导致 p53 激活增加，通过 SIAH1 介导的 TRF2 泛素化进一步降低 TRF2 水平。此外，最近观察到泛素化和 SUMOylation 之间的串扰有助于调节 TRF2。E3 SUMO 连接酶 PIAS1 被鉴定为一种新型的 TRF2 相互作用蛋白，并显示为 SUMOylate TRF2。SUMOylated TRF2 随后被 SUMO 靶向泛素连接酶（STUbL）RNF4 通过其 SIM 识别，这导致 TRF2 泛素化和随后的蛋白酶体降解，这可能仅影响细胞中 TRF2 总池的一小部分，因为 TRF2 对染色体末端保护至关重要，而 TRF2 的大量周转将导致端粒脱帽。

最后，在酿酒酵母（芽殖酵母）中，Rap1 已被证明是 SUMO 化的，随后被 STUbL Uls1 靶向蛋白酶体降解。Uls1 的缺失会导致聚 SUMOylated Rap1 和端粒融合的积累。这些融合可以通过引入 rap1 来防止缺乏 SUMO 化位点的等位基因。这表明 poly-SUMOylated Rap1 的积累促进了端粒融合，并表明 poly-SUMOylated Rap1 在端粒保护中不起作用。所提出的模型表明 Uls1 促进了多聚 SUMO 化 Rap1 的泛素化

和随后的降解，从而允许募集能够保护染色体末端免于通过 NHEJ 融合的非 SUMO 化 Rap1。这些结果在多大程度上可以转化为哺乳动物系统尚不清楚，因为在萌芽酵母中，Rap1 直接与端粒相互作用并防止 NHEJ，而在哺乳动物中，无法检测到 RAP1 和端粒之间的直接相互作用，但 RAP1 由 TRF2 招募，似乎主要是防止人力资源。

总而言之，端粒的维持不仅取决于 shelterin 自身与端粒 DNA 的结合能力，而且还取决于 PTM 对它的调控。这两个特征对于促进端粒保护基因组稳定性都很重要。尽管泛素化已被证明以多种方式促进端粒维持，但新出现的数据表明 SUMOylation 在这一过程中也发挥着重要作用。进一步的研究可能会提供有关这些修饰如何影响和调节端粒功能的更多见解。此外，验证酵母研究结果在哺乳动物系统中的保守程度将是有益的。

十、去泛素化酶在肿瘤中的作用

人类基因组编码近 600 种泛素连接酶和近 100 种去泛素化酶。一个去泛素化酶可以调控多个底物，一个底物也将受多个去泛素化酶共同调节。根据去泛素化酶活性位点的不同，分为半胱氨酸依赖的蛋白酶：泛素特异性蛋白酶（ubiquitin specific proteases，USP），泛素羧基端水解酶（ubiquitin C-terminal hydrolases，UCH），卵巢肿瘤蛋白酶（ovarian-tumor proteases，OTU），马查多-约瑟夫病蛋白质结构域蛋白酶（Machado-MJD），MINDY 蛋白酶家族和锌离子依赖的金属酶：JAMM/MPN 区域相关金属肽酶等。去泛素化酶在肿瘤中的作用涉及转录水平的调控、翻译后修饰、蛋白质相互作用等方面，影响肿瘤的发生发展、转移和预后等。以 *USP*22 为例，调节性 T 细胞中转录因子 Foxp3 缺失可增强机体抗肿瘤免疫，*USP*22 可以通过介导组蛋白 H2B 第 120 位赖氨酸的去泛素化修饰在转录水平上调控 Foxp3 表达；敲除 *USP*22 的小鼠促进自身免疫炎症的发展，并且提高了小鼠的抗肿瘤免疫反应。去泛素化酶在新的研究领域，如铁死亡中也发挥重要作用。SLC7A11 是铁死亡调节的关键蛋白质。研究发现，OTUB1 可以去泛素化并稳定 SLC7A11，从而抑制肿瘤细胞的铁死亡。

（一）泛素特异性蛋白酶

USPs 家族是去泛素化酶中数量最多的家族，人类基因编码的有 50 余种。该家族目前研究较多，下面主要介绍 USP7 和 USP9X 在肿瘤中的功能。USP7 通过去泛素化多个蛋白质，调节机体许多生理和病理过程。USP7 可以动态调节 p53 活性，过表达 USP7 会去泛素化并稳定 p53，但敲低 USP7 也会稳定 p53。其原因是因为 MDM2 和 p53 均可以被 USP7 去泛素化，而 MDM2 是 p53 的泛素连接酶，MDM2 和 p53 竞争性结合 USP7 蛋白 N 端 TRAF 样的结构域同一位点，但是 MDM2 结合能力更强，所以敲低 USP7 会增加 MDM2 泛素化，降低 MDM2 稳定性，增加 p53 稳定性。研究发现，化合物 FT671 通过高亲和力和高特异性抑制 USP7，使 MDM2 变的不稳定，增加 p53 蛋白水平，促进 p53 靶基因转录，抑制肿瘤生长。MYCN 促癌基因是 1 个转录因子。在一些肿瘤的早期存在扩增，其稳定性和活性由泛素化依赖的蛋白酶体降解高度调控。在神经母细胞瘤中，过表达 USP7 可以去泛素化并稳定 n-myc，敲低 USP7 会使 n-myc 不稳定，抑制 n-myc 转录活性和功能。在临床中，USP7 高表达也与神经母细胞瘤患者预后较差相关。

USP9X 在不同肿瘤类型中的作用是不同的，既可以促癌，也可以抑癌。在胰腺导管腺癌中，USP9X 常见突变，临床上其蛋白质和 mRNA 的低表达与肿瘤转移和患者手术预后差相关。但在人滤泡淋巴瘤和弥漫大 B 淋巴瘤中，USP9X 通过去除 MCL1 的 k48 泛素链，稳定 MCL1，避免被蛋白酶体降解，促进细胞生长。临床上，USP9X 高表达与 MCL1 蛋白的增加和不良预后有关。LATS1/2（large tumor suppressor 1 and 2）是 Hippo 信号转导通路中的肿瘤抑制激酶。USP9X 可以通过直接去泛素化 LATS2，阻止其被蛋白酶体降解来抑制肿瘤形成，USP9X 缺失诱导的肿瘤不仅依赖于对 LATS2 的抑制，还依赖于 YAP（Yes-associate dprotein）的激活。USP9X 也是 TGF-β/BMP 信号转导级联的一个必不可少的组分，可去除 TRIM33 介导的 Smad4 蛋白 k519 位单泛素化，促进 Smad4 再循环，促进 TGF-β/BMP 信号转导。研究发现，WP1130 是部分选择性抑制剂，可以抑制 USP9X 的功能，使得乳腺癌细胞对于顺铂的敏感度增加。

（二）泛素羧基端水解酶

泛素羧基端水解酶（ubiquitin carboxyl-terminal hydrolases，UCH）的催化核心是一个由 230 个氨基酸组成的 UCH 结构域。人类基因可以表达 4 种泛素 C 端水解酶：有 UCHL1、UCHL3、UCH37/UCH-L5 和乳腺癌 1 号基因相关蛋白质（breast cancer associate dprotein – 1，BAP1）。其中，BAP1 是目前研究较多的去泛素化酶。在肿瘤发生发展的不同时期，BAP1 均可发生突变或缺失，导致肿瘤细胞侵袭性增加和预后恶化。在三阴性乳腺癌中，KLF5 转录因子特异性高表达，可以通过其靶基因 TNFAIP 2 促进乳腺癌的增殖侵袭和转移。后来的研究发现，BAP1 可以结合并去泛素化 KLF5，增加 KLF5 蛋白的稳定性；BAP1 还和 KLF5、HCF1 等蛋白质形成一个转录复合物，结合到下游靶基因，例如 p27 的启动子抑制其转录，从而促进细胞周期进展和细胞增殖；敲低 BAP1 或者 KLF5 都会抑制三阴性乳腺癌细胞在裸鼠体内生长和肺转移。新的研究发现，BAP1 不仅在细胞核中通过维持基因组稳定性发挥肿瘤抑制活性，位于细胞质内质网中的 BAP1，也通过结合并去泛素化稳定 IP3R3，调控 Ca^{2+} 从内质网释放到胞质和线粒体，抑制细胞转化，促进细胞凋亡。

（三）卵巢肿瘤蛋白酶

该 OTUs 家族的鉴定来源于其成员和卵巢癌基因的同源性，分别是 OTUB 亚家族的 OTUB1 和 OTUB2，OTUD 亚家族的 OTUD1、OTUD2/YOD1、OTUD3、OTUD4、OTUD5/DUBA、OTUD6A 和 OTUD6B，拟 A20 型亚家族的 A20/TNFAIP3、Cezanne/OTUD7B、Cezanne2/OTUD7A、TRABID/ZRANB1 和 VCPIP1/VCIP135，OTULIN 亚家族的 OTULIN 和 OTULINL。近年来，对该家族蛋白酶功能的研究逐渐增多。OTUB1 可以促进卵

巢癌、胃腺癌、前列腺癌、食管鳞状上皮癌、结肠癌等肿瘤的进展转移和侵袭。转录因子 c-Maf 是多发性骨髓瘤（multiplemyeloma，MM）中的致癌基因，其在 MM 细胞中存在过表达，与 MM 的发生和治疗密切相关。USP5 和 OTUB1 可去除 c-Maf 的 K48 多聚泛素链，防止其降解并增强其转录活性，促进多发性骨髓瘤细胞增殖，抑制 USP5 和 OTUB1 都可导致 c-Maf 降解和 MM 细胞凋亡。OTUB1 也能去泛素化并稳定 mTOR C1 蛋白抑制因子 DEPTOR（DEP domain containing mTOR interacting protein），从而抑制 mTORC1 的活性。这一机制在其介导的细胞代谢、增殖及存活中，都发挥了重要的调节作用。YAP 和 TAZ 在恶性肿瘤中高度表达，OTUB2 可以通过维持 YAP 和 TAZ 稳定性，促进不依赖于 Hippo 信号的 YAP/TAZ 信号通路的直接激活，促进乳腺癌细胞的转移。

OTUD3 在不同肿瘤中的生物学功能不同。*OTUD3* 是 PTEN 蛋白稳定性的重要正调控因子，可以去泛素化并稳定 PTEN；*OTUD3* 敲除导致 Akt 信号的活化，诱导细胞转化和肿瘤转移。在人乳腺癌患者体内，*OTUD3* 表达减少，PTEN 蛋白丰度降低。*OTUD3* 转基因小鼠中，PTEN 蛋白水平增高，不易于乳腺癌形成。在人肺癌组织中，*OTUD3* 高表达，与患者预后差相关；*OTUD3* 在肺癌中发挥促癌功能的机制是 *OTUD3* 去泛素化 GRP78（glucose regulated protein 78），稳定 GRP78 发挥促癌作用，已知 GRP78 具有促进肿瘤增殖、存活和转移的作用。OTUD1 是肿瘤转移抑制蛋白质，通过去泛素化 SMDA7（SMAD family member 7），阻止其降解，然后 SMDA7 通过抑制 TGF-β 信号通路，抑制其介导的肿瘤转移。OTUD1 抑癌功能的丧失与患者的不良预后呈正相关。最新研究发现，OTUD6B 参与 pVHL 和 HIF-α 的调节，为低氧微环境对肝癌的影响阐明机制。OTUD6B 对 pVHL 调节不是通过去泛素化酶活性，而且与其相互作用，减少 WSB1 和 UCP 对 pVHL 泛素化降解，负调控 HIF 信号，进而抑制肝细胞癌的转移。在人类肝癌组织中，OTUD6B 的蛋白质水平与 pVHL 正相关，而与 HIF-α 和血管内皮生长因子负相关。OTUD6B 的低表达预示了患者的不良生存。在对 A20、OTUD7B 和 OTULIN 的研究中发现，其可以通过不同的机制负性调节 NF-κB 信号通路介导的炎症和免疫反应，但是在肿瘤中的作用亟待研究。OTUD5 在免疫调节中发挥重要功能。研究发现，OTUD5 选择性切除泛素连接酶 TRAF3 的 K63 泛素链，导致其从下游信号复合体上的解聚，抑制了 I 型干扰素的产生；OTUD5 通过与泛素连接酶 UBR5 相互作用调节 RORγt 蛋白，从而减少 T 细胞中白介素 17A 的产生。除此之外，OTUD5－UBR5 复合体还被证明可以调节 FACT 介导的染色体损伤状态下的转录过程。OTUD5 还可以去泛素化并稳定 p53 发挥功能。我们实验室的研究发现，OTUD 也参与肿瘤的调节。OTUD5 可以去泛素化 TRIM25，调控其转录抑制介导的 PML（promyelocytic leukemia）表达，OTUD5 的表达水平与肺癌、胰腺癌、宫颈癌等不同肿瘤临床样本中肿瘤大小、淋巴结浸润和 TNM 分期呈现明显的负相关性，表现出抑癌特性。OTUD5 也可能参与细胞周期调控等过程，其小分子抑制剂和调节肿瘤的其他机制等有待深入研究。

（四）马查多 - 约瑟夫病蛋白结构域蛋白质酶

MJD 家族包含 4 个成员：Ataxin - 3、Ataxin - 3L、JOSD1 和 JOSD2。最初是发现 MJD 与脊髓小脑性共济失调 3 型（spinocerebellar ataxia 3，SCA3），也称为 MJD密切相关。根据 The Cancer Genome Atlas（TCGA）数据库分析，JOSD1 和 JOSD2在人的多种肿瘤中存在扩增，Ataxin - 3 和 Ataxin - 3L 存在突变或缺失。Ataxin - 3是目前研究较多的去泛素化酶，在非小细胞肺癌中 Ataxin - 3 抑制 PTEN 转录；在睾丸癌组织切片中，Ataxin - 3 表达上调，PTEN 表达抑制，间接活化 AKT/mTOR通路，Ataxin - 3 还可以通过去泛素化稳定 P53 发挥功能。

（五）MINDY 蛋白酶家族

该家族是 2016 年发现的 DUB 家族，该家族成员有 MINDY1、MINDY2、MINDY3和 MINDY4。其高度选择切 K48 多聚泛素链，目前功能的研究较少。有研究发现，在结肠癌细胞中，敲低 MINDY4 会增加 P53 蛋白质水平，促进 PUMA 和 Bax 调节的细胞凋亡，抑制肿瘤细胞生长。

（六）JAMM/MPN 区域相关金属肽酶

该家族成员较多，近年来的研究也在增加。其中，POH1 是位于 26S 蛋白质酶体中的 19S 调节颗粒的去泛素化酶，调节蛋白质稳定性、双链 DNA 断裂损伤等。研究发现，POH1 结合及去泛素化稳定 E2F1 蛋白，增强 E2F1 下游促存活信号，包括上调存活蛋白和 FOXM1 蛋白水平，促进了肝癌生长。在人肝细胞癌中 POH1 丰度增高，与 E2F1 过表达及肿瘤生长相关。

泛素化调节系统比较复杂，一个去泛素化酶参与到多个底物的调控，一个底物也可以被多种去泛素化酶调节，以及泛素连接酶和去泛素化酶间的动态变化。所以，在不同组织的肿瘤中，或者不同类型的肿瘤中，去泛素化酶表现出促癌和抑癌的功能双重性，为去泛素化酶的临床转化研究带来困难。因此，鉴定目的蛋白质的特异性去泛素化酶或者某一去泛素化酶调节的主要靶蛋白质尤为重要。尽管已经确定了一些去泛素化酶的底物，但是大多数去泛素化酶的底物和功能都有待深入研究。通过高通量多组学的方法系统性筛选某一特定组织类型或功能中起主导作用的去泛素化酶和底物蛋白质，是目前该领域的研究趋势。目前，去泛素化酶系统有 6 个家族分类。根据结构和酶学特征，鉴定新的去泛素化酶成员也是该领域研究的一个方向。

十一、泛素化与消化系统肿瘤

由于消化系肿瘤几乎占人体实体瘤的 60%，故本节对泛素化与消化系肿瘤作一概述。

（一）泛素化与食管癌

MARCH8 是一种 E3 连接酶，主要参与免疫调节。近来有报道其在人食道鳞状细胞癌中发生了异常表达。MARCH8 通过介导 CDH1 和 β2M 的泛素化使得肿瘤逃避免疫反应，从而促进食管鳞癌的恶性表型。

Hippo 信号传导异常是食管鳞状细胞癌进展的关键因素。研究发现 RACO – 1 是 YAP/TEAD 轴的抑制蛋白。RACO – 1 的减少会增加 YAP 的蛋白质水平和 YAP/TEAD 靶基因的表达。此外，RACO – 1 沉默可以促进 ESCC 细胞的侵袭和迁移，而 YAP 的耗竭可以挽救 ESCC 细胞的凋亡。免疫沉淀显示 RACO – 1 与 YAP 结合并促进 k48 位点的多泛素化从而导致 YAP 的降解。类似的，PARK2 可以与细胞质中的 YAP 相互作用，并在 K90 位点促进 YAPK48 连接的泛素化降解，从而调节 Hippo 信号传导进而影响 ESCC 的肿瘤进程。

食管癌中 EIF3H 表达明显上调，并且 ESCC 细胞系中 EIF3H 的异位表达促进细胞增殖，集落形成，迁移和侵袭。相反，对 EIF3H 的遗传抑制作用可在体外和体内抑制 ESCC 肿瘤的生长和转移。通过 EIF3H 对 Snail 的去泛素化作用，促进了食管癌中 Snail 介导的 EMT 过程。

lncRNA（AGPG）可以增加食管鳞状细胞癌（esophageal squamous cell carcinoma，ESCC）的糖酵解活性和细胞增殖。AGPG 结合并稳定 6 – 磷酸果糖 –2 – 激酶/果糖 – 2，6 – 双磷酸酶 3（PFKFB3）。通过防止 APC/C 介导的泛素化，AGPG 保护 PFKFB3 免受蛋白酶体降解，导致 PFKFB3 在癌细胞中积聚，随后激活糖酵解通量并促进细胞周期进程。

放疗抵抗是降低 ESCC 的肿瘤复发和改善预后的主要障碍。TRIB3 作为 ESCC 中抗辐射性的关键调节剂，通过与 TAZ 相互作用从而阻碍了 β-TrCP 介导的 TAZ 泛素化和降解，在体外和体内赋予了食管鳞癌的放射抗性。

（二）泛素化与胃癌

在胃癌中，组蛋白去乙酰化基酶 3（histone deacetylase 3，HDAC3）可抑制 p53 活性，程序性细胞死亡 5（programmed cell death 5，PDCD5）选择性地介导 HDAC3 从 p53 的解离，这诱导了 HDAC3 的裂解和泛素依赖性蛋白酶体降解，从而促进 p53 的活性增强，显著增强 AGS 胃癌细胞的体内致瘤性，并与胃癌患者的不良预后相关。

幽门螺杆菌感染是远端胃癌的主要危险因素。细菌毒力因子，例如癌蛋白 CagA，会增加患癌症的风险。尽管感染率很高，但只有少数感染幽门螺杆菌的人会患上胃癌。研究表明，CagA 可以诱导 XIAPE3 泛素连接酶的磷酸化，从而增强宿主促凋亡因子 Siva1 的泛素化和蛋白酶体降解，该过程由 PI3K/Akt 途径介导。幽门螺杆菌对 Siva1 的抑制作用可增加 DNA 受损的人类细胞的存活率。

与非肿瘤组织相比，胃肿瘤中 TRIM59mRNA 和蛋白的水平明显升高，而且与晚期肿瘤分期和患者生存时间缩短有关。*TRIM59* 基因敲低减少了裸鼠体内胃癌细胞系的增殖，克隆形成和迁移以及异种移植瘤的生长而 TRIM59 的过表达则具有相反的作用。TRIM59 与 P53 发生物理相互作用，从而增加了其泛素化降解。

（三）泛素化与胰腺癌

FBW7 是 Skp1 – Cul1 – F-box（SCF）泛素连接酶复合物的底物识别组件，并通过靶向多种癌蛋白降解而充当主要的肿瘤抑制因子。有研究发现低 FBW7 表达与胰腺癌临床样品中的 ERK 激活显著相关。ERK 直接与 FBW7 的 Thr205 发生磷酸化修饰，随后促进了 FBW7 泛素化和蛋白酶体降解。同时，磷酸缺乏的 T205AFBW7 突变体对 ERK 激活具有抗性，并且可以显著抑制胰腺癌细胞的增殖和肿瘤发生。

此外，有研究发现编码泛素连接酶亚基 FBXL7 的基因的启动子在晚期胰腺癌中甲基化，与 FBXL7mRNA 和蛋白质水平降低相关。FBXL7mRNA 水平低预示着胰腺癌患者生存不良。FBXL7 在 Ser104 磷酸化后介导活性 c-SRC 的泛素化和蛋白酶体降解。在体内，耗尽 FBXL7 的癌细胞会形成具有高转移负担的肿瘤。

（四）泛素化与肝癌和胆管癌

在肝癌（hepatocellular carcinoma，HCC），USP22 通过去泛素化和稳定 HIF-α 促进缺氧诱导的 HCC 干细胞和糖酵解。作为 HIF-α 的直接靶基因，USP22 和 TP53 可以在缺氧条件下被 HIF-α 转录上调。在 TP53 野生型 HCC 细胞中，HIF-α 诱导 TP53 介导 USP22 上调抑制。在 TP53 突变的 HCC 细胞中，USP22 和 HIF-α 形成正反馈回路并促进 HCC 的干性。

胆管癌患者中较高的 CLK3 表达主要与核苷酸代谢重编程有关，这通过比较胆管癌细胞的代谢谱进一步得到证实。CLK3 在 Y708 处直接磷酸化 USP13，从而促进其与 c-Myc 的结合，从而阻止 Fbxl14 介导的 c-Myc 泛素化并激活嘌呤代谢基因的转录。CCA 相关的 CLK3 – Q607R 突变体诱导 USP13 – Y708 磷酸化并增强 c-Myc 的活性。而且反过来，c-Myc 转录上调 CLK3。

（五）泛素化与肠癌

肿瘤抑制因子 FBW7 靶向癌蛋白（例如 c-Myc）进行泛素化。在相当大比例的结肠癌中，尽管存在 FBW7mRNA，但仍无法检测到 FBW7 蛋白。去泛素化酶（DUB）USP9X 是 FBW7 的相互作用因子。USP9X 拮抗 FBW7 泛素化，而 Usp9x 缺失导致 Fbw7 不稳定，进一步靶向了癌蛋白从而抑制了肿瘤形成。

线粒体 p53 参与细胞凋亡和肿瘤抑制。在大肠癌中，TRAF6E3 连接酶是通过促进细胞溶质中 p53 的 K24 位点的 K63 连接泛素化来限制 p53 线粒体易位和自发凋亡，这种泛素化限制了 p53 和 MCL – 1/BAK 之间的相互作用。TRAF6 还通过募集 p300 进行 p53 乙酰化来促进 K63 连接的核 p53 泛素化。在功能上，p53 的 K63 连接泛素化抑制了 p53 介导的细胞凋亡和肿瘤抑制，从而促进了肿瘤的发展。

参考文献

[1] Sun Y. SAG/ROC/Rbx/Hrt, a zinc RING finger gene family: molecular cloning, biochemical properties, and biological functions. Antioxid Redox Signal, 2001, 3 (4): 635 – 650.

［2］ Jin G. Skp2 – Mediated RagA Ubiquitination Elicits a Negative Feedback to Prevent Amino-Acid-Dependent mTORC1 Hyperactivation by Recruiting GATOR1. Mol Cell, 2015, 58 （6）: 989 – 1000.

［3］ Wang B. TRAF2 and OTUD7B govern a ubiquitin-dependent switch that regulates mTORC2 signalling. Nature, 2017, 545 （7654）: 365 – 369.

［4］ Peterson TR. DEPTOR is an mTOR inhibitor frequently overexpressed in multiple myeloma cells and required for their survival. Cell, 2009, 137 （5）: 873 – 886.

［5］ Duan S. mTOR generates an auto amplification loop by triggering the betaTrCP-and CK1alpha-dependent degradation of DEPTOR. Mol Cell, 2011, 44 （2）: 317 – 324.

［6］ Steinberg GR, D. Carling, AMP-activated protein kinase: the current landscape for drug development. Nat Rev Drug Discov, 2019, 18 （7）: 527 – 551.

［7］ Pineda CT. Degradation of AMPK by a cancer-specific ubiquitin ligase. Cell, 2015, 160 （4）: 715 – 728.

［8］ Deng M. Deubiquitination and Activation of AMPK by USP10. Mol Cell, 2016, 61 （4）: 614 – 624.

［9］ Mallampalli, R. K. Fbxl12 triggers G1 arrest by mediating degradation of calmodulin kinase I. Cell Signal, 2013, 25 （10）: 2047 – 2059.

［10］ Dang CV. The interplay between MYC and HIF in the Warburg effect. Ernst Schering Found Symp Proc, 2007, （4）: 35 – 53.

［11］ Thirusangu P. BP – 1T, an antiangiogenic benzophenone-thiazole pharmacophore, counteracts HIF-α signalling through p53/MDM2 – mediated HIF – 1alpha proteasomal degradation. Angiogenesis, 2017, 20 （1）: 55 – 71.

［12］ Chen Z. TRIM44 promotes quiescent multiple myeloma cell occupancy and survival in the osteoblastic niche via HIF – 1 stabilization. Leukemia, 2019, 33 （2）: 469 – 486.

［13］ Li Z. VHL protein-interacting deubiquitinating enzyme 2 deubiquitinates and stabilizes HIF-α EMBO Rep, 2005, 6 （4）: 373 – 378.

［14］ Sun H. TRAF6 upregulates expression of HIF-α and promotes tumor angiogenesis. Cancer Res, 2013, 73 （15）: 4950 – 4959.

［15］ Lee S. Hepatitis B virus X protein enhances Myc stability by inhibiting SCF （Skp2） ubiquitin E3 ligase-mediated Myc ubiquitination and contributes to oncogenesis. Oncogene, 2016, 35 （14）: 1857 – 1867.

［16］ Choi S. H. Myc protein is stabilized by suppression of a novel E3 ligase complex in cancer cells. Genes Dev, 2010, 24 （12）: 1236 – 1241.

［17］ Paul I. The ubiquitin ligase CHIP regulates c-Myc stability and transcriptional activity. Oncogene, 2013, 32 （10）: 1284 – 1295.

［18］ Fang X. Deubiquitinase USP13 maintains glioblastoma stem cells by antagonizing FBXL14 – mediated Myc ubiquitination. J Exp Med, 2017, 214 （1）: 245 – 267.

［19］ Nicklas S. A complex of the ubiquitin ligase TRIM32 and the deubiquitinase USP7 balances the level of c-Myc ubiquitination and thereby determines neural stem cell fate specification. Cell Death Differ, 2019, 26 （4）: 728 – 740.

［20］ Chen J. Artemisitene suppresses tumorigenesis by inducing DNA damage through deregulating c-Myc-topoisomerase pathway. Oncogene, 2018, 37 (37): 5079 – 5087.

[21] Hafner A. The multiple mechanisms that regulate p53 activity and cell fate. Nat Rev Mol Cell Biol, 2019, 20 (4): 199 – 210.

[22] Li M. Deubiquitination of p53 by HAUSP is an important pathway for p53 stabilization. Nature, 2002, 416 (6881): 648 – 653.

[23] Chauhan S. TRIMs and Galectins Globally Cooperate and TRIM16 and Galectin – 3 Co-direct Autophagy in Endomembrane Damage Homeostasis. Dev Cell, 2016, 39 (1): 13 – 27.

[24] Raimondi M. USP1 (ubiquitin specific peptidase 1) targets ULK1 and regulates its cellular compartmentalization and autophagy. Autophagy, 2019, 15 (4): 613 – 630.

[25] Xia P. WASH inhibits autophagy through suppression of Beclin 1 ubiquitination. EMBO J, 2013, 32 (20): 2685 – 2696.

[26] Fusco C. TRIM50 regulates Beclin 1 proautophagic activity. Biochim Biophys Acta Mol Cell Res, 2018, 1865 (6): 908 – 919.

[27] Shang Y. CHIP/Stub1 regulates the Warburg effect by promoting degradation of PKM2 in ovarian carcinoma. Oncogene, 2017, 36 (29): 4191 – 4200.

[28] Liu K. Parkin Regulates the Activity of Pyruvate Kinase M2. J Biol Chem, 2016, 291 (19): 10307 – 10317.

[29] Zhang C. Cullin3 – KLHL25 ubiquitin ligase targets ACLY for degradation to inhibit lipid synthesis and tumor progression. Genes Dev, 2016, 30 (17): 1956 – 1970.

[30] Gu L. The IKKbeta-USP30-ACLY Axis Controls Lipogenesis and Tumorigenesis. Hepatology, 2021, 73 (1): 160 – 174.

[31] Zelcer N. LXR regulates cholesterol uptake through Idol-dependent ubiquitination of the LDL receptor. Science, 2009, 325 (5936): 100 – 104.

[32] Zheng N. Structure of the Cul1 – Rbx1 – Skp1 – F-box-Skp2 SCF ubiquitin ligase complex. Nature, 2002, 416 (6882): 703 – 709.

[33] Meng X. FBXO38 mediates PD – 1 ubiquitination and regulates anti-tumour immunity of T cells. Nature, 2018, 564 (7734): 130 – 135.

[34] Gstalder C. Inactivation of Fbxw7 Impairs dsRNA Sensing and Confers Resistance to PD – 1 Blockade. Cancer Discov, 2020, 10 (9): 1296 – 1311.

[35] Zhang J. Cyclin D-CDK4 kinase destabilizes PD-L1 via cullin 3 – SPOP to control cancer immune surveillance. Nature, 2018, 553 (7686): 91 – 95.

[36] Jingjing W. Deubiquitination and stabilization of programmed cell death ligand 1 by ubiquitin-specific peptidase 9, X-linked in oral squamous cell carcinoma. Cancer Med, 2018, 7 (8): 4004 – 4011.

[37] Huang X. USP22 Deubiquitinates CD274 to Suppress Anticancer Immunity. Cancer Immunol Res, 2019, 7 (10): 1580 – 1590.

[38] Mao R. Ubiquitin C-terminal hydrolase L1 promotes expression of programmed cell death-ligand 1 in non-small-cell lung cancer cells. Cancer Sci, 2020, 111 (9): 3174 – 3183.

[39] Mezzadra R. Identification of CMTM6 and CMTM4 as PD-L1 protein regulators. Nature, 2017, 549 (7670): 106 – 110.

[40] Gao J. CD155, an onco-immunologic molecule in human tumors. Cancer Sci, 2017, 108 (10):

1934 – 1938.

［41］Molfetta R. The Ubiquitin-proteasome pathway regulates Nectin2/CD112 expression and impairs NK cell recognition and killing. Eur J Immunol, 2019, 49 (6): 873 – 883.

［42］Tan C. A serine in the first transmembrane domain of the human E3 ubiquitin ligase MARCH9 is critical for down-regulation of its protein substrates. J Biol Chem, 2019, 294 (7): 2470 – 2485.

［43］Ishido S. Downregulation of major histocompatibility complex class I molecules by Kaposi's sarcoma-associated herpesvirus K3 and K5 proteins. J Virol, 2000, 74 (11): 5300 – 5309.

［44］Stevenson PG. Inhibition of MHC class I-restricted antigen presentation by gamma 2 – herpesviruses. Proc Natl Acad Sci USA, 2000, 97 (15): 8455 – 8460.

［45］Pang D. RACO – 1 modulates Hippo signalling in oesophageal squamous cell carcinoma. J Cell Mol Med, 2020, 24 (20): 11912 – 11921.

［46］Zhou X. Regulation of Hippo/YAP signaling and Esophageal Squamous Carcinoma progression by an E3 ubiquitin ligase PARK2. Theranostics, 2020, 10 (21): 9443 – 9457.

［47］Zhou S. TRIB3 confers radiotherapy resistance in esophageal squamous cell carcinoma by stabilizing TAZ. Oncogene, 2020, 39 (18): 3710 – 3725.

［48］Palrasu M. Bacterial CagA protein compromises tumor suppressor mechanisms in gastric epithelial cells. J Clin Invest, 2020, 130 (5): 2422 – 2434.

［49］Ji S. ERK kinase phosphorylates and destabilizes the tumor suppressor FBW7 in pancreatic cancer. Cell Res, 2015, 25 (5): 561 – 573.

［50］Zhang X. TRAF6 Restricts p53 Mitochondrial Translocation, Apoptosis, and Tumor Suppression. Mol Cell, 2016, 64 (4): 803 – 814.

［51］Jeon YJ. Regulation of glutamine carrier proteins by RNF5 determines breast cancer response to ER stress-inducing chemotherapies. Cancer Cell, 2015, 27 (3): 354 – 369.

［52］樊代明. 整合肿瘤学·基础卷. 西安: 世界图书出版西安有限公司, 2021.

［53］Liu J. Parkin ubiquitinates phosphoglycerate dehydrogenase to suppress serine synthesis and tumor progression. J Clin Invest, 2020, 130 (6): 3253 – 3269.

［54］樊代明. 整合医学: 理论与实践. 西安: 世界图书出版西安有限公司, 2016.

［55］樊代明. 整合医学: 理论与实践⑦. 西安: 世界图书出版西安有限公司, 2021.

第七章 泛素化与疾病诊疗

◎曹田宇 李丹秀

一、泛素化与疾病机理

泛素化是一种蛋白转录后修饰（PTM），参与蛋白质降解，DNA 损伤修复，细胞死亡和代谢等多种生物过程中。泛素化对生物体多种生理过程都至关重要，包括细胞存活和分化以及先天性和适应性免疫。与此同时，泛素化的细胞功能范围也很广，包括蛋白水解和非蛋白水解作用，例如蛋白质的蛋白酶体降解、受体内化和下调、多蛋白复合物的组装、细胞内运输、炎症信号、自噬、DNA 修复和酶活性调节等。因此，泛素化异常有可能导致机体多种不良后果，即可能导致通路异常激活或失活（例如参与肿瘤发生或细胞代谢的通路）、蛋白质复合物组装不当或不足（例如在炎症反应或 DNA 修复过程的调节过程中）、错误折叠蛋白质的积累。这些任何一个都可能对细胞有害，进而导致多种相关疾病和肿瘤发生。自发现泛素蛋白酶体系统（UPS）以来，泛素化和去泛素化酶（DUB）的作用已得到广泛应用，研究泛素化在多种疾病，如肿瘤中的致病机理及其作为诊断标志物和治疗靶标具有重要意义。尤其在蛋白酶体抑制剂用于治疗多发性骨髓瘤的批准和成功应用后，许多研究以针对泛素系统的各个方面来治疗恶性肿瘤以及代谢和神经退行性疾病。随着蛋白质组学质谱领域的技术进步，结合针对 Ub 链或基质上 Ub 残留物的特异性抗体的开发，研究人员能够以精确和全基因组的方式追踪泛素化。因此，新型 Ub 调节酶和受体已被开发为新的疾病治疗靶点。

小分子操纵泛素化被认为是一种新的治疗途径。泛素化可激活 NF-κB 和 MAPK 途径。泛素化在维持免疫稳态方面具有关键作用和高度特异性。因此，关键的泛素酶被认为是药物开发的新靶点。通过影响泛素化途径中的关键酶，例如 E3 泛素连接酶或 E2 泛素缀合酶，小分子可以直接控制相应途径的激活或抑制。一些研究已经证明了小分子配对抑制剂作为抗癌剂的鉴定和用途，其可抑制 DUB 导致细胞变化，例如多泛素化蛋白分子聚集，单体泛素部分减少，多泛素组装速率增加，DUB 总体减少，以及改变细胞活动（例如影响癌蛋白的 DUB 调节过程）。通常，抑制 DUB 会导致蛋白酶体功能受损和错误折叠的功能蛋白聚集，导致细胞发生毒性和死亡。控制致癌蛋白的 DUB 可以被通过 UPS 降解抑制去泛素化活性的小分子靶向，而控制肿瘤抑制因子的 DUB 可以通过增加去泛素化活性来靶向，从而抑制肿瘤的进展。由于小分子抑制剂比酶激活剂更容易设计，更易使用底物建模和竞争抑制，所以越来越多的研究正在致力于小分子抑制剂的开发和应用。泛素蛋白酶体途径（UPP）是一种广泛而复杂的蛋白降解途径，存在于所有真核细胞中。由于 UPP 在蛋白酶体周转中的作用，UPP 蛋白酶体抑制剂最初被开发为对预防癌症相关恶病质有潜在益处的药物。许多临床前研究表明，小分子蛋白酶体抑制剂可以在培养的细胞系和小鼠癌症模型中诱导细胞凋亡，从而推测它们作为化疗药物的效用。驱动这些药物研究的早期假说之一是：它们可以通过阻断 NF-κB 抑制剂 IκB 的降解来抑制 NF-κB 信号通路，从而阻止 NF-κB 的核易位。这一理论原理催生了第一代蛋白酶体抑制剂硼替佐米的开发。

第一代蛋白酶体抑制剂——蛋白酶体 20S 蛋白水解核心的抑制剂是迄今为止研究最广泛的蛋白酶体抑制剂，其中 3 种药物（硼替佐米、伊沙唑米和卡非佐米）目前被批准用于治疗多发性骨髓瘤或套细胞淋巴瘤（MCL）。硼替佐米是第一个被临床使用的蛋白酶体抑制剂。

硼替佐米是一种缓慢可逆的抑制剂，它与 26S 蛋白酶体的催化位点结合，能够抑制 β5/糜蛋白酶样，并在较小程度上抑制 β2/胰蛋白酶样和 β1/谷氨酰后肽水解活性。该药物通常作为治疗多发性骨髓瘤患者和 MCL 患者的一线药物。大约 10 年前，硼替佐米作为一种单一药物在治疗复发和（或）难治性多发性骨髓瘤方面表现出令人印象深刻的临床活性，最初在 I 期研究，然后在 II 期临床试验。这些发现支持了 FDA 2003 年 FDA 加速批准硼替佐米作为一种挽救性治疗药物，最初用于治疗难治性疾病患者。重要的是，与之前的治疗方案相比（无论之前使用的治疗方法如何），硼替佐米首次延长了这一患者群体的无进展生存期（PFS）。

环氧酮作为第二代蛋白酶体抑制剂，与硼酸（包括硼替佐米和伊沙佐米）类似，也可以与这些 N 端苏氨酸结合。然而，与硼酸盐不同，环氧酮形成不可逆的键，可以延长蛋白酶体抑制的持续时间。长期抑制的可能性为卡非佐米（以前称为 PR－171）的 I 期研究提供了理论依据，这表明该药物对复发和（或）难治性多发性骨髓瘤具有耐受和活性，即使在一些之前接受过硼替佐米治疗的患者群体中也是如此。随后，卡非佐米在 2012 年获得 FDA 作为单一药物用于治疗至少两种治疗方案和近期治疗无效的多发性骨髓瘤患者。

此外，其他蛋白酶体抑制剂的疗效已在临床试验中得到评估，包括口服生物可利用可逆肽硼酸伊沙唑米、不可逆环氧酮奥丙佐米、静脉注射 β－内酯马利唑米和硼酸德兰佐米。在这些口服蛋白酶体抑制剂中，伊沙唑米的临床发展最先进。

除了蛋白酶体外，UPP 还有多个其他适合药理干预的潜在靶点。例如，针对去泛素酶和该蛋白质转换机制的其他上游调控成分的新化合物可能单独显示出抗肿瘤活性，和（或）与蛋白酶体抑制剂联合使用时具有协同细胞毒性作用。在这方面，神经前体细胞表达的发育性下调蛋白 8（NEDD8）激活酶抑制剂和 E3 泛素蛋白连接酶 MDM2 抑制剂 RG7112132 在急性髓系白血病患者中具有临床活性。此外，蛋白质水解靶向嵌合分子（proteolysis targeting chimera，PROTAC）诱导蛋白酶体介导的特定蛋白靶点降解的抗肿瘤活性正在临床前进行评估，这些药物有望尽早被纳入临床试验。

关于新抑制剂的发现，最有希望的方面是依赖于泛素系统的特定分子靶点，而不依赖于蛋白酶体。事实上，E1、E2、E3 泛素化酶在癌症中可能发生改变，这为针对泛素系统的治疗提供了广泛的已知和未知靶点，例如 E1 活性的抑制剂，更具体地应为 MDM2 连接酶活性的抑制剂或 p53 识别的抑制剂。尽管每种肿瘤类型都具有特定的突变模式、基因组改变或磷酸化改变的特征，然而有些肿瘤也可能以泛素系统的特定改变为特征。从这个角度来看，胰腺癌是最典型的示例。因此，描绘胰腺癌细胞泛素化/去泛素化系统的完整改变方案无疑是一种很有希望的挖掘方法，以便最终找到有效药物来治疗这种长期耐受治疗的疾病。目前，使用劳动密集型酵母双杂交系统和蛋白质组学分析发现小分子抑制剂，在体外和体内方法已经建立并成功应用于发现以泛素化为靶点的小分子药物。相信在不久的将来，越来越多的小分子抑制剂将会面世，并给众多疾病患者带来福音。

作为最重要的泛素酶，E3 总是比靶向 E2 表现出更好的特异性，主要是因为 E3 酶在底物结合形成复合物过程中的特异性所决定。一些功能已知的 E3 泛素连接酶被认为是治疗炎症性疾病的潜在治疗靶点。例如，三元基序家族（TRIM）包含一系列在不同生理和疾病条件下参与多个信号级联的不同蛋白质，包括免疫应答和癌症。已鉴定出 80 多种 TRIM 家族蛋白，并根据其结构域的组织分为从 C-Ⅰ 到 C-Ⅺ的六个亚家族。这些蛋白质包含三元基序，其中包含环结构域、锌指结构域（称为"B 盒"）和卷曲线圈区域。通常，TRIM 蛋白质包含部分而非全部这些结构域。除 8 种蛋白质外，所有其他 TRIM 家族成员都具有属于 E3 泛素连接酶环型组的具有 E3 连接酶活性的环指结构域。

除了哺乳动物细胞中表达的内源性泛素化酶外，一些病毒基因组还编码自己的 E3 泛素酶。这些病毒 E3 酶是高度特异和理想的药物靶点，如感染细胞蛋白 0（ICP0），即在 HSV－1 感染早期表达的 E3 连接酶。ICP0 诱导宿主早幼粒细胞白血病蛋白核域体降解以启动病毒复制。通过调节参与抗病毒信号传导的底物的 Lys48 连接泛素化，包括 MyD88、MyD88 适配器样蛋白和 USP7，ICP0 抑制这些信号通路的激活，并抵消宿主免疫反应以确保病毒复制。基于体外 HTRFHTS，Deschamps 等人鉴定了 3，4，5－芳基取代异恶唑（化合物 A）作为 ICP0 抑制剂。化合物 A 通过抑制 ICP0 的自身泛素化，有效抑制 HSV－1 复制和病毒感染诱导的细胞病变效应。

鉴于泛素化在生理和病理过程中扮演这至关重要的角色，所以泛素化既可以作为疾病和肿瘤的重要诊断标志，又可以作为疾病和肿瘤的显著治疗靶点。本文专就泛素化的临床诊疗作用进行总结。

二、泛素化与非瘤性疾病的诊断

泛素化作为机体蛋白质转录后修饰的重要途径之一，其失调节与多种疾病密切相关，因此泛素化能够作为疾病诊断的合适标志物。

（一）炎症性肠病

肠道黏膜的维持是由协调上皮细胞增殖、分化和周转的局部信号驱动的，目的是将腔内抗原内容物从宿主免疫系统中分离出来。这一屏障的破坏会促进从炎症性肠病到癌症等胃肠道疾病的发生泛素化异常参与了炎症性肠病（IBD）的发生和发展，一些泛素酶及其抗体有望成为克罗恩病（CD）临床诊断和评估病情严重程度的重要标志物。正常人黏膜巨噬细胞中多种泛素蛋白酶的表达较少，肠道巨噬细胞呈非激活、无反应的功能表型。然而 IBD 患者黏膜巨噬细胞为激活表型，泛素蛋白酶表达明显上调，表现为抗原呈递和炎症反应。同时，与正常组比较，实验性结肠炎大鼠结肠组织中泛素 mRNA 表达明显升高。因此，泛素化异常可能是 IBD 结肠炎症和免疫损伤发生的重要机制之一。

Mélissa Beaudoin 等通过对 200 例溃疡性结肠炎病例和 150 例健康对照进行靶向测序分析，并对 42 例罕见的非同义变异进行了随访基因分型，结果发现 E3 泛素连接酶 RNF186 与 IBD 具有显著的相关性。RNF186 编码一个具有 RING 结构域的蛋白，IBD 的编码变体恰好位于 RING 结构域，该结构域具有 E3 泛素蛋白连接酶活性。有研究分析了 RNF186 蛋白在结肠组织的上皮细胞基底极和固有层表达情况，结果发现 RNF186 基因在小鼠小肠上皮和志贺氏菌感染诱导下表达显著上调，志贺氏菌侵袭性（INV＋）和非侵袭性（INV2）菌株均诱导 4 日龄和 7 日龄小鼠感染 2h 或 4h 肠道组织中 RNF186 显著过表达。这表明 RNF186 的表达在与肠道炎症密切相关。

全基因组关联研究和深度测序分析已经确定 RNF186 基因位于 UC 易感位点。进一步研究发现，RNF186 可调节结肠上皮细胞内质网应激来维持肠道稳态，参与结肠炎症反应。RNF186 在结肠上皮中表达上调，促进其底物的泛素化。小鼠研究发现，RNF186 能够改变小鼠肠道的小分子通透性。在敲除 RNF186 的小鼠结肠上皮中，RNF186 的底物的表达增加，进而导致蛋白稳态紊乱与结肠上皮内质网应激增强，最终致使肠道炎症敏感性增加。因此，RNF186 在维持肠道稳态和抵御炎症发生发展中具有重要意义，这也意味着 RNF186 降低可能作为发生肠道炎症的提示信号。

E3 泛素连接酶 ITCH 最初是在辐射和 5 - 羟基脲诱导的 18h 突变的分子病因被

阐明时被发现的。泛素连接酶 ITCH 已知可以调节免疫反应，在小鼠和人类中，ITCH 功能的丧失也与胃肠道炎症表型有关。在小鼠体内，结肠由于结构、功能和微生物组成的差异，在敲除 ITCH 的动物中，为了更好地维持小肠内稳态，可能会激活额外的代偿途径。敲除 *ITCH* 的小鼠，其小肠的结构改变，包括绒毛变钝、细胞拥挤、隐窝扩张、固有肌层增厚。这些差异在小肠远端更明显，且不依赖于淋巴细胞。此外，在敲除 *ITCH* 小鼠小肠内，细胞更替增加，包括上皮细胞沿着隐窝绒毛轴的加速迁移和隐窝绒毛连接处上皮细胞凋亡的增加。这表明 ITCH 是肠上皮稳态的重要调节因子。

microRNA 是近些年研究火热的领域，其在 IBD 的发生发展中发挥重要的作用。炎症微环境会影响 microRNA 的表达，从而降低靶基因的表达。此外，microRNA 也调节着泛素化过程，尤其是泛素化酶的表达。microRNA-26b（miR-26b）被证明在正常的组织生长和分化中起作用，同样在肠道疾病中也起着调节作用。有研究通过前瞻和回顾性研究，对溃疡性肠炎和对照患者进行了 miR-26b 原位杂交和定量逆转录聚合酶链反应分析。结果发现，miR-26b 不仅在 UC 中升高，并且其升高趋势与疾病进展成相关性。进一步研究鉴定了 miR-26b 的靶点为 DIP1、MDM2、CREBBP、BRCA1。其中，E3 泛素连接酶 DIP1 在 UC 中表达较正常黏膜降低。这提示，E3 泛素连接酶 DIP1 在 UC 中重要诊断价值。

E3（cIAP2）在 UC 活动期患者再生上皮细胞中表达上调，可进一步降低上皮细胞链接 Fas 结构域，对结肠上皮再生有重要影响，可能与 UC 相关肿瘤的发生相关。研究发现，活动期 UC 患者上皮细胞中 cIAP2，而非 cIAP1 在 UC 活性期间上调，在促炎细胞因子刺激上皮细胞后也发现了类似的上调。抑制 cIAP2 能够增加上皮细胞对 Fas 连接的敏感性。这不仅提示了 cIAP2 在 UC 中的诊断价值，同时也提示了 UC 发生癌变的可能。

E3（Fbxw7）可促进趋化因子 CX3CR1 高表达的 Mφ 中组蛋白赖氨酸 N-甲基转移酶 EZH2 降解，上调 CCl2/CCl7 表达，诱导 CX3CR1 中度表达的前炎性 Mφ 聚集于结肠组织，产生炎症反应

肠道内具有功能可塑性的单核吞噬细胞在炎症性肠病的病理过程中起着至关重要的作用。有研究发现在人类和小鼠中，炎症肠道中 E3 连接酶 FBXW7 的表达增加与 IBD 严重程度显著相关。FBXW7 缺乏导致小鼠接结肠巨噬细胞产生细胞因子减少，进而降低结肠组织的炎性积累和炎性肠病的发展。在机制层面，FBXW7 可促进趋化因子 CX3CR1 高表达的巨噬细胞中组蛋白赖氨酸 N-甲基转移酶 EZH2 降解，上调 CCl2/CCl7 表达，诱导 CX3CR1 中度表达的前炎性巨噬细胞聚集于结肠组织，产生炎症反应。综上，FBXW7 促进了 IBD 的发生发展，其增高可作为 IBD 的诊断参考。

不同 E3 作用于不同靶蛋白，同一个 E3 也可作用于多个靶蛋白，均可引起不同的调节效应。泛素化修饰可诱导炎症产生，但同样有抑制炎症反应作用，参与

固有免疫的防御或损伤，关键或在于 E3 及其相应的靶蛋白调控网络。多种 E3 已被发现与结肠组织病理损伤有关，调控效应涉及增殖、凋亡、应激、炎症反应多方面，泛素化作用靶点呈现了多样性、复杂性。泛素修饰系统的相互作用参与了 IBD 的损伤和修复，为靶向治疗的合理选择、采取整体治疗提供了一些新思考。

（二）糖尿病肾病

胰岛素抵抗是代谢综合征的主要致病特征，代谢综合征与心血管问题、2 型糖尿病、癌症和其他疾病有关。有研究通过分析糖尿病患者尿液，发现游离泛素蛋白水平改变能够区别出糖尿病肾病和其他糖尿病慢性疾病，这表明游离泛素蛋白在诊断糖尿病肾病中的重要临床价值。泛素系统的缺陷已被证明会影响小鼠和大鼠的细胞对胰岛素的反应在几个层面上：配体诱导的胰岛素受体下调、胰岛素受体底物（IRS）蛋白的下游信号传导减少和对胰岛素的生物反应受损。与胰岛素抵抗最相关的机制是由 IRS 蛋白的下调引起的。缺乏 IRS2 的小鼠患有糖尿病并表现出 β 细胞量的减少。IRS 蛋白的下调是由细胞因子信号抑制因子 1（suppressor of cytokine signaling 1，SOCS1）和 SOCS3 介导的，它们在 cullin-RING 泛素连接酶复合物中充当底物识别模块。SOCS1 和 SOCS3 是由炎症因子诱导的，支持炎症参与糖尿病和肥胖症发病机制的观点。此外，IRS1 稳定性受负反馈机制调节，该机制涉及 mTOR 的胰岛素依赖性激活，该机制触发 IRS1 的磷酸化及其随后通过 cullin 亚基 Fbw8 的泛素化和降解。代谢综合征发病机制的一个关键因素是骨骼肌中的胰岛素抵抗，因为大部分胰岛素依赖的葡萄糖处理发生在骨骼肌中。最近表明，mitsugumin 53［MG53（TRIM72）］是一种肌肉特异性泛素连接酶，针对胰岛素受体和 IRS1 进行泛素依赖性降解。MG53 在胰岛素抵抗模型中过度表达，它的消耗阻止了饮食诱导的全身性胰岛素抵抗。以上表明，泛素化系统紊乱常发生于糖尿病，因此监测泛素系统的异常改变，有助于糖尿病的筛查和诊断。

（三）神经退行性疾病

UPS 的缺陷在很大程度上与不同的神经退行性疾病相关，如阿尔茨海默病、帕金森病或亨廷顿病。泛素化 TAU 蛋白的积累和淀粉样蛋白 - β 蛋白的聚集产生神经纤维斑，保护这些蛋白免受蛋白酶体降解，这种 TAU 蛋白的异常积累导致阿尔茨海默病。在青少年帕金森病中，泛素连接酶 Parkin 的突变是导致其失活的原因，这表明其底物可能不再泛素化和降解。然后，这些蛋白质会以类似于阿尔茨海默病的方式积聚，并导致细胞毒性和神经元丢失。最后，在亨廷顿病中，亨廷顿蛋白中多谷氨酰胺重复序列的扩张会导致蛋白质聚集体（称为包涵体）的形成，这种聚集体能抵抗蛋白酶体的降解，从而削弱其功能。

帕金森病、阿尔茨海默病和多聚谷氨酰胺重复疾病（例如亨廷顿氏病），其特征在于扰乱维持细胞稳态和神经元功能的蛋白质聚集体或包涵体的毒性积累。特定的蛋白质、受影响的细胞类型和蛋白质内含物的定位因疾病而异。但它们对泛素抗体具有免疫反应性。帕金森病的特征是黑质中多巴胺能神经元的进行性丧失，导致肌肉震颤、僵硬和运动迟缓。Lewy bodies 是主要由 α-synuclein 组成的蛋白质聚集体，是帕金森病的诊断特征。泛素化会增加多巴胺能细胞中 α-synuclein 的聚集和神经毒性。除了 Lewy bodies，导致细胞凋亡和坏死的线粒体功能障碍和氧化应激在帕金森病的病理学中也起着重要作用。几种编码线粒体蛋白的基因的突变与不同形式的家族性帕金森病有关，其中包括泛素连接酶 Parkin 的突变。PINK1 是 Parkin 的结合蛋白，它本身在帕金森病的早发家族性形式中发生了改变。Parkin 和 PINK1 与损伤线粒体的选择性自噬途径相关。PINK1 感知线粒体保真度，并选择性地将胞质 Parkin 募集到受损的线粒体。Parkin 通过 PINK1 的磷酸化被激活，随后泛素化几个线粒体外膜蛋白，从而启动受损细胞器进行自噬消除。PINK1 也直接磷酸泛素 Ser65，结合于 Parkin 并刺激它的连接酶活性。而去泛素化酶 USP30 可以去除 Parkin 附着在受损线粒体上的泛素部分，并阻止 Parkin 驱动线粒体自噬的能力。

阿尔茨海默病是老年人最常见的神经退行性疾病，其特征是神经元和突触的丧失以及与反应过程相关的改变。因此，阿尔茨海默病患者会丧失记忆力和认知功能，最终导致痴呆症。由过度磷酸化、泛素化 tau 蛋白组成的细胞外 β-淀粉样斑块和细胞内神经元纤维缠结是阿尔茨海默病中发现的典型聚集体。阿尔茨海默病大脑样本的突触末端和 tau 蛋白病小鼠模型中 tau 蛋白的积累与泛素蛋白酶体系统效率降低和抑制自噬-溶酶体途径相关。选择性自噬适配器 p62 与神经元纤维缠结中的 tau 相关，而小鼠中 p62 的缺乏会引起 tau 病理沉积。p62 在控制 tau 降解方面具有多种作用。它作为支持 TRAF6 tau 多泛素化的支架，促进多泛素化 tau 穿梭到蛋白酶体并参与通过自噬途径清除聚集的 tau。泛素蛋白酶体系统是清除单体可溶性 tau 蛋白的主要途径。然而，UPS 活性被聚集的 tau 和 β-淀粉样蛋白斑块显著抑制。tau 和 β-淀粉样蛋白的高级寡聚体和聚集体通过自噬进行处理。

亨廷顿病是一种常染色体显性遗传病，由编码亨廷顿蛋白的 HTT 中 CAG 三联体重复序列的扩增引起。亨廷顿病与认知能力下降、行为异常和不自主运动有关，导致功能能力逐渐下降，最终导致死亡。核内和细胞质内含物中的多聚谷氨酰胺膨胀蛋白聚集体包含泛素蛋白酶体系统的成分以及自噬蛋白。TRAF6 在亨廷顿氏病患者大脑中上调，通过介导亨廷顿蛋白的非典型泛素化（Lys6-、Lys27- 和 Lys29-连接链）增强聚集体形成。泛素蛋白酶体系统的整体变化（包括 Lys48-、Lys63- 和 Lys11-连接的多聚 Ub 链的积累）与亨廷顿病相关，并且有人提出神经毒性部分是由于突变体亨廷顿蛋白对蛋白酶体活性的抑制。与自噬途径参与清除亨廷顿蛋白聚一致的是自噬的上调降低了亨廷顿病小鼠模型中聚谷氨酰胺扩增的毒性。

（四）肌肉萎缩障碍

骨骼肌质量下降是癌症、衰老和代谢疾病（如糖尿病和慢性肾病）的症状。超过蛋白质合成的过度蛋白质降解是骨骼肌萎缩的标志。降解代谢通过增加几种泛素蛋白酶体系统组分（包括泛素、蛋白酶体亚基和肌肉特异性泛素连接酶）的

mRNA 浓度来激活肌肉中的泛素蛋白酶体系统。由于老化、癌症、肌肉去神经或糖尿病通过诱导肌肉特异性的泛素的表达导致的肌肉分解胰岛素降低连接酶 Atrogin－1 和 MuRF1。该途径由转录因子 FOXO3 调节。泛素连接酶也由 NF-κB 诱导，以响应压力或炎症细胞因子，如 TNF-α。Atrogin－1 通过降解生肌调节因子 MyoD 间接诱导肌球蛋白重链的丢失，而 MuRF1 直接催化泛素化和粗丝成分的降解。此外，最近显示泛素连接酶 Trim32 在肌肉萎缩期间调节细丝（即肌动蛋白、肌钙蛋白、原肌球蛋白和结蛋白）和 Z 带成分（α－肌动蛋白）的破坏。FOXO3 还在肌肉萎缩期间激活自噬－溶酶体途径。与许多其他消瘦状态不同，去神经支配引起的肌肉萎缩通过 mTOR 的组成型激活来抑制自噬。mTOR 是一种丝氨酸－苏氨酸蛋白激酶，是响应营养物质和生长因子的细胞合成代谢的关键调节剂，在抑制自噬活性方面具有关键作用。mTOR 激活依赖于蛋白酶体产生的氨基酸，泛素蛋白酶系统和自噬两个分解代谢系统之间的平衡可以不同程度地调节肌肉退化。自噬介导的蛋白质降解在衰老引起的肌肉萎缩中也很明显，它在肌肉结构的一般维持中起着至关重要的作用。蛋白质过度降解导致肌肉萎缩疾病，其中的泛素化常发生异常，因此，泛素化的异常改变可作为肌肉萎缩疾病的重要参考指标之一。

三、泛素化与肿瘤诊断

（一）肿瘤中的泛素连接酶

泛素连接酶可作为致癌因子或者抑癌因子。首先，泛素连接酶通过将蛋白质运送到蛋白酶体或溶酶体进行降解调节癌基因或肿瘤抑制基因的稳定性。参与细胞周期和检查点控制的泛素连接酶对基因组稳定性至关重要。其表达的突变或改变并不限于特定类型的肿瘤，而是存在于多种癌症中，并且通常与较差的临床结果相关。泛素连接酶 Cbl 家族的成员是原癌基因，通过介导它们的溶酶体分类和降解参与下调活化受体酪氨酸激酶。E3 连接酶 c-Cbl 的突变或异常表达在骨髓增生异常－骨髓增生性肿瘤中最为常见，但也与原发性结直肠癌、髓系肿瘤（包括急性髓系白血病）和骨髓增生异常综合征有关。高度血管化的肿瘤，如肾细胞癌，胰腺肿瘤和中枢神经系统（血管网状细胞瘤）和视网膜的肿瘤的发展与 pVHL 的表达密切相关。pVHL 是 VCB-Cul2－VHL Ub 连接酶复合物的一部分，负责底物识别。VHL 中的突变基因导致缺氧诱导因子－1α（hypoxia inducible factor，HIF-α）稳定，刺激肿瘤快速血管化，从而通过确保营养和氧气供应促进肿瘤生长。在口腔鳞状细胞癌，E3 泛素连接酶复合物 SCFSkp2 的组分 Skp2 高表达且与不良预后相关，并且与周期蛋白依赖性激酶（cyclin dependent kinase，Cdk）抑制剂 p27（Kip1）呈负相关。这提示 Skp2 可能作为口腔鳞状细胞癌的重要标志物。在口腔鳞状细胞癌，E3 泛素连接酶复合物 SCFSkp2 的组分 Skp2 高表达且与不良预后相关，并且与 Cdk 抑制剂 p27（Kip1）呈负相关。这提示 Skp2 可能作为口腔鳞状细胞癌的重要标志物。

（二）癌症中的去泛素化酶

泛素连接酶的作用受到去泛素化酶（DUB）的抑制，DUB 从底物蛋白中去除泛素蛋白。它们的活性通常对特定的底物蛋白和特定形式的泛素修饰具有很高的选择性。一些的 DUB，如 A20、CYLD 和 BAP1，是肿瘤抑制基因，其编码基因在许多人恶性肿瘤的突变。A20 改变与免疫恶性肿瘤密切相关：接近 20% 的 B 细胞淋巴瘤在编码基因 TNFAIP3（A20）中存在双等位基因突变。A20 最初被发现是在受到促炎细胞因子（例如 TNF-αIL－1β）刺激时进行强诱导的基因之一。A20 与大多数参与促炎信号通路的蛋白质相互作用，如 TNF 受体相关因子 2（TNF receptor associated factor 2，TRAF2）、TRAF6 和 NF-κB。A20 减弱了 NF-κB 信号通路。A20 也是一种 Ub 编辑酶，可以去除 Ub 部分并促进新 Ub 复合物的产生，这对于正确调节 NF-κB 信号传导和免疫反应非常重要。

BAP1 通过调节表观遗传调节因子的稳定性显示出类似的肿瘤抑制活性。成年小鼠中 BAP1 的缺失表现出骨髓增生异常综合征的特征，并且在慢性粒单核细胞白血病中经常发现 BAP1 调节的多梳蛋白 ASXL1 的改变。然而，去泛素化酶 USP1 和 DUB3 通过使骨肉瘤中 DNA 结合蛋白的抑制剂去泛素化或通过稳定细胞周期进程的激活剂 Cdc25 来保留间充质干细胞的特征，从而促进肿瘤生长。

CYLD 最初发现为一种常染色体显性良性恶性肿瘤中发生突变的基因座。然而，现在已在多发性骨髓瘤、淋巴细胞白血病和黑色素瘤中发现 CYLD 基因突变导致表达降低或功能失活。CYLD 失活或下调导致 Bcl－3 泛素化和核定位以及 NF-κB 活化升高。因此，具有 CYLD 失活的肿瘤细胞显示出增强的侵袭和增殖。

GTPase K-Ras 在没有受体刺激的情况下，也会被单泛素化激活。Rabex－5 连接酶对 Ras 的泛素化调节其内体定位，而由 β-TrCP 连接酶介导的 Ras 泛素化导致其蛋白酶体降解。最近提出 Ub 还削弱 K-Ras 对 GTP 酶激活蛋白（GTPase-activating protein，GAP）的反应，从而增加 GTP 结合（激活）Ras 的数量及其结合到下游效应器。此外，实验证据表明泛素化还可以增强与磷脂酰肌醇 3－激酶（PI3K）的结合，从而激活 PI3K－蛋白激酶 B（AKT）信号。这种机制有助于 Ras G12V 突变体的致瘤活性，该突变体存在于结肠直肠肿瘤、肺癌（主要是非小细胞肺癌）和胰腺癌中。c-IAP1、c-IAP2 和其他 c-IAP 蛋白与非经典 NF-κB 信号传导相关的人类病理（如多发性骨髓瘤）有关，它们通过促进 NF-κB 的泛素化和蛋白酶体降解作为主要的负调节因子。κB 诱导激酶（NIK）。编码 c-IAP1 和 c-IAP2 的基因在染色体上紧密相连，该区域（人类中的 11q21－q23）在多种人类恶性肿瘤中扩增，包括肝癌、乳腺癌和髓母细胞瘤，以及胰腺癌、宫颈癌、肺癌、口腔鳞状细胞癌和食道癌。

四、泛素化与非瘤性疾病治疗

泛素化不仅参与蛋白酶体的降解通路，而且参与疾病和肿瘤发生发展的多个关键途径。因此，靶向泛素化通路是治疗疾病和肿瘤的一种非常有前景的治疗策略。尤其是在蛋白酶体抑制剂药物（Bortezomib 和 Carfilzomib）获得批准并成功治疗复发或难治性多发性骨髓瘤之后，推动了许多研究和临床试验，以发现针对泛素化途径中各个成分的新疗法来治疗癌症，目的是提供副作用更少的治疗方法。目前，药物研发及应用主要集中在针对蛋白酶体、泛素 E3 连接酶、去泛素化酶，以及蛋白水解靶向嵌合体（proteolysis-targeting chimeras，PROTAC）等研发新型抗肿瘤药物。

（一）神经退行性疾病

线粒体功能障碍和泛素蛋白酶体系统损伤是机体衰老的标志，泛素化与线粒体功能密切相关，泛素蛋白酶体系统通过调节细胞器动力学、线粒体蛋白质组和线粒体自噬来维持线粒体稳态。相反，线粒体功能障碍会通过产生氧化损伤来损害细胞蛋白质稳态。泛素 E3 连接酶 Parkin 的突变与某些家族性帕金森病病例有因果关系。如帕金线粒体泛素化组分，从而促进线粒体由溶酶体介导的自噬，有缺陷的自噬和有缺陷的线粒体的积累增强的氧化应激是帕金森病的根本原因。Parkin 激活或对抗抑制 Parkin 的因素——可以为缓解疾病提供机会。

对抗 Parkin 功能的 DUB 筛选鉴定出线粒体相关的 DUB USP30 是 Parkin 介导的线粒体自噬的拮抗剂，USP30 耗竭显著降低细胞中的线粒体数量，这种表型被野生型拯救，但没有催化失活 USP30。此外，体内 USP30 消耗为帕金森病的黑腹果蝇模型提供了压力保护。人类 HeLa 细胞中 USP30 的消耗导致线粒体伸长和相互连接，表明 USP30 在调节线粒体融合和裂变中的作用。为了应对膜去极化等压力，Parkin 被招募到线粒体以促进线粒体自噬。因此，在线粒体功能障碍的情况下，USP30 可以抵消受损线粒体的清除，导致代谢和能量缺陷细胞的积聚。因此在某些线粒体功能障碍的情况下，抑制 USP30 将具有治疗效果。到目前为止，仅描述了 USP30 的一种化学抑制剂，即 15 - 氧代螺旋内酯，它在 Mfn1 基因敲除小鼠成纤维细胞中诱导线粒体伸长，对细胞活力没有影响。

与线粒体自噬相关的另外两个 DUB 是 USP8 和 USP15。抑制 USP8 会延迟 Parkin 易位到去极化线粒体上，以及线粒体清除，并且 USP8 显示出在体外从 Parkin 中去除 K6 连接的泛素链的能力。此外，USP8 已被证明可以从 α - 突触核蛋白中去除 K63 连接的泛素链，α - 突触核蛋白是一种已知在路易小体中聚集的蛋白质，通常以泛素化形式存在于与帕金森病等神经退行性疾病相关的路易体中。USP8 在人 SH-SY5Y 细胞或黑腹果蝇中的消耗导致 α - 突触核蛋白的溶酶体降解增加。同时，USP15 被鉴定为与线粒体共定位的 Parkin 相互作用蛋白。在 HeLa 细胞中过表达 Parkin 的，野生型的表达，但不能催化死 USP15 强烈抑制自噬。此外，消耗内源性 USP15 可增强 HeLa 细胞、人类多巴胺能神经元细胞系和人类患者的原代成纤维细胞中的线粒体自噬。USP15 在基础条件下或当细胞用线粒体去极化剂处理时不会去泛素化 Parkin。USP15 耗竭似乎也不会影响 Parkin 向线粒体的易位，尽管它可以对抗 Parkin 介导的线粒体泛素化。这些发现突出了 USP8 和 USP15 抑制剂在帕金森病和其他与线粒体功能障碍相关的疾病中的潜力。

（二）唐氏综合征

唐氏综合征是一种先天性疾病，由人类 21 号染色体三倍体引起，USP16 基因位于该染色体上。据报道，USP16 通过组蛋白 H2A 的去泛素化来调节细胞周期进程和基因表达。通过将 USP16 表达降低至与对照小鼠相似的水平，可以挽救唐氏综合征小鼠模型中造血干细胞自我更新的缺陷。此外，USP16 在正常人成纤维细胞和神经祖细胞中的过度表达导致细胞扩增减少，这类似于在唐氏综合征患者的成纤维细胞中观察到的强烈增殖缺陷。因此，USP16 是控制唐氏综合征干细胞自我更新和衰老的关键调节剂，表明 USP16 抑制剂可能为此类个体提供治疗益处。

（三）炎症和自身免疫性疾病

病原体被几个模式识别受体家族识别，并通过 RIG-I 样受体（RIG-I-like receptor，RLR）、核苷酸结合寡聚化域样受体（nucleotidebinding oligomerization domain-like receptor，NLR）和 toll 样受体（toll-like receptor，TLR）激活各种信号转导级联。这些信号事件介导炎症的诱导，这对于将免疫细胞募集到感染部位很重要。泛素化是这一过程中的关键翻译后修饰。非降解性 K63 连接和 M1 连接泛素链分别介导 TAK1 和 IKK 复合物的关键上游事件。K63 连接的多泛素化激活 TAK1 复合物，该复合物使激活环中关键丝氨酸残基处的亚基 IKKβ 磷酸化，导致 IKK 激活和靶基因的转录激活，包括免疫和炎症反应的介质以及 NF-κB 通路。负调节剂包括的 DUB 该裂开 K63 连接的和线性的泛素链，例如 A20（也被称为 TNFAIP3）、CYLD 和 OTU 与线性联动特异性去泛素化酶结构域。

在模式识别受体刺激后，树突状细胞分泌各种细胞因子，调节 CD4$^+$T 细胞向不同 T 辅助细胞亚群（Th 细胞）的分化，包括诱导性 Treg 细胞、T 滤泡辅助细胞和 Th1、Th2、Th9 和 Th17 细胞。Th17 细胞通过分泌促炎细胞因子介导促炎功能，包括白介素 17A（interleukin - 17A，IL - 17A）、IL - 17F 和 IL - 22。此外，Th17 细胞与自身免疫性疾病的发展有关，例如多发性硬化症、类风湿关节炎和系统性红斑狼疮。

USP4 已被证明可以稳定 Th17 激活的 T 细胞中的核受体 retinoid-related orphan receptor-γt（RORγt），并作为类风湿性关节炎的治疗靶点。一份报告显示 USP4 在 Th17 细胞中高度表达，其消耗导致 RORγt 和 IL - 17A 表达降低。使用 USP4 抑制剂 vialinin A 也降低了 RORγt 和 IL - 17A 表达。此外，与健康对照相比，类风湿性关节炎患者的 CD4$^+$T 细胞中 USP4、IL - 17A 和 IL - 17F mRNA 的表达显著升高，为 USP4 在类风湿性关节炎中的作用提供了进一步的证据。

TLR 介导的炎性细胞因子 IL - 12 和 IL - 23 在树突细胞中的表达需要 TRABID（也称为 ZRANB1）。已经提出 TRABID 去泛素化并稳定含有组蛋白去甲基化酶 Jumonji 结构域的蛋白质 2D（JMJD2D，也称为 KDM4D），其调节 Il12 和 Il23 启动子处的组蛋白修饰，以促进 NF-κB 家族成员 REL 的募集。树突状细胞中 Zranb1 的条件性缺失会损害 IL－12 和 IL－23 的产生以及 Th1 和 Th 的产生 17 个炎性 T 细胞亚群，使小鼠难以诱导实验性自身免疫性脑脊髓炎（EAE）。另一种与 Th17 细胞活性相关的 DUB 是 USP18。尽管此 DUB 已在病毒感染的背景下进行了广泛研究，但 USP18 可调节 TAK1－TAB 相互作用，这是 Th17 细胞分化和自身免疫反应所必需的。USP18 缺陷小鼠对 EAE 具有抗性。

已显示 DUB 细胞锌指抗 NF-κB 蛋白（CEZANNE；也称为 OTUD7B）促进 T 细胞受体信号传导，该蛋白与 ζ 链相关蛋白（ZAP70）结合并使其去泛素化，从而阻止相互作用 ZAP70 与负调节磷酸酶 ZAP70 是一种细胞质蛋白酪氨酸激酶，在 T 细胞信号传导中起关键作用，并被募集到 T 细胞受体上的磷酸化位点，随后被 SRC 激酶 LCK 磷酸化。ZAP70 的磷酸化是受体蛋白的完全激活和下游磷酸化所必需的，这有助于 T 细胞信号传导。此外，CEZANNE 缺陷小鼠表现出对细菌感染的减弱的 T 细胞反应，并且对 EAE 难治。虽然年轻的 Otud7b 基因敲除小鼠与野生型小鼠相比具有相似的初始和记忆样 T 细胞，但缺乏 CEZANNE 的老年小鼠产生 IFNγ 的 Th1 细胞亚群减少。与 Th17 细胞类似，Th1 细胞具有引起炎症和自身免疫疾病的能力。Th1 细胞的发育、分化和功能由 T-box 转录因子 T-bet（也称为 TBX21）驱动，其主要通过促进细胞因子 IFNγ 的表达来促进 Th1 介导的免疫反应。DUB USP10 已被证明可以去泛素化并稳定 T-bet，从而增强 IFNγ 的分泌。此外，与健康供体相比，哮喘患者的外周血单核细胞中的 USP10 mRNA 表达升高。

虽然目前尚不清楚为什么这么多 DUB 参与免疫反应的调节，但不同的 DUB 可能在不同的细胞类型中发挥作用。许多已发表的研究都是基于细胞系和过表达系统，内源性 DUB 在各种免疫细胞中的表达将是未来研究的重要领域。同样，CEZANNE、TRABID、USP4、USP10 和 USP18 的遗传模型的生成和抑制剂的开发将有助于确定它们的治疗潜力。

（四）病毒感染

泛素化对于调节蛋白质－蛋白质相互作用很重要，包括先天免疫信号通路的激活，许多病毒具有 DUB 基因，这些基因被用作抑制泛素和 ISG15 依赖性抗病毒通路的途径。严重急性呼吸综合征冠状病毒（SARS-CoV）和中东呼吸综合征冠状病毒（MERS-CoV）是 6 种已知的人类冠状病毒中的两种。两者都具有高致病性，有可能在人与人之间传播，并且含有分别称为 SARS-CoV PLpro 和 MERS-CoV PLpro 的木瓜蛋白酶样半胱氨酸蛋白酶。除了处理病毒多蛋白外，这些蛋白酶还从宿主细胞因子中去除泛素和 ISG15，从而对抗宿主抗病毒免疫反应。因此，SARS-CoV PLpro 和 MERS-CoV PLpro 都是重要的抗病毒靶标。两个蛋白酶的 X 射线结构显示结构相似于 USP 家族。

来自不同 RNA 病毒的包含 OTU 域的蛋白酶，包括内罗病毒克里米亚－刚果出血热病毒和 Dugbe 病毒、动脉病毒马动脉炎病毒的木瓜蛋白酶（PLP2）域和蒂莫病毒萝卜的蛋白酶（PRO）域黄色花叶病毒可以从细胞靶蛋白中水解泛素和 ISG15。许多正链 RNA 病毒，包括动脉病毒和 tymoviruses，编码被内部蛋白酶结构域翻译后切割的多蛋白。与此一致，动脉病毒 PLP2 和 tymovirus PRO 域的蛋白酶都是病毒复制所必需的，它们在多蛋白成熟中起主要作用。因此，含有病毒 OTU 结构域的蛋白酶是有希望的治疗靶点。

（五）细菌感染

细菌使用一系列针对真核泛素系统的效应蛋白来促进细菌致病性。来自人类细菌病原体的蛋白酶活性，包括沙门氏菌鼠伤寒沙门氏菌（SseL）、大肠杆菌（ElaD）、弗氏志贺氏菌（ShiCE）、沙眼衣原体（ChlaDUB1）、贝氏立克次体（RickCE）和嗜肺军团菌亚种。嗜肺军团菌（LegCE）。LegCE 没有蛋白水解活性；SseL、ElaD 和 ShiCE 显示了泛素特异性蛋白酶活性。而 ChlaDUB1 和 RickCE 能够切割泛素，并在较小程度上切割 NEDD8 修饰的肽。有趣的是，这些由人类病原体编码的 DUB 多靶向 K63 连接的泛素链，仅在稍后的时间点或更高的酶浓度下靶向 K48 连接和 K11 连接的链。因此，细菌 DUB 是潜在的治疗靶点。

（六）寄生虫感染

除了表达针对宿主功能的 DUB，类似于病毒和细菌，真核寄生虫也拥有自己的 UBL 途径。使用基于泛素的活性探针来识别恶性疟原虫中的 DUB 对 PfUCH54 的识别，PfUCH54 具有去泛素化活性以及去除 UBL NEDD8 复合物的能力。使用类似策略对寄生虫弓形虫进行进一步研究，确定了 4 种 DUB，其中一种与哺乳动物 UCHL3 直系同源。PfUCHL3 的结构研究解释了该酶的双重特异性，发现 PfUCHL3 是寄生虫存活所必需的。PfUCHL3 与其人类对应物之间泛素结合位点的明显差异表明，这种寄生的 DUB 可以被抑制剂选择性地靶向。基于上述发现，进一步探索 DUB 抑制剂的抗感染机会将具有重要意义。

五、泛素化与肿瘤治疗

泛素化不仅参与蛋白酶体的降解通路，而且参与疾病和肿瘤发生发展的多个关键途径，因此，靶向泛素化通路是治疗疾病和肿瘤的一种非常有前景的治疗策略。尤其是在蛋白酶体抑制剂药物（硼替佐米和卡非佐米）获得批准并成功治疗复发或难治性多发性骨髓瘤之后，推动了许多研究和临床试验，以发现针对泛素化途径中各个成分的新疗法来治疗癌症，目的是提供副作用更少的治疗方法。目前，药物研发及应用主要集中在针对蛋白酶体、泛素 E3 连接酶、去泛素化酶，以及 PROTAC 研发新型抗肿瘤药物。

（一）靶向蛋白酶体

被泛素标记的底物多数将被输送至蛋白酶体降解为小分子肽，而蛋白酶体活性的改变将影响正常的蛋白降解机制，并与心功能障碍、白内障的形成等多种人类疾病相关蛋白酶体抑制剂（proteasome inhibitor，PI）抑制泛素化蛋白的蛋白酶体降解。这导致蛋白质的大量积累，相关联的未折叠蛋白应答（unfolded protein response，UPR），最后诱导细胞内细胞凋亡的机械导致肿瘤细胞死亡。

用蛋白酶体抑制剂治疗导致蛋白酶体底物的稳定和积累，这种现象可能导致细胞周期停滞和凋亡程序的激活。硼替佐米（VELCADE，PS－341）是一种小的，可透过细胞的分子，可通过以可逆方式结合来特异性和选择性抑制蛋白酶体。硼替佐米对一组肿瘤细胞的初步筛选证明了其对多种肿瘤类型的活性。随后的研究表明，硼替佐米在各种体外和体内肿瘤模型中都是有效的，包括胰腺癌。基于这些发现，进行了临床前研究，结果显示硼替佐米在胰腺癌中的应用可诱导细胞凋亡并增强对化疗的敏感性。发性骨髓瘤（multiple myeloma，MM）细胞的特点是免疫球蛋白的合成率高、非整倍性基因突变和通过多泛素化蛋白的积累和 UPR 的诱导而增加了蛋白毒性应激。结果 MM 细胞特别依赖于蛋白稳态信号传导途径，因此对蛋白酶体抑制高度敏感。蛋白酶体进一步导致的抑制某些肿瘤抑制基因等 IκB，这导致 NF-κB 活性受损和抗凋亡信号在 MM 细胞中富集。硼替佐米通过消除组蛋白 H1 K63 多聚泛素化来改变同源重组，从而削弱了 BRCA1 和 RAD51 的募集。2003 年，硼替佐米成为首个获得 FDA 批准的 PI 用于治疗 MM 患者。有研究发现，硼替佐米可以强烈地减少小鼠异种移植的 BxPC3 胰腺癌细胞的发育，但它在 MIAPaCa－2 胰腺癌细胞的小鼠异种移植模型中能够增加肿瘤细胞对吉西他滨的敏感性。硼替佐米通过抑制泛素化 IκB（NF-κB 抑制剂）的降解来增强 TNF-α 诱导的胰腺癌细胞凋亡，从而阻断 NF-κB 的抑制作用。

新一代的 PI 活性更高，毒性更佳，尤其是周围神经病变的发生率更低，这是导致停用硼替佐米治疗的主要原因之一。2012 年，不可逆结合和选择性 PI 卡非佐米被 FDA 批准用于治疗复发或难治性 MM。在 ENDEAVOR 3 期试验中，复发性 MM 患者与硼替佐米相比，卡非佐米显著延长了无进展生存期和总生存期。与硼替佐米相反，卡非佐米不可逆地并选择性地抑制 20 S 蛋白酶体的 5 个亚基，后者具有胰凝乳蛋白酶样活性。此外，它还能抑制免疫蛋白酶体的低分子蛋白质 7（low molecular protein 7，LMP7）蛋白酶体抑制剂具有很高的活性并被批准用于，并且是针对 UPS 中针对癌症的疗法的主要实例。蛋白酶体抑制剂抑制泛素化蛋白的蛋白酶体降解。这导致蛋白质的大量积累，相关联的 UPR 最后以细胞内细胞凋亡的机械导致肿瘤细胞死亡。MM 细胞特别依赖于蛋白稳态信号传导途径，因此对蛋白酶体抑制高度敏感。蛋白酶体进一步导致的抑制某些肿瘤抑制基因等 IκB，这导致 NF-κB 活性受损和抗凋亡信号的 MM 细胞中干扰的丰度增加。研究表明，蛋白酶体是多发性骨髓瘤及其他血液性肿瘤的有效靶点，硼替佐米和卡非佐米这两代蛋白酶体抑制剂虽然仍存在着耐药性、口服、剂量毒性方面的缺陷，但在临床上也确有较好的抗肿瘤效果，这提示我们要为未来以蛋白酶体抑制剂为方向的抗肿瘤药物的研究付诸更多的努力。

（二）靶向 E3 连接酶

人类基因组编码 600 多种不同的 E3 连接酶，根据不同的泛素转移结构域分为 3 个主要家族：really interesting new gene（RING）家族，homologous to the E6AP carboxyl terminus（HECT）家族和 RING-between-RING（RBR）家族。

迄今为止，仅 3 种化合物靶向泛素 E3 连接酶，即化合物沙利度胺及其类似物来那度胺和泊马利度胺已被 FDA 批准用于治疗多发性淋巴瘤和骨髓瘤，例如 B 细胞非霍奇金淋巴瘤，并已在临床上使用。E3 ligase cereblon（CRBN）是 IMiDs 的一个分子靶标。CRBN 的底物包括两个转录调节子 Ikaros 和 Aiolos，它们与 B 细胞的成熟相关。来那度胺可抑制 CRBN 的自身泛素化并促进其酶促活性，从而导致泛素化增加以及 Ikaros 和 Aiolos 的降解。来那度胺还具有抗肿瘤作用，包括 G0／G1 阻滞，恶性 B 细胞数量减少，炎性细胞因子减少，T 细胞和 NK 细胞数量增加以及抗炎细胞因子水平增加。目前还开发出了靶向调节 PD-L1 泛素化的 E3 连接酶的小分子药物。白藜芦醇诱导 E3 连接酶 β-TRCP 表达，催化非糖基化 PD-L1 的泛素化并增强抗肿瘤 T 细胞在乳腺癌中的免疫活性。RING E3 连接酶肿瘤坏死因子受体相关因子 4（TNF receptor related factor 4，TRAF4）促进正常成纤维细胞中可溶性细胞间黏附分子 1（soluble intercellular adhesion molecule 1，sICAM1）的分泌，从而诱导血管生成和肿瘤进展。RING E3 连接酶 c-Cbl 不仅调节 PD-L1 表达，而且还调节 MMP2 表达。c-Cbl 通过上调 MMP2 的表达，从而促进神经胶质瘤的侵袭。

针对 HECT 家族 E3 连接酶的药物研发也进行了大量的努力。从针对 HECT 域催化半胱氨酸的氧化作用的筛选中发现了 pan-HECT 抑制剂 heclin，抑制了 HECT E3 活性。在另一项研究中，发现吲哚 – 3 – 甲醇（indole-3-carbinol，I3C）衍生物结合 NEDD4 的 HECT 结构域并抑制其 E3 连接酶活性。最近在 MYC 驱动的前列腺癌小鼠模型中，I3C 还能抑制 WWP1 活性并恢复 PTEN 抑癌活性。高通量筛选方法将氯米帕明（一种抗抑郁药）鉴定为可抑制乳腺癌，前列腺癌和膀胱癌细胞系生长的 ITCH 抑制剂。从机理上讲，氯米帕明以不可逆的方式干扰泛素的硫代转移活性来抑制 ITCH 自身泛素化。由于 NEDD4 家族 E3 之间泛素转移和底物募集的高度保守机制，围绕这些 NEDD4 E3 抑制剂的特异性存在不确定性。因此，迫切需要对特异性和体内临床前研究进行进一步的深入研究。

RBR E3 连接酶主要通过多种底物的泛素化和降解在肿瘤发生和肿瘤进展中发挥关键作用。每种 RBR E3 连接酶在各种类型的人类恶性肿瘤中均具有致癌或抑癌作用。例如 ARIH1、RNF14、RNF31、RNF144B、RNF216 和 RBCK1 主要起致癌作用，而 ARIH2、PARC 和 PARK2 主要起抑癌作用。由于几种 RBR E3 连接酶在癌症的发展和进程中具有关键作用，因此需要发现和开发靶向致癌 RBR E3 连接酶的特异性抑制剂，以开发和治疗人类恶性肿瘤。

（三）靶向去泛素化酶

蛋白质的泛素化是一个动态且可逆的过程。DUB 负责从其靶蛋白中分离泛素，从而逆转泛素化过程并参与降解后泛素分子的编辑，成熟和再循环。DUB 具有高度的通用性，能够预防溶酶体以及蛋白酶体的降解途径，从而增强蛋白质的稳定性。

目前，人类基因组中大概编码了 98 种去泛素化酶，根据其活性位点的不同可以分为 6 类。其中，泛素特异性蛋白酶家族（USP）是最大的家族，有超过 50 位成员。同时，USP 的功能研究也较为明确。针对 USP 的小分子抑制剂已被开发。

1. USP2

USP2a 是 USP2 的同种型，是一种雄激素调节的 DUB，可以使抗凋亡蛋白如脂肪酸合酶、Mdm2 和 MdmX 去泛素化。与正常脑组织相比，胶质瘤细胞中 USP2a 的表达增加，这表明 USP2a 可能与恶性胶质瘤进展相关，因此可能是胶质瘤预后的有效标志物。此外，USP2 通过调节 MMP2 的活性或表达在肿瘤转移中发挥作用，表明其可用作潜在的乳腺癌标志物。

2. USP4

USP4 与乳腺癌、肝癌和结直肠癌的肿瘤转移调控密切相关。USP4 在黑色素瘤中显著增加，并通过同时抑制应激诱导的细胞凋亡和促进肿瘤转移发挥致癌作用。USP4 是一种重要的蛋白质，通过去泛素化和激活 MAPK/CrkⅡ信号通路稳定 CYPA 来促进肝细胞癌（HCC）的进展，表明 USP4 可以作为预测预后的新标志物并为 HCC 提供治疗机会。在乳腺癌中，USP4 通过 RLX 介导的 TGF-β/Smad2/MMP－9 通路促进乳腺癌细胞的迁移和侵袭，为乳腺癌治疗提供了一个有吸引力的靶点。上述结果表明 USP4 在各种癌症中的过表达是由于其他癌基因在各自癌症类型中的稳定化。因此，靶向 USP4 作为生物标志物可用于癌症的早期诊断。

3. USP5

USP5 充当外肽酶，可将聚泛素中的异肽键从其游离羧基末端水解以产生单泛素。USP5 敲低抑制细胞增殖、迁移和耐药性并诱导细胞凋亡，而 USP5 过表达促进集落形成、迁移、耐药性和肿瘤发生。USP5 通过失活导致肿瘤发生和耐药性的 p14－p53 信号通路在肝癌发展中发挥关键作用，这提供了一条线索，表明 USP5 可能是 HCC 的潜在治疗靶点。在胰腺癌中，USP5 通过稳定 FoxM1 蛋白在肿瘤发生和进展中发挥关键作用，显示出对胰腺癌的治疗潜力。

4. USP7

USP7 也称为疱疹相关泛素特异性蛋白酶（herpes associated ubiquitin specific protease，HAUSP），最初被鉴定为一种泛素特异性蛋白酶，可与病毒编码蛋白 Vmw110 结合。HAUSP 蛋白可以与单纯疱疹病毒 1 型（herpes simplex virus－1，HSV－1）调节蛋白结合，称为感染细胞多肽（infected cell polypeptide，ICPO）。在上皮性卵巢癌（epithelial ovarian cancer，EOC）中，USP7 和 MARCH7 蛋白差异表达，并且 USP7 和 MARCH7 表达的组合可能作为 EOC 预后的有希望的生物标志物。

HCC 是世界上最主要的癌症类型之一。据报道，与正常肝脏样本相比，HCC 组织中 USP7 mRNA 和蛋白质水平的高表达。基于细胞的测定表明 USP7 表达赋予细胞增殖、迁移和侵袭能力。这些数据表明 USP7 可能是 HCC 的一种新的独立预后标志物。最近，一项研究表明 USP7 去泛素化 Ki－67，从而促进非小细胞肺癌（non-small-cell cancer，NSCLC）的细胞增殖。在这里，Ki－67 和 USP7 在 NSCLC 细胞中均有表达。统计数据显示 USP7 和 Ki－67 水平之间存在很强的相关性。相比之下，靶向 USP7 的 siRNA 增加了 Ki－67 的泛素化并导致肿瘤生长延迟。上述证据表明 USP7 可能是各种癌症类型的重要治疗靶点。

5. USP8

USP8 属于针对多种底物的 DUB 超家族，包括平滑、卷曲、神经调节蛋白受体降解蛋白－1 和受体酪氨酸激酶。最近，研究了 USP8 在宫颈鳞状细胞癌（cervical squamous cell cacinoma，CSCC）中的表达谱。与非癌性宫颈组织相比，USP8 在 CSCC 组织样本中上调。此外，USP8 的高表达与肿瘤分期相关，并被认为是 CSCC 的独立预后标志物。USP8 水平升高导致 CSCC 细胞系的细胞增殖、迁移和侵袭。因此，USP8 可能成为 CSCC 患者的治疗和诊断靶点。

6. USP10

USP10，也称为 UBPO，是一种由 798 个氨基酸组成的蛋白质，最初被发现是一种与 Ras-GAP SH 3 结构域结合蛋白相互作用的 DUB。在一些乳腺癌和胶质母细胞瘤样本中检测到 USP10 表达增加。USP10 的过表达与多形性胶质母细胞瘤患者的预后不良有关，而在胃癌组织中观察到 USP10 的降低，其下调与胃癌的侵袭、转移和预后不良有关。目前的研究还表明，USP10 抑制了胰腺癌细胞的增殖和生长。因此，USP10 作为一种新型的 DUB，在肿瘤的各种病理过程中起着至关重要的作用。在胃癌（gastric cancer，GC）中，临床样本和细胞系显示 USP10 的低水平表达，并且 USP10 阴性表达与胃壁浸润、淋巴结转移、高度恶性生物学行为和较差的存活率的显著倾向相关。

7. USP22

USP22 是一种与细胞周期进展、治疗抵抗和转移相关的新型 DUB。与正常肝组织相比，USP22 在 HCC 中的表达频率非常高。Kaplan-Meier 分析显示，USP22 水平升高代表 HCC 患者的存活率较差，并且还与晚期肿瘤患者的更高死亡率相关。多变量分析表明，USP22 是 HCC 的自我调节预后标志物。其他几位研究人员报告说，USP22 在唾液腺导管癌和食管鳞状细胞癌中过度表达。上述发现表明 USP22 的高表达可能是肿瘤进展的重要因素，并可作为独立的分子标志物。

8. USP32

USP32 是高度保守且未表征的基因，位于 17q23.1－17q23.2 染色体带。与非癌性乳腺组织相比，22% 的原发性乳腺癌肿瘤和 50% 的乳腺癌细胞系中存在

USP32。内源性地，USP32 在 MCF7 细胞系中高度升高，并且在该细胞系中未检测到突变，表明野生型基因过度表达。此外，USP32 在人类小细胞肺癌（small-cell-cancer, SCLC）中发挥作用。与正常组织相比，USP32 在 SCLC 组织样本中高度表达。在疾病加重阶段，USP32 与 SCLC 表达呈正相关。另一方面，USP32 的下调体外导致 SCLC 细胞迁移和增殖率降低。此外，这种下调通过提高 p21 和降低 CDK4 - 细胞周期蛋白 D1 复合物水平来阻止 G0/G1 期的细胞。当 USP32 基因沉默时，Cleaved caspase - 3 和 cleaved - PARP 被激活，最终通过改变上皮间质转化导致细胞凋亡。总体而言，USP32 可能是乳腺癌和肺癌的潜在靶点。

已知 UPS 系统中蛋白酶体上游的靶向抑制剂会产生不利影响。靶向 E1 导致细胞周期停滞，靶向 E2 损害发育。相比之下，肿瘤组织中 DUB 参与调控的生理过程往往发生异常改变，并且与肿瘤发生及发展的诸多环节密切相关，肿瘤组织中 DUB 参与调控的生理过程往往发生异常改变，并且与肿瘤发生及发展的诸多环节密切相关。因此，设计并应用高效、特异的 DUB 抑制剂有望成为一种有潜力的抗肿瘤治疗新措施。

9. OTUB1

含有 OTU 结构域的泛素醛结合蛋白 1（OTUB1）属于 OTU DUB 家族，据报道与各种恶性肿瘤有关。最近，人们阐明了 OTUB1 在人类胶质瘤中的作用。免疫印迹和免疫组化实验证实胶质瘤组织过度表达 OTUB1 基因，统计研究表明 OTUB1 的表达模式与胶质瘤的 WHO 分级高度相关。另一方面，OTUB1 的下调与迁移不良和 EMT 相关蛋白 E - 钙黏蛋白表达升高有关。因此，OTUB1 可能参与 ECM 稳定性的调节。上述结果表明 OTUB1 可能是神经胶质瘤和其他恶性肿瘤的重要癌症标志物，并可能成为成功治疗癌症的潜在靶点。

10. A20

A20 是一种 DUB，最初被发现与自身免疫和炎症有关。然而，最近的一项研究提出 A20 高度参与癌症转移。在这里，A20 过表达通过单泛素化 Snail1 导致基底样乳腺癌的转移。在人类基底样乳腺癌中，A20 显著过度表达并导致癌症转移。此外，A20 通过单泛素化 Snail1 介导 TGF-β1 诱导的乳腺癌 EMT。报告还表明，A20 的瞬时敲低显示原位乳腺癌模型和小鼠异种移植物的肺癌转移减少。

11. DUB 抑制剂

DUB 的抑制导致细胞发生许多变化，例如：多泛素化蛋白质分子的聚集，单体泛素部分组的减少，多泛素组装率增加，DUB 事件的总体减少。

改变细胞活动，例如 DUB 对癌蛋白的调节。通常，DUB 抑制会导致蛋白酶体功能受损和错误折叠的功能蛋白聚集，从而导致细胞毒性和死亡。控制致癌蛋白的 DUB 可以通过 UPS 降解抑制去泛素化活性的小分子靶向，而控制肿瘤抑制因子的 DUB 可以通过增加去泛素化活性来靶向，从而抑制致癌进展。已经进行了几项

研究来设计小分子 DUB 抑制剂，因为它们比酶激活剂更容易设计，使用底物建模和竞争性抑制

进行了广泛的研究以发现抑制 DUB 的药物，并最终发现了泛素醛和泛素乙烯基砜。由于它们的高分子量、肽性质和缺乏特异性，这些化合物在药理学上是不可持续的。UCH 蛋白家族通过从 C 端加合物中去除泛素参与去泛素化。因此，研究人员努力设计他们的抑制剂，最终得到了靛红 O－酰基肟系列。它们具有竞争力并且能够以最小的 IC50 直接瞄准活性位点值。基本上，UCH-L1 减少神经母细胞瘤细胞的细胞增殖；当应用这种抑制剂时，细胞增殖会增加。因此，数据支持 UCH-L1 蛋白的抗增殖特性。已经合成了一种新型蛋白酶体抑制化合物，称为 b-AP15。b-AP15 小分子特异性抑制与 19SRP 相关的 USP14 和 UCHL5。此外，化合物 b-AP15 对其他难治性癌症类型显示出有效的抗癌反应。表 1 描述了针对其他重要 DUB 的抑制剂。

12. PROTAC

小分子抑制剂已经表现几个限制。首先，小分子抑制剂的靶蛋白通常是具有活性位点的酶和受体。大约 75% 的人类蛋白质组缺乏活性位点（例如转录因子、支架蛋白和非酶蛋白）。其次，需要可持续的高全身药物水平来维持足够的细胞内浓度以达到治疗效果，由于小分子抑制剂的竞争性质，这通常会导致脱靶效应和副作用。第三，小分子通常只会破坏多域支架蛋白的一个域的活性。其他结构域的功能活性及其与其他蛋白质的相互作用得以保留。在癌细胞中，多域激酶的抑制可能导致其下游信号级联反应通过其他替代激酶进行补偿性反馈激活。当用溴结构域处理细胞时多结构域和含溴蛋白（例如 TRIM24）的抑制剂，未显示有效的抗增殖反应，这表明溴结构域的抑制是不够的。第四，抑制剂可能引起代偿性蛋白过度表达和蛋白积累，从而导致靶蛋白的不完全消耗和下游信号通路的不完全抑制。最后，许多癌症基因（例如表皮生长因子受体和雄激素受体）高度突变。这些基因的非同义突变可能导致蛋白质产物的构象变化，从而导致耐药性。

PROTAC 是异双功能结构，由与要降解的蛋白质结合的配体和 E3 泛素连接酶的配体组成。PROTAC 介导目标蛋白质和 E3 连接酶之间的桥联促进了蛋白质的泛素化及其蛋白酶体降解。PROTAC 通过稳定蛋白质靶标和 E3－E2－泛素复合物来发挥作用。PROTAC 是由 3 个部分组成的分子，即与要降解的蛋白质相互作用的配体（战斗部），与 E3 泛素连接酶结合的不同配体，连接两者的接头配体。

最早的 PROTAC 化合物是 20 年前使用 E3 连接酶 TRCP 开发的。在这项工作中值得注意的是，TRCP 的磷酸肽配体没有穿透细胞膜，从而限制了它们的发育。后来，肽配体变成小分子以避免低效并增加细胞通透性。通过异双功能 PROTAC 实现的 E3 连接酶与蛋白靶标之间的接近性促进了蛋白靶标的泛素化和降解。该三元

复合物（PROTAC + 蛋白质靶标 + E3 – E2 – 泛素）可使靶蛋白质靶标泛素化，然后被蛋白酶体识别降解。

PROTAC 包括已知酪氨酸其他弹头激酶抑制剂，或溴和额外域抑制剂（BETI）。这些蛋白质属于超级增强复合物，可调节转录因子（TF）的表达，间接调节转录起始和延伸。大多数评估 BET-PROTAC 的研究已在白血病和淋巴瘤中进行，随后在前列腺癌，三阴性乳腺癌或骨肉瘤的实体瘤中出现了某些适应证。BETI 提供了靶向转录的治疗机会，已在若干血液学恶性肿瘤和实体瘤中显示出抗肿瘤活性。

尽管 PROTAC 技术已经取得了重要的进步，但其临床开发仍然面临许多挑战，已经对许多药物进行了临床前设计和评估，但只有两种 PROTAC（ARV – 110 和 ARV –471）进入了临床。解决的关键方面是选择在某种肿瘤类型中起主要致癌作用的蛋白质，如前列腺癌中的 AR 或乳腺癌中的 ER 的情况。优化针对特定肿瘤组织或细胞类型的 PROTAC 设计中使用的连接酶，或用特定抗体对化合物进行矢量化是要实施和开发的策略。另外，选择与其他疗法的最佳组合可以减少副作用的增强活性。PROTAC 不仅限于癌症治疗，而且在蛋白质累积对其发病机制很重要的所有疾病中，它们都处于研究之中。在某些神经退行性疾病或蛋白质降解可能比其酶促抑制作用更重要的情况下，例如针对 IRAK4 靶向自身免疫性疾病的情况就是这种情况。总之，在靶标具有无法被常规抑制剂抑制或形成难药物靶标的一部分的支架作用的情况下，PROTAC 为临床提供了新的希望。

（四）泛素化与肿瘤的免疫疗法

免疫系统是一个由细胞、组织和器官组成的复杂网络，是为了保护宿主免受感染而进化而来的。所有的动物和植物都有一套先天免疫系统，它通过识别病原体的基本和保守成分（病原体相关分子模式）来感知感染。最近临床成功的免疫检查点封锁和嵌合抗原受体 T 细胞疗法，开启了癌症免疫治疗的一个重要转折。免疫系统识别和消除向肿瘤转化的恶性细胞，因此免疫系统在抑制肿瘤发生发展方面也起着关键作用。然而，免疫系统不仅仅起到抑制肿瘤进展的作用，而且也能够促进癌症生长，例如肿瘤相关巨噬细胞能够分泌抑制自身免疫细胞和促进肿瘤生长的细胞因子。免疫系统的双重作用又被称为癌症免疫编辑。先天免疫通过识别病原体相关分子模式，包括 toll 样受体、RIG-I 样受体（NOD 样受体、C 型凝集素受体和胞质 DNA 传感器等，进而感知细胞外环境中的病原体。先天免疫系统能够快速感知和消除病原体，但是仅仅靠先天免疫是远远不够的。面对自然界种类繁多的病原体，适应性免疫供更广泛和更精细的识别类目。适应性免疫涉及抗原提呈细胞和 T、B 淋巴细胞之间紧密调控的相互作用，它促进病原体特异性免疫效应通路、免疫记忆的产生和宿主免疫稳态的调节。

理论上，免疫系统将会对机体的肿瘤组织进行杀伤，但实际上，肿瘤中的部分免疫细胞并没有发挥免疫监测和免疫杀伤作用。越来越多的研究证明，肿瘤生长中含有大量肿瘤浸润性淋巴细胞（tumor infiltrating lymphocytes，TIL），但在体内对肿瘤的清除没有抑制作用。如果将这些细胞从免疫抑制肿瘤微环境中去除后，肿瘤则呈现出缩小趋势。这表明肿瘤细胞已经形成了避免被免疫系统识别和消灭的机制，这种机制就是阻碍机体免疫系统杀伤作用的最重要原因。研究人员将肿瘤逃避免疫系统破坏的机制总结如下：

（1）下调抗原加工和递呈机制的成分。

（2）抑制免疫细胞的招募，例如调节性 T 细胞、骨髓源性抑制细胞（myeloid-derived suppressor cells，MDSC）和肿瘤相关巨噬细胞。

（3）产生与免疫抑制相关的可溶性因子，例如 TGF-β 和 IL-10，以及上调下调 TIL 活性的共抑制受体配体，如程序性死亡配体-1（programmed death ligand-1，PD-L1）。

因此，针对以上三点的免疫疗法将很大可能成为消除肿瘤的成功方案。目前临床最成功的两个方案为阻断 CTLA-4 和 PD-1 的免疫检查点治疗。该方案 CTLA-4 首次由皮埃尔·戈尔茨坦在 1987 年发现，。后证明阻断 CTLA-4 能够消除小鼠肿瘤，这后续临床发展靶点 CTLA-4 抗体提供了研究基础。现在美国食品和药物管理局已经批准了 CTLA-4 抗体用于治疗黑色素瘤，标志着癌症免疫治疗新纪元的开始。PD-1 在 1992 年被克隆，接着其配体 PD-L1 被发现。许多人类癌症上调 PD-L1，抗体阻断 PD-L1/PD-1 相互作用导致小鼠肿瘤消退。这些发现为 PD-1 阻断治疗晚期实体肿瘤的临床成功铺平了道路，抗 PD-L1 抗体的临床应用将免疫治疗获得了大众的关注和接受。蛋白质泛素化修饰，是转录后修饰最重要的方式之一，在抗肿瘤免疫中调节多种免疫细胞的功能。E3 泛素连接酶和去泛素酶是泛素化的关键加减酶，被用来研究的最多，也是一类最有潜力的靶点。针对 E3 泛素连接酶和去泛素酶的靶点研究已经证明其在肿瘤免疫治疗中可用于增强抗肿瘤免疫。

1. 泛素化与 T 细胞免疫

T 细胞，尤其是 CD8$^+$ T 细胞，是癌症免疫治疗的最核心组成部分。幼稚 CD4 和 CD8T 细胞在淋巴组织中活化，之后遇到分别显示 MHC Ⅰ 和 MHC Ⅱ 抗原的抗原提呈细胞。抗原提呈细胞携带着肿瘤抗原，形成抗原/MHC 复合物，接着与 T 细胞表面受体相互作用，将信号传递给 T 细胞并促进 T 细胞活化。此外，T 细胞的活化还需要共刺激信号。T 细胞表面表达 CD28 识别受体，它能够与抗原提呈细胞表面的 CD80 或 CD86 配体相结合。当同时接收到抗原/MHC 复合物对于 TCR 的刺激，以及接收到 CD80 或 CD86 配体对于 CD28 受体的共刺激信号之后，T 细胞才能够被活化，并具备肿瘤杀伤能力。除了 CD28，TNF 受体超家族也常表达于 T 细胞表面，接收共刺激信号。与此相反，T 细胞表面也表达着众多的共抑制受体，例如 PD-1、CTLA-4、TIM-3 和 LAG3 等。这些受体起到抑制 T 细胞免疫能力的作用。在生理情况下，抑制和刺激信号处于平衡状态，维持着

T 细胞的正常生理功能；在病理情况下，尤其肿瘤环境中，T 细胞的杀伤能力被显著的抑制。这就是解除 PD－1/PD-L1 和 CTLA－4 用于肿瘤免疫治疗的理论基础（图 7－1）。

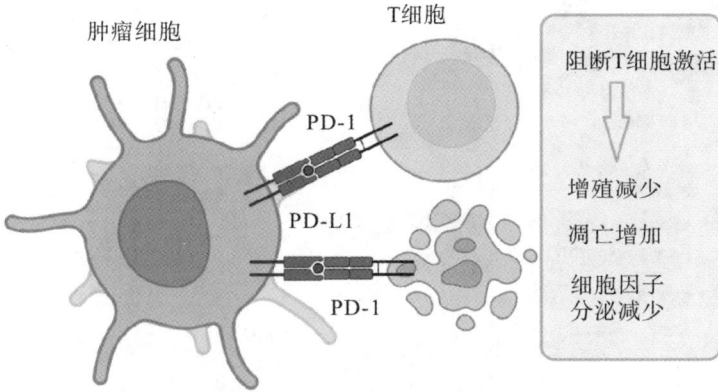

图 7－1　PD－1/PD-L1 信号通路

以 PD-L1 为例，PD-L1 与肿瘤浸润效应 T 细胞表面的 PD－1 结合，抑制 T 细胞的免疫能力。针对免疫检查点 PD－1/PD-L1 的治疗，已被批准用于治疗人类癌症，具有良好的临床效益。有研究发现 E3 连接酶（cullin 3－SPOP）通过泛素化途径降解 PD-L1 蛋白，进而影响了 PD-L1 蛋白在肿瘤细胞中表达水平。降低 cullin 3－SPOP 的磷酸化，促进 SPOP 降解，能够提高提高 PD-L1 蛋白水平，进而抑制 T 细胞对肿瘤的杀伤能力。在小鼠模型上证明，SPOP 突变会影响泛素化介导的 PD-L1 降解，导致小鼠肿瘤和原发性人类前列腺癌标本中 PD-L1 水平升高和肿瘤浸润淋巴细胞数量减少。通过促进 cullin 3－SPOP 过表达和抗 pd－1 免疫治疗能够提高对肿瘤的杀伤能力。

同样 PD－1 也受到泛素化的调节。在人类肿瘤组织和小鼠肿瘤模型中，E3 连接酶 FBXO38 转录水平在肿瘤浸润的 T 细胞中呈现下调。进一步研究之下，FBXO38 被发现能够通过介导 lys48 连接的多泛素化，降解 T 细胞中 PD－1。T 细胞中 FBXO38 的敲除并不影响 T 细胞受体和 CD28 信号，但由于 FBXO38 敲除后，肿瘤浸润 T 细胞中 PD－1 水平较高，进而导致小鼠肿瘤进展更快，结局更差。IL－2 的回补能够增强 Fbxo38 转录，因此降低了小鼠 T 细胞中的 PD－1 表达水平。综上所述，PD－1 的泛素化调控将有助于降低肿瘤细胞的免疫抑制，能够促进 T 细胞的免疫能力（图 7－2）。

2. 泛素化与 NK 细胞免疫

除了 CD8$^+$T 细胞之外，免疫系统还包含各种各样的抗肿瘤效应细胞。这些细胞以协调和协同的方式发挥作用，以克服肿瘤细胞的免疫逃避机制，最终达到杀伤肿瘤的目的。其中，自然杀伤（natural killer，NK）细胞，在循环系统中高频存在，并具有自发检测的能力，并且能够裂解转化的或应激的细胞。研究显示，肿

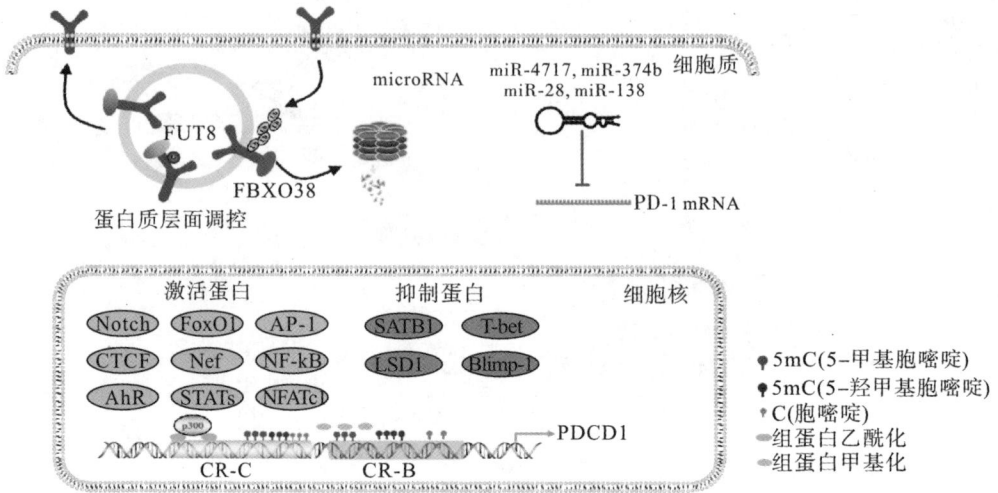

图 7 - 2　PD - 1 调节机制

瘤内 NK 细胞在驱动免疫治疗反应方面的发挥巨大的作用。NK 细胞是除 CD8⁺T 细胞之外，能够抗肿瘤保护性免疫反应的关键免疫成分。NK 细胞基因表达在多种肿瘤类型中均具有的显著的预后价值。因此靶向 NK 细胞功能，来提高肿瘤免疫治疗效果也将是一条重要的途径。NK 细胞作为细胞毒效应细胞介导对病原体感染细胞和肿瘤细胞的破坏。NK 细胞的这种杀伤能力不需要通过 TCR 识别靶细胞，不受 MHC 的限制，对 CD8 细胞毒 T 细胞的杀伤作用进行了补充。

泛素化修饰对于 NK 细胞的杀伤能力同样具有调节能力。E3 泛素连接酶 Cbl-b（casitas b 系淋巴瘤 - b）的基因缺失或其 E3 连接酶能力的失活可使自然杀伤细胞（NK）自发排斥转移性肿瘤。进一步发现，Cbl-b 连接的泛素化底物是 TAM 酪氨酸激酶受体。小分子 TAM 激酶抑制剂被证明能够促进 NK 细胞的活力。口服或腹腔注射这种 TAM 抑制剂可显著地提升小鼠中 NK 细胞的抗肿瘤能力我们进一步报道了抗凝剂华法林通过 NK 细胞中的 Cbl-b/TAM 受体在小鼠中发挥抗转移活性。

此外，E3 泛素连接酶 TRIM29 也被证明为 NK 细胞功能的关键调节因子。TRIM29 在静息 NK 细胞中不表达，但在激活后上调，特别是在 IL - 12 和 IL - 18 刺激后，呈现显著地上调。TRIM29 的表达水平与 NK 细胞产生的 IFN-γ 呈负相关，提示 TRIM29 抑制 NK 细胞功能。在小鼠中，敲除 TRIM29 后，NK 细胞分泌的 IFN-γ 呈现升高的趋势，NK 细胞的活力提升进而保护小鼠抵御 CMV 的感染。在机制方面，TGF-β 激活的激酶 1 结合蛋白 2（TAB2）是 NK 细胞产生 IFN-γ 的关键性蛋白，TRIM29 通过泛素化系统，降解 TAB2，进而阻断 NK 细胞分泌 IFN-γ。这表明 TRIM29 是 NK 细胞功能的负调控因子，阻碍 NK 细胞的杀伤能力（图 7 - 3）。

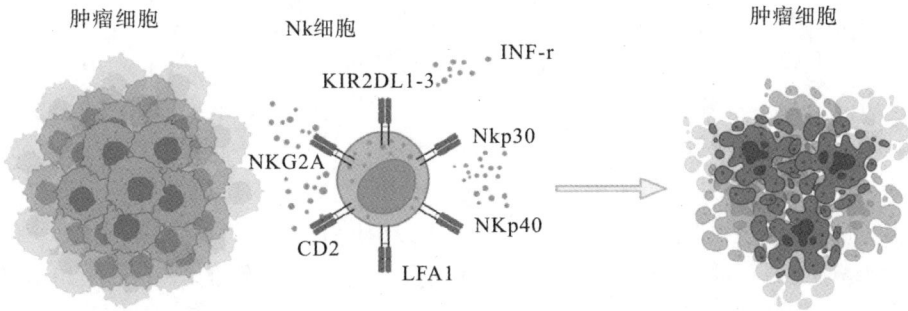

图 7 - 3　NK 细胞参与肿瘤相关免疫

3. 线性泛素化

作为机体最重要的蛋白修饰之一，泛素化在肿瘤免疫治疗中的作用越来越受到人们的重视。

最新的研究发现线性泛素化作为泛素化的一种形式，对机体先天免疫和适应性免疫的信号和功能至关重要。线性泛素链的功能主要取决于其降解的分子，那么对于线性泛素化降解呃调控分为 3 部分，即生成、识别和移除。至于生成，它们是由线性泛素链组装复合物（linear ubiquitin chain assembly complex，LUBAC）产生的，线性泛素链组装复合体是目前已知的唯一能在自然条件下产生线性双泛素链的酶复合体。在功能上，LUBAC 不仅与 NF-κB 和 MAPK 在各种信号通路中的激活有关，而且它还能调节免疫受体下游的细胞死亡。LUBAC 缺乏会导致免疫相关基因激活减弱和细胞死亡增加，从而导致小鼠和人类的病理状态。因此，LUBAC 对于维持不同刺激下基因活化和细胞死亡信号传导途径之间的平衡至关重要，当LUBAC 活性的缺失或减弱，细胞将出现异常的信号输出，并导致基因活化减少和细胞死亡增加。线性泛素地连接是由 LUBAC 所承担的，其去除则是由特定的 DUB 进行移除。人类基因组编码了近 100 个 DUB，并根据其特定的 DUB 结构域将其分为 5 个家族。泛素羧基末端水解酶、泛素特异性蛋白酶（ubiquitin specific proteases，USP）、马查多 - 约瑟夫病蛋白结构域蛋白酶、卵巢肿瘤蛋白酶（ovarian tumor proteasesOTU）和 JAB/MPN/Mov34 金属酶域蛋白酶。DUB 能够将底物中的泛素分子去除，进而抵消泛素化作用。此外，它们还负责在翻译后处理泛素前体。

DUB 的功能由它们移除的泛素链决定。DUBS 的一个众所周知的功能是通过去除附着在蛋白酶体上的 Lys48 - 连接来挽救蛋白酶体的降解。目前为止，泛素最具特征性的功能是它对 Lys48 连接的多泛素的降解作用。E3 连接酶将 Lys48 连接的多泛素连接到底物上作为降解标记，泛素化的底物随后被蛋白酶体降解。Lys48 连接的多泛素大多走向降解的命运，其他类型的连接则有可能起到了非降解性的作用。例如，Lys63 和 MET1 线性连接的多泛素对于调节除降解之外，仍然存在对不同的信号通路调控作用。DUB 的非降解性泛素修饰，目前也越来越被人们重视。

关于探究 LUBAC 泛素连接酶复合物生理功能，最先需要解决的是其稳定性问题。SHARPIN 被报道参与 LUBAC 泛素连接酶复合物的稳定性维持，当 SHARPIN 的缺失时，LUBAC 泛素连接酶的稳定性会出现极大的破坏，进而影响了 LUBAC 生理学功能。研究发现，HOIP 蛋白的 UBA 结构域与 HOIL-1L 蛋白和 SHARPIN 蛋白的 UBL 结构域之间存在着相互作用，这种相互作用在 LUBAC 复合物形成过程中说不可或缺的一环。进一步发现，HOIL-1L 和 SHARPIN 的 UBL 的 N 端是稳定 LUBAC 泛素连接酶复合物结构的关键。最新的证据发现位于 HOIL-1L 和 SHARPIN 的 UBLN 末端的 LUBAC 束缚基序（LTM）异二聚化并折叠成单个球状结构域。正是 LUBAC 束缚基序的异二聚化形成的单球结构，起到了关键的连接 LUBAC 泛素连接酶复合物的作用。这样，LUBAC 泛素连接酶复合在 LUBAC 束缚基序的连接下，形成了极度稳定的结构进而为其后续的生理学功能奠定了坚实的基础。

泛素系统参与核因子-jB（nuclear factor-jB，NF-jB）的激活，NF-jB 在包括炎症和肿瘤发生在内的各种过程中起着至关重要的作用。研究发现 LUBAC 介导泛素化的功能与核因子-jB（NF-B）信号传导有关，这提示了 LUBAC 与肿瘤发生，炎症和免疫中的重要作用。首先，Murr1 被发现可能参与 NF-jB 信号传导，接着通过构建包含 NF-jB 的载体进行荧光素酶报告实验，结果发现乙型肝炎病毒（hepatitis B virus，HBV）的 X 蛋白不能单独激活 NF-jB，但是，引入 LUBAC 连接酶复合物后，NF-jB 的基因转录被活化。以上证据表面乙型肝炎病毒（HBx）的 X 蛋白和 LUBAC 连接酶复合物能够共同激活 NF-jB。

在静息细胞中，NF-jB 功能处于未活化状态，主要的方式是通过与 jB 的抑制剂（IjB）结合而保留在细胞质中。一旦细胞受到 TNF-α、IL-1b 等细胞因子的刺激时，细胞启动信号传导，其中 NF-jB 的必需修饰剂（necessary modifier of NF-jB，NEMO）被 IKK2 的磷酸化激活，导致 IjB 的磷酸化和降解，由此 NF-jB 的抑制被解除，并最终发生活化和转位入核。泛素化参与到了整个 NF-jB 激活的过程中，首先 LUBAC 催化泛素链与 IKK 复合物中的 NEMO 结合，从而激活 IKK 并导致 IjB 的磷酸化和降解，最终诱导 NF-jB 易位入核。具体过程如下，LUBAC 偶联到 NEMO 上的线性泛素链被 IKK 复合物中的 NEMO 的 UBAN 结构域识别，这导致 IKK2 通过二聚化激活 IKK2 复合物中的激酶，这导致 IKK2 自磷酸化和随后的 NF-jB 激活。另一个证据是 UBD 对 NEMO 的 NEMO（UBAN）结构域特异性地识别，这被证明参与到 NF-jB 激活。这样，LUBAC 泛素酶复合物通过 NF-jB 途径参与了细胞存活和凋亡，并且在细胞地炎症反应和免疫过程等多种途径，均发挥着重要作用。LUBAC 介导的线性泛素化在免疫信号传导和肿瘤发生中的作用目前已被广泛承认。LUBAC 介导的线性泛素化，其稳定性和生理学功能以及损伤和过度激活的病理状态，均有助于我们理解泛素化过程和功能，以及泛素化在疾病发生中的作用机理。越来越多的研究发现，病原体可以通过靶向 LUBAC 介导的线性泛素化入侵人体，继而发生免疫反应和疾病。因此，LUBAC 是认为是治疗感染、免疫疾病和癌症的最合适靶点之一。针对 LUBAC 的研究必将有助于新药的研究和开发，尤其在最近的火热免疫治疗中，LUBAC 的研究也必将带来新的希望。

1. CYLD

CYLD 是被认为是一种肿瘤抑制因子，属于 USP 家族的 DUB。例如，CYLD 的编码基因突变是家族性圆柱瘤病的最重要病因之一。CYLD 缺失将导致炎症信号地异常活化，主要是因为 NF-jB 活化明显显著增强。CYLD 活性受切割和磷酸化的调节，其自身的突变也影响了活性的变化。大多数 CYLD 突变都聚集在 C 末端的催化 USP 结构域附近，表明 CYLD 突变的突变与机体免疫反应息息相关。这提示了 CYLD 介导的免疫炎症与癌症的形成密切相关，例如胃癌、肺癌、黑素瘤等。此外，CYLD 基因的缺失或下调也被发现出现在结肠癌、肝癌等恶性肿瘤中。事实上，CYLD 在多种免疫信号通路中起着重要作用，目前将已发现这些通路起关键作用的多种蛋白质称作为 CYLD DUB 活性的靶点，包括 TRAF2/6、RIPK1、NEMO、TAK1 和 RIG-I。CYLD 能够特异性地识别并切割 Lys63 和 MET1 之间的连接。目前，CYLD 被认为可以从这些靶蛋白中去除 Lys63-Ub，从而关闭信号转导。Lys63 连接的泛素链在调节先天免疫和获得性免疫中起着至关重要的作用。因此，CYLD 也参与了机体的先天免疫和固有免疫。

2. SHARPIN

SHARPIN 被确定为小鼠慢性增生性皮炎的致病基因，表现为慢性皮肤炎症的小鼠的自发突变。SHARPIN 是 LUBAC 泛素酶复合物的关键成分之一，参与了生理的多个免疫反应和病理的多种免疫疾病。SHARPIN 被发现为 HOIL-1L 结合蛋白，SHARPIN 的泛素样（UBL）结构域与 HOIL-1L UBL 之间的相似性。SHARPIN 不仅仅影响小鼠慢性皮肤炎症，而且与多个器官的慢性炎症和严重免疫缺陷密切相关。敲除 SHARPIN 后，HOIL-1L 和 HOIP 组成的 LUBAC 泛素酶复合物的数量大幅度地下降，这表明 SHARPIN 是 LUBAC 泛素化酶复合物的必要组分，参与到 LUBAC 泛素化酶复合物的生理和病理过程。

除了 SHARPIN 之外，LUBAC 的其他组分的基因突变或转录失调，导致其活性异常，都将引起严重的疾病和肿瘤；例如 Hoil-1l（Rbck1）和 HOIP（Rnf31）的突变会导致严重的人类免疫缺陷疾病和自身免疫炎症反应。HOIP（Rnf31）的罕见种系多态性最常见于在 B 细胞样类型的弥漫性大 B 细胞淋巴瘤，检测该疾病患者可发现 HOIP（Rnf31）的高度富集。LUBAC 介导的线性泛素化在弥漫性大 B 细胞淋巴瘤中，具有重要意义。同样 HOIP 高度富集见于的小鼠的 B 淋巴瘤中，表面 LUBAC 在 B 淋巴瘤中的作用可能通过 HOIP 介导。前面讲到，LUBAC 泛素酶复合物的生理和病理功能为防止 DNA 损伤诱导的细胞死亡和增强 NF-jB 信号。同时 NF-jB 的显著性激活是弥漫性大 B 细胞淋巴瘤的重要标志。进一步的研究发现，HOIP 多态性富集于弥漫性大 B 细胞淋巴瘤中，能够促进 HOIL-1L 和 HOIP 之间的相互作用，最终形成的单球结构大大增加了 LUBAC 的稳定性和活性。此外，去泛素化酶能够切割线性泛素链，其中最显著的是具有线性连接特异性的 OTU 去泛素化酶 ficity（OTULIN），它能够降低 LUBAC 泛素酶复合物活性，进而减弱自身免疫炎症性疾病和肿瘤。以上证据表面，除了 LUBAC 泛素酶复合物自身参与机体的免疫反应，其各种组分也在自身免疫疾病和肿瘤中扮演着重要角色。因此针对于泛素化相关分子和 LUBAC 泛素酶复合物机及其相关蛋白的靶向治疗将有望成为推动免疫治疗的重要助力。

目前针对泛素化抗体的开发主要为泛素化特异性抗体。例如针对 MET1 – di-Ub 连接的特异性抗体，它可以用于 Western blot 中，结合并通过显影得出蛋白上 MET1 连接的泛素的存在，而且，也可以用于在体治疗疾病和肿瘤等多种疾病。目前，已有多种针对 MET1 – di-Ub 连接的特异性抗体药物上市。除了特性性抗体，多泛素传感器也已研制成功，包括：一般的多泛素传感器和连接特异性的多泛素传感器。对于线性泛素化分析，OTULIN 是能够起到非常显著的作用，因为 OTULIN 处理后特定蛋白质上泛素化发生减少，对应于该蛋白质上 MET1 连接泛素的量也随之减少，从而确认这种蛋白质是线性泛素化的目标，最终达到多泛素传感器的作用。

综上所述，线性泛素化对于先天免疫和适应性免疫的信号传导，以及多种自身免疫性疾病和肿瘤，是至关重要的一环，甚至在某些免疫疾病中起到决定性作用。由 LUBAC 泛素酶首先组装，进而由 CYLD 和 SHARPIN 调节的线性泛素，不仅有助于我们理解泛素化与机体免疫的相关性，也有助于我们深刻理解机体免疫这个庞大网络在泛素化领域的交集。监狱两者的密切联系，针对于泛素化的小分子抑制剂和靶向药物也将为免疫治疗提供新的思路。

鉴于以上中提及泛素修饰和 DUB 在许多炎症过程中的作用，以及针对免疫系统对抗癌症的免疫疗法的新起，正在研究治疗性抑制参与免疫系统的 DUB 的抗肿瘤潜力。其中包括 USP7，它正向调节 FOXP3 的稳定性，FOXP3 是控制调节性 T 细胞即 Treg 细胞分化的关键转录因子。在寻找有助于在 FOXP3 表达细胞中稳定 GATA3 的 DUB 时，使用报告基因检测显示 USP7 和 USP21 都可以上调 GATA3 介导的活性。此外，Treg 中 USP21 的消耗细胞导致 FOXP3 下调，损害 Treg 特征基因的表达并削弱它们的抑制活性。由于 Treg 细胞限制抗肿瘤免疫反应并促进肿瘤存活，这些结果表明通过靶向 USP7 和 USP21 消耗 Treg 细胞中的 FOXP3 为抗癌免疫疗法提供了希望。

泛素化对许多关键蛋白和细胞信号事件的调节可调节体内平衡和细胞命运。目前，大量的研究使得人们在开发和利用泛素化途径治疗肿瘤及其他疾病方面取得了巨大的进步，这为药物发现和治疗蛋白病，神经系统疾病和癌症的新可能性铺平了道路。但目前批准应用于临床的小分子抑制剂仍十分有限，因此，需要进一步深入研究，以研究出更加有效，副作用更小的药物。此外，由已经批准的蛋白酶体抑制剂和新型 DUB 抑制剂组成的联合疗法可以帮助减轻药物的副作用，也为当前的研究中提供了很好的研究方向。

参考文献

[1] Kumar SK, Berdeja JG, Niesvizky R, et al. Safety and tolerability of ixazomib, an oral proteasome inhibitor, in combination with lenalidomide and dexamethasone in patients with previously untreated multiple myeloma: an open-label phase 1/2 study. The Lancet Oncology, 2014, 15 (13): 1503 – 1512.

[2] Richardson PG, Baz R, Wang M, et al. Phase 1 study of twice-weekly ixazomib, an oral proteasome inhibitor, in relapsed/refractory multiple myeloma patients. Blood, 2014, 124 (7): 1038 – 1046.

[3] Zotti T, Scudiero I, Settembre P, et al. TRAF6 – mediated ubiquitination of NEMO requires p62/sequestosome – 1. Mol Immunol, 2014, 58 (1): 27 – 31.

[4] Chen W, Hu Y, Ju D. Gene therapy for neurodegenerative disorders: advances, insights and prospects. Acta Pharm Sin B, 2020, 10 (8): 1347 – 1359.

[5] Cohen S, Brault JJ, Gygi SP, et al. During muscle atrophy, thick, but not thin, filament components are degraded by MuRF1 – dependent ubiquitylation. Cell Biol, 2009, 185 (6): 1083 – 1095.

[6] Xu X, Sarikas A, Dias-Santagata DC, et al. The CUL7 E3 ubiquitin ligase targets insulin receptor substrate 1 for ubiquitin-dependent degradation. Mol Cell, 2008, 30 (4): 403 – 414.

[7] Yue W, Chen Z, Liu H, et al. A small natural molecule promotes mitochondrial fusion through inhibition of the deubiquitinase USP30. Cell Res, 2014, 24 (4): 482 – 496.

[8] Durcan TM, Tang MY, Pérusse JR, et al. USP8 regulates mitophagy by removing K6 – linked ubiquitin conjugates from parkin. EMBO, 2014, 33 (21): 2473 – 2491.

[9] Li F, Han H, Sun Q, Liu K, et al. USP28 regulates deubiquitination of histone H2A and cell proliferation. Exp Cell Res, 2019, 379 (1): 11 – 18.

[10] Hu H, Wang H, Xiao Y, et al. Otud7b facilitates T cell activation and inflammatory responses by regulating Zap70 ubiquitination. J Exp Med, 2016, 213 (3): 399 – 414.

[11] Chen X, Wang K, Xing Y, et al. Coronavirus membrane-associated papain-like proteases induce autophagy through interacting with Beclin1 to negatively regulate antiviral innate immunity. Protein Cell, 2014, 5 (12): 912 – 927.

[12] Lei J, Mesters JR, Drosten C, et al. Crystal structure of the papain-like protease of MERS coronavirus reveals unusual, potentially druggable active-site features. Antiviral Res, 2014, 109: 72 – 82.

[13] Artavanis-Tsakonas K, Misaghi S, Comeaux CA, et al. Identification by functional proteomics of a deubiquitinating/deNeddylating enzyme in Plasmodium falciparum. Mol Microbiol, 2006, 61 (5): 1187 – 1195.

[14] Dimopoulos M, Richardson P, Moreau P, et al. Current treatment landscape for relapsed and/or refractory multiple myeloma. Therapeutics, 2015, 12 (1): 42 – 54.

[15] Veggiani G, Gerpe M, Sidhu S, et al. Emerging drug development technologies targeting ubiquitination for cancer therapeutics. Therapeutics, 2019, 199: 139 – 54.

[16] Yang Y, Kitagaki J, Wang H, et al. Targeting the ubiquitin-proteasome system for cancer therapy. Perantoni AJCs, 2009, 100 (1): 24 – 8.

[17] Matthews G, De Matos Simoes R, Dhimolea E, et al. NF-κB dysregulation in multiple myeloma.

Mitsiades CJSicb, 2016, 39: 68 – 76.

[18] Lucas X, Ciulli AJ Coisb. Recognition of substrate degrons by E3 ubiquitin ligases and modulation by small-molecule mimicry strategies, 2017, 44: 101 – 110.

[19] Meng X, Liu X, Guo X, et al. FBXO38 mediates PD – 1 ubiquitination and regulates anti-tumour immunity of T cells, 2018, 564 (7734): 130 – 135.

[20] Qu H, Liu H, Jin Y, et al. HUWE1 upregulation has tumor suppressive effect in human prostate cancer cell lines through c-Myc. Biomed Pharmacother, 2018, 106: 309 – 315.

[21] Sakamoto K, Kim K, Verma R, et al. Development of Protacs to target cancer-promoting proteins for ubiquitination and degradation, 2003, 2 (12): 1350 – 1358.

[22] Sun B, Fiskus W, Qian Y, et al. BET protein proteolysis targeting chimera (PROTAC) exerts potent lethal activity against mantle cell lymphoma cells. Leukemia, 2018, 32 (2): 343 – 352.

[23] Ahmed SF, Buetow L, Gabrielsen M, et al. E3 ligase-inactivation rewires CBL interactome to elicit oncogenesis by hijacking RTK-CBL-CIN85 axis. Oncogene, 2021, 40 (12): 2149 – 2164.

[24] Priem D, van Loo G, Bertrand MJM. A20 and Cell Death-driven Inflammation. Trends Immunol, 2020, 41 (5): 421 – 435.

[25] Veggiani G, Gerpe M, Sidhu S, et al. Emerging drug development technologies targeting ubiquitination for cancer therapeutics. Therapeutics, 2019, 199: 139 – 154.

[26] Hauser DN, Hastings TG. Mitochondrial dysfunction and oxidative stress in Parkinson's disease and monogenic parkinsonism. Neurobiol Dis, 2013, 51: 35 – 42.

[27] Yue W, Chen Z, Liu H, et al. A small natural molecule promotes mitochondrial fusion through inhibition of the deubiquitinase USP30. Cell Res, 2014, 24 (4): 482 – 496.

[28] Durcan TM, Tang MY, Pérusse JR, et al. USP8 regulates mitophagy by removing K6 – linked ubiquitin conjugates from parkin. EMBO, 2014, 33 (21): 2473 – 2491.

[29] Li F, Han H, Sun Q, et al. USP28 regulates deubiquitination of histone H2A and cell proliferation. Exp Cell Res, 2019, 379 (1): 11 – 18.

[30] Yang J, Xu P, Han L, et al. Cutting edge: Ubiquitin-specific protease 4 promotes Th17 cell function under inflammation by deubiquitinating and stabilizing RORγt. Immunol, 2015, 194 (9): 4094 – 4097.

[31] Jin J, Xie X, Xiao Y, et al. Epigenetic regulation of the expression of Il12 and Il23 and autoimmune inflammation by the deubiquitinase Trabid. Nat Immunol, 2016, 17 (3): 259 – 268.

[32] Hu H, Wang H, Xiao Y, et al. Otud7b facilitates T cell activation and inflammatory responses by regulating Zap70 ubiquitination. J Exp Med, 2016, 213 (3): 399 – 414.

[33] Chen X, Wang K, Xing Y, et al. Coronavirus membrane-associated papain-like proteases induce autophagy through interacting with Beclin1 to negatively regulate antiviral innate immunity. Protein Cell, 2014, 5 (12): 912 – 927.

[34] Lei J, Mesters JR, Drosten C, et al. Crystal structure of the papain-like protease of MERS coronavirus reveals unusual, potentially druggable active-site features. Antiviral Res, 2014, 109: 72 – 82.

[35] Artavanis-Tsakonas K, Misaghi S, Comeaux CA, et al. Identification by functional proteomics of a deubiquitinating/deNeddylating enzyme in Plasmodium falciparum. Mol Microbiol, 2006, 61 (5): 1187 – 1195.

[36] Suarez Carmona M, Bourcy M, Lesage J, et al. Soluble factors regulated by epithelial-mesenchymal

transition mediate tumour angiogenesis and myeloid cell recruitment. J Pathol, 2015, 236（4）: 491 – 504.

［37］Qu H, Liu H, Jin Y, et al. HUWE1 upregulation has tumor suppressive effect in human prostate cancer cell lines through c-Myc. Biomed Pharmacother, 2018, 106: 309 – 315.

［38］Wang P, Dai X, Jiang W, et al. RBR E3 ubiquitin ligases in tumorigenesis. Semin Cancer Biol, 2020, 67（2）: 131 – 144.

［39］Sun B, Fiskus W, Qian Y, et al. BET protein proteolysis targeting chimera（PROTAC）exerts potent lethal activity against mantle cell lymphoma cells. Leukemia, 2018, 32（2）: 343 – 352.

［40］Poondla N, Chandrasekaran AP, Kim K-S, et al. Deubiquitinating enzymes as cancer biomarkers: new therapeutic opportunities? BMB Rep, 2019, 52（3）: 181 – 189.

［41］Hetzenecker AM, Seidl MC, Kosovac K. Downregulation of the ubiquitin-proteasome system in normal colonic macrophages and reinduction in inflammatory bowel disease. Digestion, 2012, 86: 34 – 47.

［42］Seidelin JB, Vainer B, Andresen L, et al. Upregulation of cIAP2 in regenerating colonocytes in ulcerative colitis. Virchows Arch, 2007, 451: 1031 – 1038.

［43］Kumar SK, Berdeja JG, Niesvizky R, et al. Safety and tolerability of ixazomib, an oral proteasome inhibitor, in combination with lenalidomide and dexamethasone in patients with previously untreated multiple myeloma: an open-label phase 1/2 study. The Lancet Oncology, 2014, 15（13）: 1503 – 1512.

［44］Richardson PG, Baz R, Wang M, et al. Phase 1 study of twice-weekly ixazomib, an oral proteasome inhibitor, in relapsed/refractory multiple myeloma patients. Blood, 2014, 124（7）: 1038 – 1046.

［45］Wang P, Dai X, Jiang W, et al. RBR E3 ubiquitin ligases in tumorigenesis. Semin Cancer Biol, 2020, 67（Pt 2）: 131 – 144.

［46］Shimizu Yutaka, Taraborrelli Lucia, Walczak Henning. Linear ubiquitination in immunity. Immunol Rev, 2015, 266（1）, 190 – 207.

［47］Keusekotten K. OTULIN antagonizes LUBAC signaling by specifically hydrolyzing Met1-linked polyubiquitin. Cell, 2013, 153: 1312 – 1326.

［48］Pannem RR, Dorn C, Ahlqvist K, et al. CYLD controls c-MYC expression through the JNK-dependent signaling pathway in hepatocellular carcinoma. Carcinogenesis, 2014, 35: 461 – 468.

［49］Ikeda F, Crosetto N, Dikic I. What determines the specificity and outcomes of ubiquitin signaling? Cell, 2010, 143: 677 – 681.

［50］Xu G, Paige JS, Jaffrey SR. Global analysis of lysine ubiquitination by ubiquitin remnant immunoaffinity profiling. Nat Biotechnol, 2010, 28: 868 – 873.

［51］Kim W. Systematic and quantitative assessment of the ubiquitin-modified proteome. Mol Cell, 2011, 44: 325 – 340.

［52］樊代明. 整合肿瘤学·临床卷. 北京: 科学出版社, 2021.

［53］Meng X, Liu X, Guo X, et al. FBXO38 mediates PD – 1 ubiquitination and regulates anti-tumour immunity of T cells. Nature, 2018, 564: 130 – 135.

［54］Paolino M, Choidas A, Wallner S, et al. The E3 ligase Cbl-b and TAM receptors regulate cancer metastasis via natural killer cells. Nature, 2014, 507: 508 – 512.

［55］樊代明. 整合肿瘤学·基础卷. 西安: 世界图书出版西安有限公司, 2021.

［56］樊代明. 整合医学: 理论与实践. 西安: 世界图书出版西安有限公司, 2016.

［57］樊代明. 整合医学: 理论与实践⑦. 西安: 世界图书出版西安有限公司, 2021.

第八章　泛素化与甲基化、乙酰化、磷酸化及糖基化的关系

◎张晓慧　沃龙飞　芦国芳

肿瘤等多种疾病的发生发展都受到表观遗传的精密调控，5 种表观遗传修饰之间也存在着千丝万缕、密不可分的关联，本章对泛素化与甲基化、乙酰化、磷酸化、糖基化之间的关系做一总结。

一、泛素化与甲基化

（一）组蛋白泛素化与甲基化

泛素化与甲基化的交互作用主要发生在组蛋白上，组蛋白的翻译后修饰引起表观遗传改变。

1. 组蛋白泛素化

组蛋白泛素化是一种重要的组蛋白修饰方式，包括组蛋白泛素化和去泛素化过程，在基因转录调控、细胞周期及 DNA 损伤修复等重要 DNA 过程中发挥重要作用。组蛋白泛素化与去泛素化修饰不仅动态协同调节组蛋白泛素化水平，并且在组蛋白泛素化、去泛素化与甲基化之间能够建立有序的交互，通过相互作用激发级联反应，活化或者抑制后者的活性，构成基因转录调控的复杂网络。

组蛋白泛素化即催化激活后的泛素分子羧基端与组蛋白亚基多肽链氨基端赖氨酸残基相互结合的过程。泛素的羧基末端为甘氨酸，该甘氨酸的羧基可以与组蛋白赖氨酸的氨基形成异构肽键；泛素还含有多个赖氨酸残基，可以作为其自身受体，与其他泛素羧基末端的甘氨酸结合，因此底物蛋白 1 个赖氨酸残基可能结合多个泛素分子。泛素化催化途径需要 3 种类型的酶：泛素活化酶（E1）、泛素缀合酶（E2）和泛素蛋白质连接酶（E3），它们分别在组蛋白泛素化过程中发挥不同的

重要功能。

现已证实脊椎动物体内泛素化修饰底物主要为组蛋白 H2A、H2B，组蛋白 H2A 有 5%～15%，H2B 有 1%～2% 泛素化，酵母细胞内没有发现 H2A 泛素化，约有 10% 的 H2B 泛素化。不同于蛋白质一般降解过程所需的多聚泛素化，组蛋白泛素化主要表现为单泛素化，而且其泛素化位点具有高度保守性。哺乳动物体内组蛋白 H2A 泛素化位于羧基端第 119 位赖氨酸、H2B 泛素化位于羧基端第 120 位赖氨酸；酵母菌内组蛋白 H2B 泛素化位于羧基端第 123 位赖氨酸。同组蛋白 H2A、H2B 相似，核心组蛋白 H3、H4 以及连接组蛋白 H1 也存在泛素化修饰，例如经紫外线照射后，泛素连接酶复合体 CUL4 – DDB-RBX1 在体内可引起 H3、H4 多聚泛素化。

H2A 单泛素化主要依赖多梳蛋白（polycomb protein，PcG）家族成员 RING1B（E3），敲除 RING1B 能显著减少特定基因启动子附近组蛋白 H2A 单泛素化水平。多梳蛋白的核心蛋白复合体——多梳抑制复合体 1（polycomb repressive complex 1，PRC1），含有 2 种类型 RING 结构域，即 RING1A 和 BMI1，同时能够激活 RING1B 泛素连接酶（E3）活性。H2A 特异性泛素蛋白连接酶 2A-HUB 可以被核受体共抑制因子/组蛋白去乙酰化酶（nuclear receptor corepressor/histone deacetylase 1/3，NCoR/HDAC1/3）复合体募集，催化组蛋白 H2A 第 119 位赖氨酸单泛素化。I 型乳腺癌敏感基因（breast cancer type 1susceptibility protein，BRCA1）也是 H2A 潜在的泛素连接酶 E3，体外实验显示 Ubc H5c（E2）和 BRCA1（E3）相互协同作用于 H2A/H2AX，使其单泛素化。尽管许多泛素连接酶 E3 能够引起哺乳动物组蛋白 H2A 单泛素化，但是细胞内一旦失去 RING1A、RING1B 或 BMI1 将导致 ub H2A 水平明显下降，充分说明 RING1A/RING1B/BMI1 复合体是哺乳动物细胞内至关重要的泛素连接酶。

H2B 单泛素化酶最早发现于酵母，为具有代表性的泛素缀合酶、泛素连接酶分别为 Rad6 和 Rad6 相关 RING 蛋白 Bre1。哺乳动物细胞内存在 2 种 Bre1 的同源物，即环指蛋白（ring finger protein，RNF）RNF20 和 RNF40。RNF20 和 RNF40 与 yRad6 同源物 hRAD6A、hRAD6B 或 Ubc H6（E2）能够组成复合体，催化 H2B 第 120 位赖氨酸单泛素化，下调人体细胞 RNF20 或 RNF40 可显著减少组蛋白 H2B 单泛素化。此外，染色体重塑复合体 SWI/SNF-A 亚单位 BAF250b 也具有催化 H2B 单泛素化的能力。

2. 组蛋白去泛素化

组蛋白去泛素化是将泛素分子从组蛋白上移除，这个过程需要一系列蛋白酶超家族参与，即组蛋白去泛素化酶（DUB），它包括 5 种主要成员。①泛素羧基末端水解酶家族（ubiquitin C-terminal hydrolases，UCHL）：通过水解泛素羧基末端的甘氨酸将泛素从底物中释放，UCHL1、UCHL2、UCHL3、UCHL4、UCHL5 是其主要代表。②泛素特异性加工酶（ubiquitin-specific processing enzymes，UBP）或泛素特异性蛋白酶（ubiquitin-specific proteases，USP）家族：通过半胱氨酸、组氨酸、天冬氨酸/天冬酰胺三联残基发挥酶活性，包括 UBP-M、UBP4、HAUSP 等。③卵巢肿瘤（ovarian tumor，OTU）相关蛋白酶家族：该家族与 UBP 家族有较高的相似性，也具备三联催化活性位点。④脊髓小脑共济失调蛋白 ataxin－3：含有 Josephin 结构域，可水解泛素化溶菌酶和泛素－7－氨基－4－甲基香豆素。⑤Jab1/MPN 域相关金属异肽酶（Jab1/MPN domain-associated metal loisopeptidase，JAMM）：属于锌指金属蛋白酶家族，其催化中心含有二价锌离子、2 个组氨酸和 1 个天冬氨酸残基。

组蛋白 H2A 特异性去泛素化酶主要包括 USP16、2A-DUB、USP21 和 BRCA1 相关蛋白（BRCA1－associated protein，BAP1）等。研究表明，USP16 不但能够使 ub H2A 去泛素化，而且在 ub H2A 介导的 HOX 基因（homeobox genes）沉默、X 染色体失活、细胞周期进程和 DNA 损伤修复中发挥重要作用；2A-DUB 可协同 p/CAF（p300/CBP-associated factor）促进雄激素受体依赖基因完全活化；USP21 是肝再生调节因子，通过水解再生相关基因启动子区 ub H2A 的泛素分子调控肝细胞再生；BAP1 属于泛素羧基末端水解酶家族成员，BAP1 的下调将导致 ub H2A 水平明显升高，同时阻止果蝇 *HOX* 基因的沉默。

组蛋白 H2B 特异性去泛素化酶主要包括 Ubp8、Ubp10、USP7。Ubp8、Ubp10 均在酵母中发现，但二者的功能却截然不同：Ubp8 可被募集至启动子 GAL10 的上游活化序列，是 GAL10 下游基因表达的前提，特异性敲除 Ubp8 可显著升高 ub H2B 水平，提示 Ubp8 是酵母体内主要的去泛素化酶；Ubp10 则通过介导组蛋白 H2B 去泛素化而维持端粒的长度和稳定性。USP7 除了具有 H2B 去泛素化酶活性，还能调控同源异型基因的沉默。酵母 Ubp10 的同源物，果蝇泛素蛋白酶 经体外实验证实能够介导组蛋白 H2B 去泛素化，参与维持成人干细胞种类的多样性。

3. 组蛋白泛素化、去泛素化与组蛋白甲基化

在真核细胞内，组蛋白泛素化、去泛素化与组蛋白甲基化的动态变化相当活跃。它们都参与了基因转录调控，且二者之间存在复杂联系。当前研究热点集中在组蛋白 H2A、H2B 的单泛素化。H2A 单泛素化和基因沉默关系密切；H2B 单泛素化主要在转录起始时发挥作用。这些现象恰好与组蛋白甲基化所引起的某些效应不谋而合。

组蛋白 H2B 单泛素化通过甲基化修饰增强基因表达。利用染色质免疫共沉淀芯片技术检测组蛋白 H2B 单泛素化的分布，结果显示其主要集中在某些高频表达基因的转录区域。酵母体内单泛素化 H2B 是催化组蛋白 H3 第 4 位赖氨酸二甲基化或三甲基化复合体 COMPASS 的组成部分，而 COMPASS 复合体能够促进转录激活；诱导 H2B 第 123 赖氨酸泛素化将抑制 COMPASS 复合体的作用，从而阻止 H3K4 的甲基化。

在哺乳动物细胞中，Ubc H6（E2）和 RNF20/RNF40 复合体（E3）可被招募至

转录激活的基因位点附近。RNF20 能与多种转录因子结合发挥辅激活剂的作用。细胞内过表达 RNF20 将升高组蛋白 H2B 单泛素化水平，促使 H3K4 和 K79 甲基化水平增加，刺激 HOX 基因表达。相反地，下调或者敲除 RNF20 可显著减少 H2B 单泛素化、H3K4 及 H3K79 甲基化，HOX 基因表达被抑制。组蛋白 H2B 单泛素化同样也是 H3K27 甲基化的前提，研究发现 H3K27 去甲基化酶 UTX 可抑制 PRC1 的招募以及 PRC1 招募后对组蛋白 H2A 单泛素化修饰。据报道，泛素化的 H2B 增强 H3K79 的甲基化过程，从而提高基因表达和基因组稳定性。组蛋白 H2BK123 和 H3K79 在核小体内的空间位置非常接近，H2BK123 泛素化对 H3K79 甲基化十分重要。相反地，H3K79 是否甲基化并不影响 H2BK123 泛素化，这个现象很可能揭示了组蛋白泛素化和甲基化之间交互的规律，即组蛋白泛素化位于甲基化上游，对甲基化具有调控作用。

事实上，组蛋白 H2A、H2B 去泛素化与甲基化的交互也具有重要意义，组蛋白 H2A 特异性去泛素化酶能够促进特定基因的转录激活，这也说明组蛋白 H2A 单泛素化将导致某些基因表达沉默；组蛋白去泛素化酶 Usp21 参与基因转录起始过程，催化 ub H2A 去泛素化，从而产生下游 H3K4 二甲基化或三甲基化。组蛋白 H2B 去泛素化则能够影响组蛋白 H3 第 4 位和第 36 位赖氨酸的甲基化平衡，从而调控启动子 GAL1 的表达；Ubp8 诱导 H3K4me3 形成；Ubp10 结合 H3K79me3 富集区、端粒及 r DNA 基因座等。

（二）泛素化联合甲基化影响着肿瘤进程

泛素化与甲基化协同促进肿瘤转移与侵袭。有研究证实，LncRNA SNHG11 受启动子区低甲基化水平调控，同时与 HIF-α 上的 pVHL 识别位点结合，从而阻止其泛素化和降解，促进结直肠癌转移和侵袭。Linc-GALH 可以通过调节肝癌组织中 DNMT1 的泛素化状态来调控 Gankyrin 的甲基化状态，从而调节 Gankyrin 的表达，促进了肝癌细胞的迁移和侵袭。除 LncRNA 外，NF-κB 等信号通路通过泛素化与甲基化串联作用诱导上皮 - 间充质转化过程和肿瘤细胞转移。

泛素化与甲基化共同调节肿瘤生长增殖。LNC-β-CATM 与 β-catenin 和甲基转移酶 EZH2 结合，从而促进 β-catenin 甲基化。甲基化抑制 β - 连环蛋白的泛素化，提高其稳定性，从而导致 Wnt-β - 连环蛋白信号的激活，从而促进肿瘤生长；JMJD1A 活性促进雄激素受体（AR）向 c-Myc 基因增强子募集，并诱导 H3K9 去甲基化，增加 AR 依赖的 c-Myc mRNA 转录。同时，减弱 HUWE1 依赖的泛素化和随后 c-Myc 的降解，增加 c-Myc 蛋白水平来调节前列腺癌细胞增殖和生长。

靶向泛素化药物及肿瘤耐药研究在肿瘤中发挥重要作用。去泛素化酶 UBC13 通过抑制泛素化而增加 DNMT1 的水平，上调的 DNMT1 增强 CHFR 启动子 DNA 甲基化水平，导致 CHFR 表达降低，Aurora A 水平升高。此结果揭示了 UBC13 通过 DNMT1-CHFR-Aurora A 途径调节卵巢癌细胞对紫杉醇敏感性的新功能。UBC13 有望成为逆转卵巢癌患者紫杉醇耐药的治疗分子药物。

在其他研究中，笔者观察到 KAE 通过抑制环己酰亚胺（CHX）的蛋白质合成而诱导 DNMT3b 的提前降解。通过用 MG132 阻断蛋白酶体，观察到 KAE 诱导 Dnmt3b 泛素化增加。这些结果表明，KAE 可能通过泛素 - 蛋白酶体途径诱导 Dnmt3b 的降。KAE 是一种新的 Dnmt3b 抑制剂，可能促进 Dnmt3b 在膀胱癌中的降解。

肿瘤发生过程中的甲基化必然伴随着泛素化，但是相关机制阐述却鲜有报道。2018 年一项研究报道，*FOXF*2 是胃癌发生过程中的重要抑癌基因，其甲基化状态可作为胃癌患者的独立预后因素。研究者发现，*FOXF*2 介导的 E3 连接酶 IRF2BPL 的上调驱动了胃癌中 β-catenin 的泛素化和降解，钝化了 Wnt 信号，抑制机体癌变进程。

2020 年，有一项研究报道 ACAT1 在响应额外的软脂酸（palmitic acid，PA）刺激时上调。之后，ACAT1 使 GNPAT 在 K128 位点乙酰化，从而抑制 trim21 介导的 GNPAT 泛素化和降解，从而促进脂质代谢。此外，本研究发现，shrna 介导的 ACAT1 消融和 GNPAT 乙酰化缺失抑制了异种移植瘤和 DEN/ ccl 诱导的 HCC 脂代谢和肿瘤进展。

泛素化与甲基化的相互作用在细胞周期调控中发挥重要作用。有报道称，去泛素化酶 USP7 通过其去泛素酶活性和与 DNMT1 的相互作用来抑制 DNMT1 的募集和 DNA 甲基化，进而影响肿瘤细胞周期和增殖。另一项研究中发现，*SPOP* 基因 -167bp 的甲基化改变了转录因子 RXRA 与 SPOP 启动子的结合亲和力。并且，SPOP 与 Gli2 结合，促进 Gli2 在大肠癌中的泛素化和降解。因此，大肠癌 HH/Gli2 途径相关凋亡蛋白 Bcl - 2 的表达水平降低，抵抗细胞死亡的功能受到抑制。

二、泛素化与乙酰化

（一）泛素化与乙酰化共同作用影响肿瘤的多种表型

泛素化酶及去泛素化酶与乙酰化相互作用对肿瘤转移作用，研究发现 Ube2v1 促进了泛素化激活酶 UBC13 介导的 Sirt1 泛素化和 Sirt1 的降解，抑制了组蛋白 H4 赖氨酸 16 乙酰化，最终在表观遗传学上抑制了自噬基因的表达。结论是在功能上将泛素 - 蛋白酶体系统中的 E2 成员 Ube2v1 与自噬程序联系起来，从而为发展针对大肠癌患者的 Ube2v1 靶向治疗提供了启示。还有研究表明 Skp2 在 K68 和 K71 被 p300 乙酰化，SIRT3 失活导致 Skp2 乙酰化水平升高，进而通过破坏 Cdh1 介导的蛋白水解途径提高 Skp2 的稳定性。结果表明 Skp2 的致癌功能增强，表达乙酰化模拟突变体的细胞在体内表现出促进细胞增殖和肿瘤发生的作用。此外，细胞核定位信号（NLS）中 Skp2 的乙酰化促进了其胞质保留，胞浆 Skp2 通过泛素化和破坏 E-cadherin 来促进细胞迁移

此外，HDACIs 通过上调 COP9 信号体 2（Csn2）的表达来调节 snail 的稳定性，COP9 信号体 2 与 snail 结合并暴露其乙酰化位点，进而促进 snail 的乙酰化，

从而抑制其磷酸化和泛素化，从而抑制 snail 的降解。

泛素化与乙酰化串联修饰可抑制肿瘤生长。研究发现致癌基因 *HBXIP* 可以在翻译后上调食管癌细胞 HMGA2 蛋白水平。*HBXIP* 诱导 HMGA2 在 26 位赖氨酸（K26）乙酰化，导致 HMGA2 蛋白积聚。*HBXIP* 通过 Akt 途径增加乙酰基转移酶 p300/CBP 相关因子（PCAF）的磷酸化和活化，然后 PCAF 直接与 HMGA2 相互作用，导致 HMGA2 乙酰化。HMGA2K26 乙酰化增强其 DNA 结合能力，阻断其泛素化进程，进而抑制蛋白酶体依赖的降解。在功能上，HBXIP 稳定的 HMGA2 在体内外均能促进食管癌细胞的生长。另外，*FKBP3* 基因敲除显著降低了组蛋白脱乙酰化酶 2（HDAC2）的表达，增加了细胞周期抑制因子 p27 的表达。HDAC2 通过直接与 p27 启动子结合来调节组蛋白 H3K4 的乙酰化。FKBP3 的促增殖作用依赖于 HDAC2，并被 p27 抑制。此外，FKBP3 通过抑制转录因子 Sp1 的泛素化来诱导 HDAC2 启动子的活性。

去乙酰化酶介导泛素化进程对肿瘤耐药作用。研究发现转化生长因子 - β/乙酰化的 KLF5 信号轴在转录上激活了 Bcl2 的表达。此外，dTx 诱导的 Bcl - 2 降解依赖于蛋白酶体途径，TGF-β 抑制 dTx 诱导的 bcl - 2 泛素化。此研究表明，TGF-β 乙酰化的 KLF5 - Bcl2 信号轴介导了前列腺癌的 DTX 耐药，阻断这一途径可以为前列腺癌的化疗耐药提供临床依据。

USP38 是组蛋白脱乙酰化酶 3（histone deacetylase 3，HDAC3）的特异性脱泛素酶，它能切割赖氨酸 63 泛素链。HDAC3 泛素化导致组蛋白乙酰化水平降低，最终导致肿瘤干细胞相关基因上调。此外，USP38 通过抑制肿瘤干细胞群在结直肠癌中发挥肿瘤抑制作用。最重要的是，HDAC3 的泛素化水平负责 USP38 介导的癌症干细胞相关转录本的调节。

泛素化与乙酰化共同作用影响细胞周期不可忽视。研究表明 AGGF1 拮抗 MDM2 进而抑制 p53 泛素化的功能，同时增加了 p53 的乙酰化、磷酸化、稳定性和表达水平，激活 p53 靶基因的转录，调节细胞增殖、细胞周期和凋亡，进而影响肿瘤进展。

泛素化与乙酰化协同作用通过固有免疫与特异性免疫影响着肿瘤的治疗及预后。2020 年一项报道称，B7 - H4 的表达通过抑制 eIF - 2α 磷酸化来抑制阿霉素诱导的细胞死亡，eIF - 2 是钙网蛋白与癌细胞接触所必需。NGI - 1 抑制 B7 - H4 糖基化，导致泛素化和随后的降解，改善阿霉素治疗的癌细胞免疫原性，增强其对树突状细胞的吞噬作用，并增强其诱导产生 CD8IFNγ 的 T 细胞反应的能力。另一项更早一些的报道认为，PD-L1 的免疫抑制活性受到泛素化和 N - 糖基化的严格调控。我们发现糖原合成酶激酶 -3β（glycogen synthetase kinase - 3β，GSK - 3β）与 PD-L1 相互作用，并通过 β-TrCP 诱导 PD-L1 磷酸化依赖的蛋白酶体降解。将泛素化和糖基化途径与 PD-L1 的严格调控联系在一起，这可能导致潜在的治疗策略，以提高癌症免疫治疗的效果。

泛素化与乙酰化共同作用调节肿瘤免疫的研究有待加强。肿瘤来源的 CD155，CD226 的配体，通过 Src 激酶启动 Y319 的磷酸化，从而使 CBL-B 泛素化 CD226，内化和蛋白酶体降解。在肿瘤浸润性淋巴细胞（tumor infiltrating lymphocyte，TIL）功能和免疫治疗抵抗中的作用。

三、泛素化与糖基化

（一）糖链的不断修剪决定了错误折叠糖蛋白的命运

糖链的加工与 n－糖蛋白的正确折叠、组装和切割密切联系。这些蛋白质包含了大部分穿过分泌途径的蛋白质。n－糖基化涉及前体寡糖从中间脂质多酚转移到目标蛋白上的天冬酰胺残基（在 Asn-Xaa-Ser/Thr 基序中）。在酿酒酵母中，将前体寡糖 Glc3Man9GlcNAc2 转移到蛋白质后，一个葡萄糖残基被葡萄糖苷酶 I 去除，其余两个被葡萄糖苷酶 II 去除。如果在很短的时间间隔后糖蛋白没有正确折叠并被发送到高尔基体，酵母内质网甘露糖苷酶就会修剪甘露糖残基，从而导致内质网相关的错误折叠糖蛋白的降解（endoplaasmic reticulum associated degradation，ERAD）。细胞何时以及如何认识到糖蛋白是错误折叠，应该从无效的糖基化循环中去除过去十年的许多研究表明，修剪甘露糖残基是将错误折叠的糖蛋白递送到 ERAD 的必要条件。a1，2－甘露糖苷酶的抑制剂几乎完全阻断其降解。提出了一种慢效甘露糖苷酶作为 ERAD 的定时器的模型。通过这种甘露糖苷酶去除甘露糖残基可以将低聚糖 Man9－GlcNAc2 转化为较短的低聚糖，这种低聚糖是与错误折叠的糖蛋白相连接的 ugt 的理想底物。因此，如果糖蛋白在一段时间后没有正确折叠，甘露糖修剪会延迟它的瑞糖基化并重新进入 calnexin 折叠循环，将其暴露在 ERAD 机制中。

去除甘露糖－a 后，另一种假定的凝集素 EDEM（Htm1）取而代之。EDEM 与 ER 甘露糖苷酶 I 等甘露糖苷酶同源，但缺乏酶活性。它被认为是一种凝集素，尽管这尚未得到正式证实。EDEM 的确切作用尚不清楚，但它是糖蛋白 ERAD 所必需的；它的过表达加速了 ERAD，而在酵母中缺失或在哺乳动物细胞中敲除则抑制了 ERAD。膜结合的 EDEM 可能参与了逆行易位事件，但最近发现的两个可溶性腔内同源物——EDEM2 和 3——需要一个膜结合的适配器。其他参与者，包括胞质 p97 也称为 Cdc48 或含 valosin 蛋白（VCP）和膜结合的 Derlin－1、VCP 相互作用膜蛋白（VIMP）和 Sec61b 蛋白，已被证明在 ERAD 底物的逆转录易位中具有重要作用。

（二）O-GlcNAc 修饰与蛋白质泛素化

O-GlcNAc 修饰是一种特殊的糖基化修饰，几乎参与生物体内所有细胞过程的调控。该过程与泛素化作为两种重要的蛋白质翻译后修饰形式，都与 2 型糖尿病、神经退行性疾病、癌症等疾病密切相关。

O-GlcNAc 修饰对蛋白质泛素化降解途径的影响主要体现在 4 个方面：①O-GlcNAc 修饰能够抑制 26S 蛋白酶体的 ATPase 活性。②O-GlcNAc 修饰会减少某些底物蛋白的泛素化降解。③O-GlcNAc 修饰泛素化相关酶并调节其功能。④某些蛋白质（包括调控因子）发生 O-GlcNAc 修饰后间接影响蛋白质泛素化。

O-连接 β-N-乙酰葡萄糖胺修饰称为 O-GlcNAc 修饰（O-GlcNAcylation），它是最早由 Torres 和 Hart 发现的一种以 O-糖苷键将单个 N-乙酰葡糖胺（Glc NAc）连接到蛋白质的丝氨酸、苏氨酸羟基上的一种蛋白质翻译后修饰。随着质谱技术的发展，已知的 O-GlcNAc 修饰蛋白质的数量日趋增长，根据 2014 年的最新报道，O-GlcNAc 修饰蛋白质已达 4 000 种之多。它们几乎参与生物体内所有细胞过程的调控，包括基因转录、信号转导、细胞周期调控、蛋白质酶解等。O-GlcNAC 修饰与 2 型糖尿病、神经退行性疾病、癌症、心血管疾病等密切相关。

泛素连接酶 E3 能识别泛素化底物，是决定泛素化特异性的关键因素。泛素化连接酶 E3 有 3 种结构域，即环指型结构域、HECT（homologous to E6-AP carboxyl terminus）型结构域和 SCF（skp1-cullin-F-box）复合型结构域。F-box 蛋白是泛素化中一类重要蛋白质，SCF 中的 F-box 蛋白决定了连接酶的底物特异性。已知的人源 F-box 蛋白有 69 种，根据其 C 端二级结构的不同，可分为 3 类，分别为 FBXL、FBXW 和 FBXO。其中，FBXL 是指 C 端富含亮氨酸重复序列的 F-box 蛋白；FBXW 是指 C 端含 WD 重复序列的 F-box 蛋白；FBXO 中的"O"代表其他，是指 C 端含其他二级结构，如亮氨酸拉链、锌指结构、环指结构、TPR 和脯氨酸富集区等。Feng 等对 HEK293 细胞 O-GlcNAc 修饰的研究表明，O-GlcNAc 修饰会调节某些泛素化相关的基因特别是会下调某些 F-box 基因，如 FBXW10、FBXO4。

（三）O-GlcNAc 修饰与泛素化的关联主要体现在 4 个层次

O-GlcNAc 修饰与泛素化的关联主要体现在 4 个层次：①蛋白酶体活性。②底物蛋白的翻译后修饰。③泛素化相关酶。④转录因子及某些其他蛋白质。

1. O-GlcNAc 修饰抑制 26S 蛋白酶体的 ATPase 活性

泛素化降解依赖 26S 蛋白酶体，其包含有一个 20S 核心颗粒和两个 19S 调节颗粒，其中 19S 调节颗粒与 O-GlcNAc 之间的关系最为密切。2003 年，Zhang 等提出 O-GlcNAc 修饰对蛋白酶体有内源性抑制作用的观点，其机理是 26S 蛋白酶体活性可以被 O-GlcNAc 修饰抑制。O-GlcNAc 修饰是通过抑制 26S 蛋白酶体的 ATPase 活性来抑制转录因子 Sp1 和疏水肽的蛋白质水解。哺乳动物蛋白酶体 19S 帽子的 RPT2 ATPase 可以被 O-GlcNAc 修饰，随其修饰的增加，蛋白酶体功能降低。

桥粒胞质蛋白是钙黏素和肌动蛋白的连接部分，也是一个重要的桥粒，参与由 E-钙黏素介导的细胞间黏附与信号转导两大功能。Hu 等对小鼠的角质细胞的研究表明，O-GlcNAc 修饰水平升高（过表达 OGT）会调节 plakoglobin 翻译后的稳定性和角质形成细胞间的黏附作用，使 plakoglobin 的半衰期延长，其机理是 26S 蛋白酶体受 O-GlcNAc 修饰，从而抑制大鼠肾细胞中某些蛋白质降解，延长 plakoglobin 的半衰期。

2. O-GlcNAc 修饰能够减少某些底物蛋白的泛素化降解

肿瘤抑制蛋白 P53 的 O-GlcNAc 修饰可抑制它的泛素化降解，增加 P53 的稳定性。Yang 等发现 P53 蛋白的 S149 位点能够发生 O-GlcNAc 修饰，修饰后 P53 蛋白与泛素连接酶的相互作用显著减弱，泛素化修饰减少，从而减少了 P53 蛋白被蛋白酶体途径降解，提高了 P53 蛋白的稳定性。通过定点突变的方法，发现 P53 的 S149 位点上的 O-GlcNAc 糖基化与 T155 位点上的磷酸化相竞争，削弱了磷酸化修饰对蛋白质降解的促进作用。

组蛋白 H2B 是核小体的基本结构单位。Fujiki 等通过体外和细胞实验证明，组蛋白 H2B 的 S112 是 O-GlcNAc 修饰位点，O-GlcNAc 修饰部分可以作为组蛋白 H2B 泛素连接酶识别的锚点，组蛋白 H2B 的 S112 位点 O-GlcNAc 修饰促进了 H2B K120 的单点泛素化，推测为转录激活作用。Chen 等在 2013 年用蛋白质亲和纯化的方法发现，TET2（ten eleven translocation enzymes 2）能直接与 OGT 作用，虽然这种特殊的相互作用不能调节 TET2 的酶活性，但有利于 OGT 依赖性组蛋白 O-GlcNAc 糖基化。此外，OGT 与 TET2 的转录起始位点相关。TET2 的下调会减少组蛋白 H2B S112 位点的 O-GlcNAc 标记，从而影响 H2B K120 的单点泛素化。

β－淀粉样肽是阿尔茨海默症的关键因素，其前体淀粉样前体蛋白（amyloid precursor protein，APP）既可以被 O-GlcNAc 修饰，也可以被 SUMO 修饰，这两种修饰的增加都会降低 β－淀粉样肽的集聚水平。

热休克蛋白 70（70 kDa heat-shock protein family，Hsp70）是热休克蛋白家族中重要成员，其在正常细胞中表达水平较低，而在应激状态下会明显升高。在 Hep G2 细胞热应激实验中发现，细胞受到热应激之后，O-GlcNAc 修饰和泛素化都会增加，其机理可能是 OGT 和 Hsp70 在阻止蛋白质聚集和降解中发挥协同作用，这种协同作用可通过结合 Hsp70 中 GlcNAc 暴露的部分抑制蛋白酶体活性从而保护靶蛋白质。

Guinez 等提出一个假说，即 O-GlcNAc 修饰起保护信号的作用。一些蛋白质符合这一假说，如 Han 和 Kudlow 的研究发现，Sp1 的 O-GlcNAc 修饰降低会使其易被蛋白酶体降解；Cheng 和 Hart 发现 β－雌激素受体（β-estrogen receptor，β-ER）的糖基化形式比非糖基化形式更不易被蛋白酶体降解。

3. O-GlcNAc 修饰泛素化相关酶并调节其功能

O-GlcNAc 修饰调节泛素化相关酶的功能，如泛素活化酶 E1、NEDD4－1、RBP2、RING1、RNF2 和一些去泛素化酶（UCHL1）。

实验中发现细胞受到热击胁迫时，细胞总的 O-GlcNAc 修饰水平升高，但 O-GlcNAc 修饰的蛋白质并没有通过抑制蛋白酶体的活性增加蛋白质稳定性，由于泛素活化酶 E1 被 O-GlcNAc 修饰，E1 的 O-GlcNAc 修饰水平的升高对泛素化降解途径起到激活作用，促进了蛋白质的降解。推论：泛素与 O-GlcNAc 的比例可能是一个开关，能控制蛋白质进入降解路径或修复路径，当 O-GlcNAc 修饰不稳定时（上调或下调），泛素化也遵循同样的变化。

Zaro 等利用 Glc NAlk（炔基修饰的葡萄糖类似物，alkynyl-modified GlcNAc analog）来标记 O-GlcNAc 修饰，首次发现连接酶 NEDD4－1 上的 O-GlcNAc 修饰位点，这种修饰对 NEDD4－1 的功能影响还未见报道，但可以推测 O-GlcNAc 修饰对 NEDD4－1 的稳定性、定位，以及与底物的相互作用有关。

Cole 和 Hart 用蛋白质组学分析的方法，首次证明泛素羧基端水解酶 L1（ubiquitin COOH-terminal hydrolase-L1，UCHL1）上的 O-GlcNAc 修饰位点。

4. 某些蛋白质受 O-GlcNAc 修饰后间接影响其他蛋白质泛素化

某些蛋白质受 O-GlcNAc 修饰后通过蛋白质间的相互作用，从而影响了某些基因或蛋白质的表达水平，也包括一些转录因子。

FBXW10 是 F-box 蛋白家族成员，参与核纤层蛋白诱导的某些 HP1 亚型的蛋白酶体降解。sOGT、ncOGT 的过表达以及 GlcN 和 OGA 抑制剂 PUGNAc 的加入等四种使 O-GlcNAc 修饰增加的方式，都会使 FBXW10 在转录和翻译水平下调，但其机理并不清楚，可能是通过某些转录因子发挥作用。

E－钙黏蛋白是肿瘤发生和转移过程中的重要因子。在研究 O-GlcNAc 修饰对肿瘤转移机制的影响时发现，O-GlcNAc 修饰促进了 E-cadherin 的降解。其机理是 P120 蛋白与 E-cadherin 相互作用能够稳定 E-cadherin，而 P120 的 O-GlcNAc 修饰增加抑制其与 E-cadherin 的相互作用，促进 E-cadherin 的泛素化。O-GlcNAc 修饰通过 P120 蛋白来影响 E-cadherin 的泛素化从而使 E-cadherin 走向泛素蛋白酶体途径的降解，进而影响了 O-GlcNAc 对肿瘤发生与转移的影响。

Dalta－乳铁蛋白（Dalta-Lf）是 Skp1 的转录因子，它可以上调 Dcp S、SKP1 和 Bax 基因，引起细胞周期阻滞和凋亡。Hardiville 等通过 Dalta-Lf 的糖基化突变体发现，S10 位点的 O-GlcNAc 修饰能够阻断泛素化依赖性蛋白质的水解作用，从而增加 Dalta-Lf 的稳定性和转录活性。他们还发现 KSQQSSDPDPNCVD 的序列作为功能性 PEST 序列负责 Delta-Lf 降解，L379 位点作为多聚泛素的修饰位点。

（四）糖基化与泛素化共同调控自噬通路

自噬是近年来肿瘤研究的热点问题。而糖基化与泛素化共同存在于自噬相关的蛋白中，参与并调控着自噬进程。在从酵母到哺乳动物的生物体中，泛素化在自噬调节中发挥多种作用，尽管其机制可能与泛素蛋白酶体途径不同。泛素化事件被认为通过调控 ATG 蛋白水平及其与其他蛋白的相互作用参与复杂的组装和易位。除了 Ubl 偶联系统（ATG12－ATG5 和 LC3－Ⅱ）在自噬过程中负责吞噬团扩张外，ATG 蛋白如 BECN1 和 ULK1 发生了次泛素化。BCL2 与 BECN1 的结合抑制了 PtdIns3K 复合物的活性，这表明 BECN1 和 BCL2 之间的分离是自噬诱导所必需的。除了 BECN1 的磷酸化，lys63 连接的 BECN1 在 Lys117 位点被 TRAF6（TNF 受体相关因子 6，E3 泛素蛋白连接酶）或在 Lys437 位点被 AMBRA1131 调控其与 BCL2 的结合以及随后的 PtdIns3K 复合物活性。traf6 介导的 BECN1 泛素化放大了脂多糖，IFNG/干扰素和氨基酸饥饿诱导的小鼠巨噬细胞自噬的作用。相比之下，USP10 和 USP13 被 spautin-1 抑制，spautin-1 是一种新的自噬抑制剂，它会导致癌细胞中 BECN1 的泛素化和降解增加。此外，在自噬诱导过程中，AMBRA1 与 TRAF6 相互作用促进 ULK1 的 lys63 连接泛素化及其随后的稳定性和活性，而 mtorc1 介导的 AMBRA1 Ser52 磷酸化则抑制其在人类 HEK-293 细胞中 ULK1 修饰中的作用。

糖基化是在涉及内质网和高尔基体的生物合成-分泌途径中起重要作用的主要经络之一。大约一半的蛋白质经过这种修饰，其中糖部分被添加到特定的氨基酸中。糖基化对于实现适当的蛋白质折叠、分布、稳定性和活性至关重要。ATG9/ATG9 是一种多跨膜蛋白，其功能是传递脂质，用于自噬早期噬菌体的扩张。Atg9 的自身相互作用和聚集是其在酵母中噬菌体扩张阶段的运输和功能所必需的在哺乳动物细胞中有 2 种 ATG9 亚型，ATG9A 在成人组织中广泛存在，而 ATG9B 在胎盘（滋养细胞）和垂体中高表达 ATG9 是唯一完全需要自噬体形成的跨膜 ATG 蛋白。ATG9A 通常定位于反式高尔基网络和晚期核内体，而 MTORC1 抑制剂雷帕霉素或氨基酸饥饿治疗可导致其重新分布到 lc3 阳性自噬泡中。ATG9A 可能有 4 个 n-糖基化位点（N99、N129、N224 和 N507），而已知在人类 HEK-293 细胞中只有 Asn99 被糖基化 41 部分由于其糖基化作用，ATG9A 似乎在协调从供体到自噬体形成位点的膜运输中发挥作用。

（五）泛素化与糖基化通过调节线粒体蛋白功能参与疾病进展

泛素是一种小的调节蛋白，可以通过泛素连接酶可逆地添加到蛋白质的赖氨酸残基中。这种修饰的添加对蛋白质的功能和稳定性有广泛的影响，取决于泛素是单体还是聚合物。添加一个单体可以调节蛋白质的活性，而泛素链形成一个赖氨酸，使蛋白质被蛋白酶体降解。据报道，参与线粒体动力学的核心蛋白 Drp1、Mfn1/2 和 Fis1 可被泛素化调控。Drp1 被 MARCH5 或 Parkin 泛素化，两者都是 E3 泛素连接酶。Fis1 被 MARCH5 泛素化，而 Mfn1/2 被 Parkin 和 MARCH5 泛素化。线粒体 E3 泛素连接酶 MARCH5 被鉴定为线粒体外膜的一种蛋白，与 Mfn2 和泛素化形式的 Drp1 相互作用。最初，有人提出 MARCH5 的泛素化通过 mfn2 依赖的融合促进长管状线粒体的形成。然而，后来发现 MARCH5 诱导的 Drp1 泛素化具有相反的功能结果，表明 MARCH5 可能通过促进 Drp1 的亚细胞运输和招募到线粒体分裂的实际位点来支持裂变。在线粒体胁迫条件下，Mfn1 的 march5 依赖性泛素化水平显著升高，且随着 Mfn1 乙酰化水平的升高。因此，这可能反映了线粒体对应激状态的适应和线粒体质量控制情况。

O-GlcNAcylation 是由 O-linked N-acetylglucosamine 对核和胞质蛋白质上的丝氨酸和苏氨酸羟基进行的动态修饰，称为 O-β-GlcNAc 或简称 O-GlcNAc。两种酶调节蛋白 O-GlcNAc 酰化，O-GlcNAc-转移酶催化添加 O-GlcNAc，而 n-乙酰氨基葡萄糖酶（NAG）去除 O-GlcNAc 残基。O-GlcNAc 与慢性疾病特别相关，包括糖尿病、心血管疾病、神经退行性疾病和癌症。O-GlcNAc 快速循环，其循环速率与蛋白质磷酸化相似。有趣的是，o-glcn 酰化和磷酸化位点重叠导致了相反的功能。O-GlcNAc 和 o－磷酸盐在细胞内信号传导、转录和细胞骨架调节蛋白上表现出复杂的相互作用。一种较短的 o-glcnc 转移酶剪接变体已被鉴定，其表现出优先的线粒体定位。在暴露于高糖的细胞中，观察到线粒体融合蛋白 Opa1 的 o-glcn 酰化增加，导致线粒体碎裂并抑制 Complex Ⅳ 活性。此外，高血糖条件也增加了 Drp1 蛋白的 o-glcn 酰化。O-GlcNAcylation 的总体增加实际上降低了 Drp1 Ser637 位点的磷酸化，导致 GTP 结合增加，从而允许 Drp1 转位到线粒体。研究表明，各种应激刺激会提高 O-GlcNAcylation 的整体水平，这可以解释在这些条件下观察到的线粒体碎片增多的原因。因此，葡聚糖酰化是另一种有助于调节线粒体动力学的翻译后修饰。然而，还需要进一步的研究来了解这种修饰是如何在急性和神经退行性脑损伤中发挥作用的。

（六）泛素化与糖基化通过调控阿片样受体调控生理病理过程

OR 可以糖基化的最初证据来自对纯化受体的研究。用糖苷酶如 Endo H、PNGase F 和 O－糖苷酶处理，或用膜霉素抑制 GlcNac 磷酸转移酶，会导致蛋白质分子量的变化，表明 MOR 的 N-linked 和（或）O-linked 糖基化。n－糖基化基序在人 MOR（hMOR）的 n 端细胞外部分重复 5 次。其中，hMOR 中 N40 残基的 n－糖基化已被广泛研究。MOR 中 N40 糖基化临床相关性的一个主要点与 A118G 多态性有关。在 1000 基因组计划测序的所有 2504 个个体中，这种多态性的频率约为 22%。当翻译时，这种多态性导致天门冬酰胺（N）交换天冬氨酸（D）的位置 40 导致 D40，并因此失去这个糖基化位点。据报道，携带 A118G 等位基因（N40D 氨基酸替代）的患者有较低的疼痛阈值，并且需要更高的阿片类药物剂量来获得镇痛反应。据报道，A118G 也与对酒精和海洛因等鸦片类药物的依赖增加有关。许多研究探讨了 N40D 取代对受体活性的分子影响。最近的一项研究利用携带纯合子 D40 多态的人类诱导多能干细胞（induced pluripotent stem，iPS）细胞系产生的诱导抑制性神经元细胞（induced neuronal cells，iNs）研究了 N40D 变异的影响。与 N40 相比，D40 对自发抑制性突触后电流有更强的抑制作用。培养神经元的电生理分析表明，d40ins 细胞对 MOR 激动剂 DAMGO 的敏感性也发生了改变。

有证据表明，DOR 的 N 端 N18、N33、S6、S25 和 S29，以及 KOR 的 N25 和 N29 也被糖基化。据报道，DOR 和 KOR 的糖基化通过使受体折叠和细胞表面定位来影响受体功能。Hor 的 o－糖基化增强配体结合和激动剂介导的对 cAMP 积累的抑制。然而，hor（和 hKOR）的 n－糖基化并不影响二丙诺啡（OR 拮抗剂）的结合。然而，对不能糖基化的受体突变体（hDOR-N18Q/N33Q 和 hKOR-N25Q/N39Q）的研究表明，与野生型受体相比，其受体内化率增加了。此外，据报道，hKOR 中的 N25Q/N39Q 突变体表现出增加激动剂诱导的受体磷酸化、内化和脱敏。总之，这些研究表明，糖基化除了促进受体成熟之外，还能够影响受体信号。

泛素化是一种瞬时 PTM，可被去泛素化酶逆转。去泛素化酶分为 5 个家族：泛素 c 端水解酶、泛素特异性蛋白酶、卵巢肿瘤相关蛋白酶、马查多 - 约瑟夫疾病蛋白结构域蛋白酶和 jab1/MPN 结构域相关的 ettalloisoptidases。泛素化在调节受体水平和转运中的作用已经在 GPCR（如 β_2 - 肾上腺素能受体和血管升压素 V2 受体）中得到了广泛的研究。最初，泛素被认为是一种将蛋白质导向蛋白酶体途径的降解标记。事实上，在 GPCR 中，泛素化过程通常与内化受体的降解有关，其机制与跨膜信号的长期脱敏有关。此外，GPCR 可以经历激动剂介导的泛素化，少数 GPCR 表现出构成型泛素化，可以调节受体正确地进出质膜。激动剂介导的泛素化发生在质膜上，需要受体磷酸化并促进 GPCR 内化和下调，而构成型泛素化受体则在质膜上发生激动剂介导的可逆去泛素化。此外，一些新合成的蛋白质需要去泛素化才能易位到细胞表面。根据修饰底物上的泛素赖氨酸连接，可以激活不同的途径。例如，具有赖氨酸 - 48 连接的多泛素链与底物降解有关，而具有赖氨酸 - 63（K63）连接的泛素链与囊泡运输或激酶激活有关。需要更全面的研究来充分阐明泛素化如何调节 GPCR 的周转和活性。

OR 的泛素化调节其内吞和降解。此外，ER 中 OR 的错误折叠也可以激活泛素化过程并诱导 OR 降解。MOR 泛素化是配体特异性的，表明该 PTM 可能在偏置信号中发挥作用。不同的 MOR 激动剂可以不同地激活泛素附着，在 β - 阻滞素介导的过程中。例如，用 DAMGO 治疗，而不是吗啡，导致受体泛素化增加；β - 阻滞素 - 1 似乎在这一过程中发挥了作用，因为在 DAMGO 处理的 β - 阻滞素敲除（knockout，KO）细胞中，泛素化的增加被消除了。一项有趣的研究报道 DADLE（D-Ala2，D-Leu5 - 脑啡肽）在 β - 阻滞素 - 2 介导的过程中触发 MOR 第一个胞内环的泛素化，从而通过溶酶体蛋白水解导致受体下调。通过切断网格蛋白包被的囊泡，抑制 MOR 泛素化导致内吞过程的延迟。

DOR 的泛素化已经在不同的亚细胞隔间中被描述。在生物合成过程中，DOR 在一个过程中被泛素化，该过程作为质量控制，以错误折叠的受体为目标，并标记其被蛋白酶体降解。有趣的是，DOR 激动剂（deltorphin Ⅰ 和 Ⅱ）治疗导致 DOR 内吞，随后是泛素化和溶酶体降解。

通过使用激动剂 u50、488 和 Dyn A 治疗，可增强 KOR 泛素化。hKOR 的残基 K63 在受体磷酸化后发生多泛素化。多泛素化有助于 KOR 表达的改变，这是一个激动剂依赖的过程。最后，研究发现 DOR 与 MOR 相互作用复合物的成熟，DOR 的表达可以保护 MOR 不被泛素化和降解，进而，导致细胞表面 MOR-DOR 异构体表达增加。

（七）泛素化与糖基化相互作用在肿瘤发展中的重要作用

糖基化转移酶在耐药方面发挥重要作用。岩藻糖基转移酶 8（FUT8）是唯一负责 α - 1，6 - 岩藻糖基化（核心岩藻糖基化）的 FUT。FUT8 部分抑制了 Ishikawa 细胞的增殖，同时上调了与去泛素化、MET 等相关的基因表达。提示

FUT8 引起的核心岩藻糖基化可能参与子宫内膜样癌细胞的增殖

泛素化与糖基化可以共同作用对肿瘤发生产生影响。Chen YS 等报道 Galectin-7 是一种与 Tid1 相互作用的蛋白。Tid1 通过 N-连接糖基化与 Galectin-7 相互作用，促进 Tid1 介导的 Galectin-7 泛素化和蛋白酶体降解。此外，Galectin-7 通过上调 MMP-9 的表达来增强 TCF3 转录因子的转录活性，从而在促进肿瘤的发生和转移过程中发挥重要作用。

另外，泛素化与磷酸化共同调控同样影响着肿瘤的发生发展。有报道，AMPK 是 Akt 在各种应激下激活的必要调节因子。而另一方面，AMPK 也可以通过 Ca^{2+}/钙调蛋白依赖性激酶被生长因子 EGF 激活，并且对 EGF 介导的 Akt 激活和生物学功能至关重要。具体来说，AMPK 使 Skp2 在 S256 位点磷酸化，并促进 Skp2 SCF 复合物的完整性和 E3 连接酶活性，导致 k63 连接的泛素化和 Akt 的激活以及随后的致癌过程。

四、泛素化与磷酸化

泛素化与磷酸化相互作用复杂多变，早年间，Tony Hunter 等对其进行了较好的总结。

（一）磷酸化和泛素化地相互作用发生在多个层面之间

磷酸化和泛素化之间的交集是五化研究中的重要组成部分。磷酸化和泛素化之间有许多相似之处。这两种修饰都被用于各种各样的细胞过程中，它们被大量的转移酶（分别为 >500 个蛋白质激酶和 >600 个 E3 泛素 Ub 连接酶）催化，并被大量的水解酶（分别为 >140 个蛋白质磷酸酶和 >100 个去泛素化酶 DUB）逆转。因此，细胞中大量不同的蛋白质被磷酸化和泛素化。基于磷酸蛋白质组学分析的最新估计表明，在适当的情况下，细胞中的大多数蛋白质可以在一个或多个位点磷酸化，目前已知的泛素化蛋白（包括用于降解的多泛素化蛋白和单泛素化蛋白）的数量正在稳步增加。两种系统都利用了 ATP，尽管方式不同。磷酸化将 ATP 的 γ-磷酸转移到产生 ADP 的目标蛋白上，而在泛素化过程中，ATP 通过 E1 产生 AMP、PPi 和 E1Ub 加合物以激活 Ub，该加合物将其 Ub 转移到 E2 上。

然而，该过程也存在一些差异。一般来说，磷酸化是一种单加合物（即磷酸单酯），在极少数情况下焦磷酸也可通过将磷酸从肌醇焦磷酸转移到蛋白质中现有的磷酸化丝氨酸而产生。相比之下，泛素化更常见的是一个多加合物，尽管 monoUb 越来越被认为是一个重要的修饰。泛素系统中增加的多样性来自产生分支 Ub 链的可能性，分支出现在 Ub 中的 7 个赖氨酸中的任何一个。通过这种方式，Ub 呈现出多个化学表面，允许以不同的方式解释 Ub 链支链。相比之下，磷酸可与 20 种氨基酸中的 9 种相连（丝氨酸/苏氨酸、Tyr、His、Lys、精氨酸、Asp/Glu 和 Cys）。通常，蛋白激酶对磷酸化残基周围的一级序列表现出很强的选择性，尽管与目标蛋白其他对接位点的二级相互作用通常也起着重要作用。相比之下，E3

泛素连接酶的主要序列选择性较小，在特异性赖氨酸优先的情况下，这可能取决于 E3 连接酶/靶复合体的可及性和拓扑结构。

磷酸化和泛素化的相互作用发生在多个层面之间。磷酸化可以促进或抑制泛素化，进而可能导致蛋白酶体降解或处理或调节细胞内转运膜蛋白。磷酸化主要通过 3 种方式调节蛋白质的泛素化。首先，磷酸化正向或负向调控负责 Ub 转移的 E3 连接酶的活性；第二，磷酸化通过创造一个磷酸二聚体促进 E3 连接酶的识别；第三，磷酸化通过调控底物/连接酶在亚细胞区段化水平上的相互作用来影响泛素化。

（二）磷酸化调控 E3 泛素连接酶活性

E3 连接酶的 Ser/Thr 和 Tyr 磷酸化均可正向或负向调控底物泛素化。E3 连接酶主要有 3 种类型：环指（单亚基或多亚基）、U 盒适配器 E3 连接酶和 HECT 结构域催化连接酶。在 HECT 结构域连接酶的情况下，磷酸化可以影响靶蛋白的结合（例如 Sgk1 在 WW 结构域区域内的 Nedd4 - 2 磷酸化诱导 14 - 3 - 3 结合，从而阻止 ENaC 钠通道底物与 WW 结构域的结合，或 E3 连接酶磷酸化可导致变构激活/抑制（例如通过 JNK 丝氨酸/苏氨酸磷酸化来激活瘙痒或通过 fyn 介导的 WW 域区域 Tyr 磷酸化来抑制瘙痒）。环指连接酶缺乏催化活性，通过招募 E2Ub 偶联物和靶蛋白作为接头，也通过磷酸化紧密调控。原则上磷酸化可以促进或抑制底物蛋白或 E2Ub 与 RING 指连接酶的结合。例如 Mdm2 对 p53 的活性通过 Akt/PKB Ser 磷酸化增加，通过减少自泛素化，增加 USP7/ HAUSP 去泛素化，以及核积累。相反地，c-Abl 磷酸化 Y394 可抑制 Mdm2 活性。ATM 磷酸化 S387 通过变构机制刺激 COP1 自泛素化；c-Cbl 活性由 Tyr 磷酸化刺激，可能通过变构机制。多亚基环指 E3 连接酶，例如 SCF 和 APC/C，也可以通过磷酸化进行正、负调控。例如 Cdh1 底物选择性亚基与 APC/C 核心复合物的结合被 cdk 介导的 Cdh1 磷酸化所阻止，从而降低 APC/C 对一些靶点的活性。磷酸化也可以调节 E2 活性（例如在酵母中，Bur1/Bur2 Cdk 复合物的磷酸化激活 Rad6，Rad6 与 Bre1 RING finger E3 连接酶一起在组蛋白单泛素化中发挥作用）。此外，磷酸化调控 DUB 活性的报道也开始出现（例如 USP44 在有丝分裂提取物中被一种未知的激酶磷酸化，可以增强其 DUB 活性，以防止 APC/C 的过早激活；据报道 CYLD 和 USP8 也受磷酸化调控）。不可避免的是，磷酸化还会通过其他方式调节泛素化。例如 Ub 本身可能被磷酸化。

（三）通过磷酸化调控 E3 泛素连接酶底物的选择：磷酸二萜

对可诱导的 ub 介导的蛋白质降解有一个重要的认识，即磷酸化本身可以为 E3 连接酶的结合创造识别信号。介导 E3 连接酶磷酸化依赖识别的短基序被称为磷酸二萜，大多数 PEST 不稳定序列（包含 Pro、Glu、Ser 和 Thr）以基本残基为界，实际上是磷酸二萜。这一概念来源于多亚基 SCF（Skp1 - cullin - F-box 蛋白）RING finger E3 连接酶的研究，在环指 E3 连接酶中，F-box 亚基与底物的磷酸化形式（例如 Skp1 - Cdc53 - Cdc4 - Rbx1 通过 Cdc4 - F-box 蛋白磷酸化 Sic1 Cdk 抑制剂，

Skp1 – Cdc53 – Grr1 – Rbx1 通过 Grr1 – F-box 蛋白磷酸化 Cln1 和 Cln2）。类似地，对 c-Cbl 单亚基环指 E3 连接酶的分析显示，EGF 和 PDGF 受体酪氨酸激酶（RTK）的自磷酸化为 c-Cbl 中的变异 SH2 结构域创建了结合位点，通过 E2Ub 与 c-Cbl SH2 结构域下游的 RING-finger 结构域结合，使 c-Cbl 募集激活 RTK，促进受体泛素化。

　　大多数丝氨酸/苏氨酸磷酸化依赖的泛素化靶点被 E3 连接酶 SCF 家族成员识别，该家族包含一个与 Rbx1 – RING-finger 蛋白相关的 Skp1 – cullin 核心，以及一个作为底物特异性决定因素的 F-box 蛋白。在大多数但不是所有情况下，SCF-b-TrCP 中两种磷酸盐是由不同的蛋白激酶贡献的，原则上这为目标蛋白的降解提供了一个 and 逻辑门，这要求在蛋白质被泛素化之前，这两种蛋白激酶同时活跃。LRR F-box 蛋白，如 Skp2，也能识别特定的磷酸二丁酯序列。这些 F-box 蛋白与目标磷酸肽和 SCF 复合物的附加亚基的复合物的优雅结构建立了磷酸化依赖的识别是如何如此精确地实现的。

　　几个原则支配着磷酸化的磷酸二丁酯。b-TrCP1/2 和 Cdc4/Fbw7 对磷酸二聚体的识别需要两个紧密间隔的磷酸残基；在某些情况下，两种磷酸盐都是由同一种激酶添加的（例如，IκB-α 被 IKK 磷酸化）。然而，在其他情况下，这种 SCF 磷酸化显子的生成需要两个蛋白激酶的作用，其中一个激酶作为启动激酶（例如，b – 连环蛋白）。在其他情况下，启动激酶磷酸化产生一个 SSpS/T 基元，Plk1 通过其 polobox 与之结合，允许 Plk1 磷酸化一个远端位点，从而产生一个 SCF 磷酸二聚体（如 Wee1A）。靶蛋白中磷酸化的 Tyr 可被包含 SH2 结构域的 E3 连接酶特异性识别。这些要么是单亚基连接酶（例如 Cbl 家族成员，这些成员作为二聚体和潜在的 Hakai），要么是多亚基蛋白（例如基于 Cullin5 的环指连接酶 CRL，包含 Cullin5、ElonginB/C 和 SOCS box SH2 结构域蛋白家族的一个特异性亚基，以及 Rbx1）。

　　磷酸化不是促进泛素化，而是抑制 E3 连接酶底物识别（例如，在 DNA 损伤时，S15/T18 的磷酸化抑制 Mdm2 与 p53 的结合，导致 p53 的稳定；c-Mos 激酶的 S2 磷酸化会阻止未知的 E3 连接酶的识别）。磷酸化也可以导致暴露 degron 诱导一个构象的变化，虽然磷酸本身并不直接导致 degron 识别（例如 Chk1 退化是由 S345 phosphorylation-dependent 暴露的 phosphorylation-independent degron 监管区 SCF-b-TrCP 对 Cdc25A 中一个非磷酸化的 DDG 基序的识别通过蛋白其他部位的磷酸化而增强）。

（四）磷酸化介导的底物亚细胞定位介导的泛素化调控

　　蛋白激酶与底物的空间分离是磷酸化调控的一个众所周知的原理。原则上磷酸化也可以调节 E3 连接酶通过磷酸化依赖的底物或连接酶在细胞隔间之间的运输到达其目标。截止目前，最好的例子是 p27Kip1，其中 S10 磷酸化触发核输出，使 p27Kip1 被细胞质 E3 连接酶降解，如 KPC。这类监管的其他例子肯定会随之而来。此外，IKK 复合体的 NEMO/IKKg 支架亚基的活性通过磷酸化/泛素化依赖的亚细胞重定位来响应基因毒性应激。DNA 损伤诱导 NEMO sumo 化，进而诱导其核定位。在细胞核内，NEMO 在 S85 上被 ATM 磷酸化，这导致了 NEMO 的单核体，进而触发了 NEMO 和 ATM 的核输出和胞质 IKK 的激活。最后，在某种意义上，ub 介导的将 rtk 和其他受体转移到溶酶体是这一观点的延伸。因为在这些情况下，泛素化通过将目标定向到一个新的亚细胞位置来控制降解。除磷酸化调节泛素化外，泛素化还可以调节蛋白激酶的活性。许多蛋白激酶在活化过程中受到泛素依赖的降解，特别是在活性持续的情况下。Ser/Thr 和 Tyr 激酶都受这种类型的调控。对于可溶性蛋白激酶，这是由 k48 分支多泛素化介导的，随后是蛋白酶体识别和降解。在配体激活的 RTK 中，多单泛素化和 k63 支多泛素化均被诱导。K63 支聚脲链促进内吞作用，而通过 ub 结合蛋白级联识别，包含 rtk 的内吞小泡并入多泡体并与溶酶体融合需要多泛素化。E3 连接酶识别活化蛋白激酶的一些一般原则是已知的。对于 RTK 和一些可溶性酪氨酸激酶，自磷酸化为 Cbl 家族 E3 连接酶创建一个结合位点（例如，Met/HGF 受体中 pY1003 的 c-Cbl 识别和 c-Src 中 pY416 的识别）。在其他情况下，E3 连接酶的识别依赖于第二种激酶的转磷酸化作用，产生一个磷酸二聚体，该磷酸二聚体被依赖于磷酸化的 SCF 连接酶（如 Wee1A，cyclin E）识别，或被另一种激酶的转磷酸化作用，它可以暴露蛋白质催化域外的 degron，否则会被 ATR 掩盖（例如 Chk1）。对于一些蛋白激酶，Hsp90 识别了活性催化结构域表面的一些共同特征。这可以通过 Hsp90 依赖的 Hsp70 与 CHIP E3 连接酶相互作用（例如，Hsp90 抑制剂诱导的 ErbB2 降解）导致泛素化。在许多情况下，活化的蛋白激酶被特异性的 E3 连接酶识别。许多这些连接酶/激酶相互作用的特异性强调了泛素化和降解作为下调持续活化的蛋白激酶的机制的重要性。

另一方面，蛋白质激酶也可以通过泛素化被激活。例如，TAK1 在细胞因子受体（IL－1R 和 TNFR）和 toll 样受体（TLR）的下游被激活，通过 TRAF2/6－或 pellino 介导产生通过连接到 TRAF2/6 或 IRAK1 的 K63 分支连接的聚脲链。这些 k63 支的 Ub 链招募 k63 支特异性的 Ub 结合蛋白，包括 TAK1 的 TAB2/3 亚基，这些亚基可能通过二聚体邻近机制使 TAK1 转磷酸化和激活。IKK 激酶复合物通过 NEMO/IKKg 亚基与 K63 支 Ub 链结合，促进转磷酸化，并通过活化的 TAK1 激活 IKK。COT/Tpl2 激酶也通过其 ABIN2 亚基与 K63 支的 Ub 链结合，允许 IKK 随后转磷酸化并激活 COT。蛋白激酶也可能通过泛素化而没有降解，例如 NUAK1 和 MARK4 通过 K29－和 K33－支链的泛素化可能降低它们的活性。此外，一些蛋白激酶以其他方式与泛素化连接。

磷酸化依赖泛素化的一般原理已经明确，磷酸二糖苷的原理也已经建立，目前已知的几个 F-box 蛋白的一致序列。然而，在 F-box 蛋白家族的 68 个成员中，毫无疑问会发现其他成员以 pdm 依赖的方式识别靶蛋白。其他类型的 crl 也会如此，它们会利用不同类型的底物特异性亚基（例如 SOCS、BTB 和 DDB1 蛋白）。泛素化对蛋白激酶的降解和活化也有明确的原理，但泛素化对蛋白磷酸酶活性的调控尚不清楚。然而，磷酸酶活性可以被泛素化调节的第一个线索是，PTEN 磷酸酶的核导入是通过 Nedd4-1 的单泛素化介导的。其他值得探索的领域是磷酸化是否可以抑制或促进 UBD 与泛素化蛋白的结合，以及磷酸化在多大程度上可以负调控 degron 识别。通过亚细胞定位调控 E3 泛素连接酶/DUB 和蛋白激酶/磷酸酶系统的底物/酶相互作用也是有待进一步研究的领域。此外，还需要做更多的工作来确定单个蛋白分子的 PTM 状态，并评估 PTM 协同结合的功能后果的程度。

（五）泛素化与磷酸化共同作用影响肿瘤的发生发展

由磷酸化机制介导的关键分子泛素化及蛋白酶体降解在肿瘤转移中发挥重要作用。研究证实，ULK1 的缺乏诱导了低氧条件下乳腺癌细胞的侵袭性表型，并增加了溶骨性骨转移。机制上，ULK1 的耗尽减弱了细胞缺氧时的吞丝能力。ULK1 被 MAPK1/ERK2-MAPK3/ERK1 激酶磷酸化，触发其与 BTRC 的相互作用，随后与 K48 连接的泛素化和蛋白酶体降解。此外，在早期病变乳腺癌模型中，Her2 通过 Akt 介导的磷酸化诱导 Skp2 抑制 p38，从而促进 p38MAP3K Tpl2 的泛素化和蛋白酶体降解。

通过抑制泛素化及磷酸化共同抑制肿瘤生长。ACTL6A 能抑制 GSK3β 诱导的 MYCT58 的磷酸化，从而抑制 MYC 的泛素化并使其稳定。此外，ACTL6A 还促进了 MYC 和组蛋白乙酰转移酶 KAT5 在 CDK2 启动子上的募集，导致 CDK2 转录的高度激活。ACTL6A 过表达促进了 TNBC 细胞的增殖，而沉默 ACTL6A 则抑制了 TNBC 细胞的增殖和肿瘤生长。研究证实，IMP3 上调显著上调 AKT 和 mTOR 的磷酸化水平，上调 PIP3 的表达水平，从而诱导 BAD、PTEN 和 PIP2 的表达水平显著降低。而且，IMP3 过表达增加了 SMURF1 的表达，从而促进了 PTEN 的泛素化。IMP3 的高表达明显促进细胞活力和成瘤性，抑制细胞凋亡，此外还有研究发现 FGFR3 与 DNA 去甲基酶 Ten-Eleven 易位-2（TET2）密切相关。FGFR3（而不是野生型 FGFR3）直接与 TET2 相互作用，并在 Y1902 位点磷酸化 TET2，导致 TET2 的泛素化和蛋白酶体介导的降解。因此，FGFR3 通过 TET2-PTEN-AKT 途径显著促进肝癌细胞增殖。

泛素化与磷酸化共同靶向化疗药在肿瘤治疗方面有很大进展。PARK2 与磷酸化 bcl-2（Ser70）相互作用，并以 E3 连接酶依赖的方式促进 bcl-2 的泛素化。从而显著提高了抗微管药物的化疗敏感性，而功能缺失的 PARK2 突变体则没有。

泛素化与磷酸化同时发挥功能的报道数量有限。2017 年的一项研究报道表明，CDK 介导的磷酸化通过促进 WSB1 的单聚化来激活 WSB1，而 WSB1 促进 ATM 泛素化，导致 ATM 退化和逃避癌基因诱导的衰老。

目前关于表观遗传之间的交叉调控仍旧停留在单独的个别分子之间相互作用，及其对于疾病表型的影响。然而对于更高层面的不同表观遗传调控之间的相互作用研究依旧寥寥无几，该方面仍然有待进一步研究。

参考文献

［1］ Xu Wei, Liu Hao, Liu Zhi Gang, et al. Histone deacetylase inhibitors upregulate Snail via Smad2/3 phosphorylation and stabilization of Snail to promote metastasis of hepatoma cells. Cancer Lett, 2018, 420: 1 – 13.

［2］ Deng Rong, Zhang Hai Liang, Huang Jun Hao, et al. MAPK1/3 kinase-dependent ULK1 degradation attenuates mitophagy and promotes breast cancer bone metastasis. Autophagy, 2020, 22: 1 – 19.

［3］ Zhu Pingping, Wang Yanying, Huang Guanling, et al. lnc-β-Catm elicits EZH2 – dependent β-catenin stabilization and sustains liver CSC self-renewal. J. Nat Struct Mol Biol, 2016, 23: 631 – 639.

［4］ Wu Yue, Wang Xue, Xu Feifei, et al. The regulation of acetylation and stability of HMGA2 via the HBXIP-activated Akt-PCAF pathway in promotion of esophageal squamous cell carcinoma growth. Nucleic Acids Res, 2020, 48: 4858 – 4876.

［5］ Zhu Wenzhuo, Li Zhao, Xiong Liwen, et al. FKBP3 Promotes Proliferation of Non-Small Cell Lung Cancer Cells through Regulating Sp1/HDAC2/p27. Theranostics, 2017, 7: 3078 – 3089.

［6］ Li Yixiang, Zhang Baotong, Xiang Lingwei, et al. TGF-β causes Docetaxel resistance in Prostate Cancer via the induction of Bcl – 2 by acetylated KLF5 and Protein Stabilization. Theranostics, 2020, 10: 7656 – 7670.

［7］ Chen Hengxing, Li Yun, Li Yu, et al. viaPARK2 promotes mitochondrial pathway of apoptosis and antimicrotubule drugs chemosensitivity degradation of phospho-BCL – 2. Theranostics, 2020, 10: 9984 – 10000.

［8］ Higashimori Akira, Dong Yujuan, Zhang Yanquan, et al. Forkhead Box F2 Suppresses Gastric Cancer through a Novel FOXF2 – IRF2BPL-β-Catenin Signaling Axis. Cancer Res, 2018, 78: 1643 – 1656.

［9］ Gu Li, Zhu Yahui, Lin Xi, et al. Stabilization of FASN by ACAT1 – mediated GNPAT acetylation promotes lipid metabolism and hepatocarcinogenesis. Oncogene, 2020, 39: 2437 – 2449.

［10］ Chen Yu Syuan, Chang Ching Wen, Tsay Yeou Guang, et al. HSP40 co-chaperone protein Tid1 suppresses metastasis of head and neck cancer by inhibiting Galectin – 7 – TCF3 – MMP9 axis signaling. Theranostics, 2018, 8: 3841 – 3855.

［11］ Kim Jung Jin, Lee Seung Baek, Yi Sang Yeop, et al. WSB1 overcomes oncogene-induced senescence by targeting ATM for degradation. Cell Res, 2017, 27: 274 – 293.

［12］ Hunt CR, Ramnarain D, Horikoshi N, et al. Histone modifications and DNA double-strand break repair after exposure to ionizing radiations. Radiat Res, 2013, 179 (4): 383 – 392.

［13］ Wyrick JJ, Parra MA. The role of histone H2A and H2B post-translational modifications in transcription: a genomic perspective. Biochim Biophys Acta, 2009, 1789 (1): 37 – 44.

［14］ Bentley ML, Corn JE, Dong KC, et al. Recognition of UbcH5c and the nucleosome by the Bmi1/Ring1b ubiquitin ligase complexJ. EMBO, 2011, 30 (16): 3285 – 3297.

［15］ Li XS, Trojer P, Matsumura T, et al. Mammalian SWI/SNF-a subunit BAF250/ARID1 is an E3 ubiquitin ligase that targets histone H2B. Mol Cell Biol, 2010, 30 (7): 1673 – 1688.

［16］ Lohmann F, Sachs M, Meyer TN, et al. UCH-L1 induces podocyte hypertrophy in membranous nephropathy by protein accumulation. Biochim Biophys Acta, 2014, 1842 (7): 945 – 958.

［17］ Eletr ZM, Wilkinson KD. Regulation of proteolysis by human deubiquitinating enzymes. Biochim Biophys Acta, 2014, 1843 (1) : 114 – 128.

［18］ Invernizzi G, Lambrughi M, Regonesi ME. The conformational ensemble of the disordered and aggregation-protective 182 – 291 region of ataxin – 3. Biochim Biophys Acta, 2013, 1830 (11) : 5236 – 5247.

［19］ Schulze JM, Hentrich T, Nakanishi S, et al. Splitting the task: Ubp8 and Ubp10 deubiquitinate different cellular pools of H2BK123. Genes Dev, 2011, 25 (21) : 2242 – 2247.

［20］ Blair LP, Cao J, Zou MR, et al. Epigenetic regulation by lysine demethylase 5 (KDM5) enzymes in cancer. Cancers (Basel) , 2011, 3 (1) : 1383 – 1404.

［21］ Schulze JM, Hentrich T, Nakanishi S, et al. Splitting the task: Ubp8 and Ubp10 deubiquitinate different cellular pools of H2BK123. Genes Dev, 2011, 25 (21) : 2242 – 2247.

第九章　泛素化的未来研究方向

◎段理理　王　晨

一、泛素化与细胞生物学功能调控

（一）泛素化与细胞周期调控

对所有真核细胞而言，将蛋白质标记上泛素对正确的细胞分裂至关重要。在超过 600 种 E3 连接酶中，SCF（skp1-cullin1-F-box）与 APC/C（anaphase promoting complex/cyclosome）E3 连接酶对细胞周期调控最重要，它们具有相似的结构，都含有 cullin（在 SCF 中）或 cullin 相关（在 APC/C 中）脚手架作为 RING 结构域结合 E2 以及底物从而催化泛素化反应。

SCF 与 APC/C 可通过促进细胞周期蛋白（cyclins），Aurora，Polo-like 激酶，Cdc25 磷酸酶及细胞周期蛋白依赖性激酶（cyclin-dependent kinase，CDK）抑制因子的降解而完成不可逆的细胞周期转换，而细胞则通过一系列调控机制影响 SCF 与 APC/C 从而调控细胞周期的进程。尽管 SCF 与 APC/C 的结构与功能高度相似，它们的调控方式却迥然不同。对于 SCF 而言，底物通常都需要被磷酸化修饰才能被 SCF 识别，如果底物的磷酸化位点发生突变就会导致不受限的细胞分裂。而大部分 APC/C 的底物都不需要依赖磷酸化被 APC/C 识别，反而是细胞通过磷酸化或其他机制调控 APC/C 本身的活性而调节细胞周期转换。因此，SCF，APC/C 和细胞形成了一种双向调控关系，即 E3 调控细胞周期。但与此同时，细胞周期调控泛素化。而近年来的研究又进一步发现非典型泛素化修饰，新的底物与 E3 以及不同的细胞周期相关 E3 的相互调控在细胞周期调控中的不容忽视的作用，尤其引人注意的便是 K11 泛素化修饰。

在酵母细胞周期调控蛋白的蛋白酶体降解实验证明其泛素化修饰依赖于 K48 多聚泛素链，并且在酵母中 K48 也是泛素分子中唯一对细胞周期不可或缺的赖氨酸，进一步研究又发现酵母中 SCF 与 APC/C 通过对底物催化 K48 多聚泛素化修饰而促进其降解。有趣的是，在更高等的真核细胞中，研究者发现 APC/C 能够催化底物发生另一种泛素化修饰，K11 多聚泛素化修饰，而不是 K48。

事实上早在之前的生化实验中就发现了 K11 多聚泛素化修饰，但其功能却无法彻底阐明。由于将细胞蛋白酶体抑制后，K11 多聚泛素化会增加，研究人员认为其可通过使用泛素链特异性抗体介导蛋白降解。研究发现，当细胞激活 APC/C 时，K11 多聚泛素化链水平急剧增加；与之相反抑制 K11 多聚泛素化后可导致 APC/C 底物稳定性增加，从而发生细胞周期阻滞。因此，在更高等的真核细胞中，K11 多聚泛素化，通过介导关键细胞周期调控蛋白的蛋白酶体降解，对正确的细胞分裂而言是不可或缺的。

（二）泛素化修饰与受体内化

配体诱导的跨膜受体的激活可启动一系列胞内信号通路而调控关键的细胞生物学过程，如细胞增殖、分化、迁移与存活。因此受体通路的时空调控对细胞正确的生物学功能极为重要。其中一类调控机制便是对受体的泛素化修饰，通过促进受体内化并靶向溶酶体降解，从而确保受体通路的及时终止。研究发现，对货物蛋白进行的单泛素化修饰已经足够将其靶向溶酶体，但从酵母菌的空泡分选研究中提示 K63 泛素链修饰可进一步增加此过程的效率，也许是因为 K63 泛素链采取了一种开放性的构型而增加了自身与泛素作用结构域的亲和力。一项近期的质谱研究提示超过 50% 表皮生长因子受体（epidermal growth factor receptor，EGFR）连接的泛素是以 K63 泛素链形式存在的。而几个过表达 K63 突变泛素的实验清晰地表明神经生长因子受体 TrkA 和 MHC I（major histocompatibility complex I）的内化运输也依赖于 K63 泛素链修饰。由于受体酪氨酸激酶（receptor tyrosine kinases，RTK）在细胞生物学功能中的核心作用，对 RTK 的泛素化修饰研究也最为充分，尤其对于 EGFR，早已成为泛素化研究领域的热点分子。

当配体诱导 EGFR 激活后，EGFR 很快发生泛素化，起作用的 E3 连接酶主要是 Cbl（Cas-Br-M ecotropic retroviral transforming sequence）RING – 类型 E3 泛素连接酶，Cbl 可直接被招募到激活的 EGFR 胞内段的磷酸酪氨酸残基（Tyr1045 – P）处，也可间接被接头蛋白 GRB2（growth factor receptor-bound protein 2）募集到胞膜处促进激活的 EGFR 泛素化。EGFR 被泛素化修饰的方式主要是单泛素化修饰及 K63 多聚泛素化修饰，并且配体的浓度与泛素化的程度可影响 EGFR 内化的路径。例如，当 EGF 处于低浓度时，EGFR 的泛素化程度难以被检测到，此时 EGFR 主要进行由网格蛋白（clathrin）介导的内化。而当 EGF 处于高浓度时，大量 EGFR 处于泛素化状态，此时 EGFR 主要发生的 Clathrin 非依赖但脂质筏依赖的内化。内化方式的不同也决定了 EGFR 的命运与信号通路的持续时间，当 EGFR 进行由网格蛋白介导的内化时，EGFR 并不进入溶酶体反而被重循环到胞膜上，从而延长并增强了 EGFR 信号通路，反之进行网格蛋白非依赖的 EGFR 更容易被运送到溶酶体执行降解。然而，有些研究表明，即便 EGF 处于低浓度，EGFR 的泛素化也可被检测并能促进 EGFR 进入网格蛋白小窝。尽管泛素化对 EGFR 的具体调控机制与作用未彻底阐明，但几乎所有的实验数据都表明泛素化可影响 EGFR 的内化程度，内化路径而调控 EGFR 的命运，从而改变整条 EGFR 信号通路。

（三）泛素化修饰与 DNA 损伤修复

面对频繁外部的（例如紫外辐射与化学致癌剂）和内部的（例如活性氧）各种损伤因子，基因组不可避免会出现损伤，因此及时的 DNA 损伤修复对保持基因组完整性是必需的。为此真核生物主要发展出了 5 条 DNA 修复通路，这包括核苷酸切除修复（nucleotide excision repair, NER）、碱基切除修复（base excision repair, BER）、错配修复（mismatch repair, MMR）、同源重组（homologous recombination, HR）以及非同源末端连接（non-homologous end joining, NHEJ）修复。近年来的研究又提示存在着一条 DNA 复制压力通路的修复机制，被称为跨损伤 DNA 合成（translesion DNA synthesis, TLS）。现有研究发现相当一部分 DNA 修复蛋白存在着极为动态的泛素化修饰，并与上述 DNA 修复通路功能状态紧密相关，尤其引人注意的是 DNA 修复蛋白的单泛素化修饰存在与否对同源重组途径及跨损伤修复途径产生的巨大影响。

当 DNA 发生交联时，一系列蛋白质协作通过 HR 及 TLS 通路修复 DNA 以维持基因组稳定性。如果基因发生突变破坏了此类蛋白质的正常功能就会导致一种被称作范科尼贫血（fanconi anemia, FA）的临床综合征，患者染色体不稳定性增加并更容易罹患白血病与鳞状细胞癌。

有趣的是，其中一种 FA 蛋白，范可尼贫血互补群 D2（fanconi anemia complementation group D2，FANCD2），在处于各种 DNA 损伤条件下时可特异性地在第 561 位赖氨酸上被单泛素化修饰。单泛素化修饰的 FANCD2 被募集到染色体相关核灶处，并与乳腺癌抑制蛋白及卵巢癌抑制蛋白 BRCA1（breast cancer 1）和 BRCA2 以及其他 DNA 修复蛋白发生相互作用。将 FANCD2 上第 561 位赖氨酸突变为精氨酸可破坏 FANCD2 的单泛素化修饰，从而破坏 FANCD2 与其他一系列 DNA 修复蛋白的相互作用进而导致 DNA 修复失败，并且研究者已在许多 FA 患者来源的细胞中发现此现象。FA 患者中存在各种互不相同但都能破坏 FANCD2 单泛素化修饰的突变，这提示有许多 FA 蛋白协作于一条公共通路来调控 FANCD2 的单泛素化修饰。

DNA 损伤应答的功能是修复 DNA 损伤和保持自身基因组的稳定性。在正常的 DNA 复制中，泛素化反应引导着蛋白质降解以提供复制最佳环境。在此阶段泛素的功能是防止重复复制，调节 DNA 复制叉的移动，核染色质重建以及复制叉终止时复制体的分解。DNA 损伤时，泛素化反应参与了 DNA 损伤应答过程中的 PTM 以保持基因组的完整性，并及时集合或移除与 DNA 损伤信号传导和修复相关的蛋白质。由于 DNA 损伤及基因组的不稳定信号是许多人类肿瘤的典型特征，也是肿瘤精准医疗的切入点，抑制肿瘤 DDR 的靶向疗法具有较大的前景。

1. 泛素化与复制后修复

DNA 的损伤耐受中复制后修复（post-replication repair，PRR）机制起了重要作用。在细胞 S 期，绕过损伤区域的方式有两种，一种是 DNA 跨损伤合成（DNA translesion synthesis，TLS），即绕过损伤区域进行合成，另一种是模板转换（template switch，TS），即利用姐妹染色单体进行合成。两种方式的本质区别在于前者仍然可能发生错误，而后者被认为是无误的。PRR 蛋白的泛素化修饰在两种方式的选择中起决定性的作用，例如，增殖细胞核抗原（proliferating cell nuclear antigen，PCNA）在单泛素化时走 TLS 路径，聚泛素化时走 TS 路径。

2. 泛素化与 DNA 双链断裂

泛素化修饰是 DNA 双链断裂（DNA double strand break，DSB）应答的一种。为响应 DSB，核染色质及其相关蛋白质发生泛素化，并聚集重要 DSB 修复因子，促使电离辐射诱导聚焦点（ionizing radiation-induced foci，IRIF）形成以标记 DNA 损伤位点。其中 E3 泛素连接酶 RNF8、RNF168 等在组蛋白泛素化中起了关键性作用。在损伤位点，RNF8（RING finger protein 8）促使组蛋白 H1 泛素化，RNF168 则催化了 H2A 型组蛋白 N 端的 K13 和 K15 位泛素化。这些泛素化的累积是 DSB 应答的基础，促使了修复蛋白复合物的形成。此外在核染色质修饰中还存在 H2A 在 K119 位的单泛素化和 H2B 在 K120 位的单泛素化，E3 连接酶 BBAP 催化的 H4K91 的单泛素化也加强了 DSB 修复因子的聚集。

3. 泛素化与全基因体核苷酸切除修复

化学致癌物、紫外线或细胞代谢副产物会引起不同 DNA 加合及交联。此时要保持基因组的稳定性需要全基因体核苷酸切除修复（global-genome nucleotide excision repair，GG-NER）行为。当细胞响应紫外线引起的 DNA 修复时，启动因子 XPC（xeroderma pigmentosum group C）被 2 个 E3 连接酶 CRL4DDB2 和 RNF111 双重泛素化，并与损伤 DNA 相互作用，启动 GG-NER 响应。缺少任意一种酶都会使 DNA 修复失效，因此 CRL4DDB2 和 RNF111 在紫外线引起的损伤修复中至关重要。

（四）泛素化修饰与细胞凋亡

凋亡的正确时空调控对多细胞生物的生存至关重要。过强的凋亡可促使神经退行性疾病、贫血症与移植物排斥的发生；而减弱的凋亡则可以导致自身免疫性疾病与癌症。越来越多的研究发现对凋亡蛋白的泛素化修饰在细胞死亡信号通路中起着不容忽视的巨大作用。例如，E3 连接酶 MDM2（murine double minute 2）可泛素化 p53，从而促进其降解。众所周知，p53 强大的肿瘤抑制功能来源于其在各种细胞应激条件下可作为转录因子调控一系列负责细胞周期阻滞与凋亡的靶基因，而在小鼠基因敲除试验中 MDM2 对 p53 的调控作用体现得淋漓尽致。小鼠单独敲除 MDM2 具有胚胎致死性，但同时敲除 p53 则可避免此效应。这种现象提示 p53 为 MDM2 的主要靶蛋白，而且当 MDM2 被敲除后 p53 水平会得到明显提高。另外，

p53 敲除小鼠与 *p53* 及 *MDM2* 双敲小鼠容易患相同类型肿瘤，并具有十分类似的生存曲线，进一步证明了 MDM2 – p53 之间的调控关系及其对细胞生存与肿瘤形成的巨大影响。

凋亡抑制因子 IAP 可影响半胱天冬酶与 SMAC 的稳定性。通过对凋亡不同途径不同底物的泛素化修饰，IAP 不仅可抑制线粒体途径的凋亡通路，还可抑制外源性途径凋亡通路。XIAP（X-chromosome-linked IAP）可直接与半胱天冬酶相互作用而抑制其酶活性，并且将其泛素化而促进其降解。而在 TNFR1 信号通路中 IAP1（C-IAP，又称 BIRC3）和 C-IAP2（也被称为 BIRC2）则可负向调控半胱天冬酶。SMAC 可结合到 XIAP 上而阻止其对半胱天冬酶的抑制，但 C-IAP1 可介导 SMAC 的泛素化与降解从而间接抑制凋亡通路。

二、泛素化修饰与疾病发病机理

由于泛素化修饰在细胞功能的各方面都扮演着重要的角色，因此泛素化失调可产生一系列不良后果，例如信号通路的异常激活或失活、蛋白质复合体形成异常、错误折叠蛋白累积或者蛋白质定位错误，而这都有可能参与疾病发展。由于蛋白酶体抑制剂在多发性骨髓瘤临床应用的成功，许多研究已将靶向泛素化通路作为一种有前景的治疗策略，接下来将以癌症与神经退行性疾病为重点，阐述泛素化异常如何参与疾病发生发展而为其临床应用提供新策略。

（一）泛素化修饰与肿瘤

肿瘤发展是一个多步骤多阶段的递进过程包括促进肿瘤进展基因的激活如原癌基因和抗凋亡基因以及抗肿瘤因素的失活如抑癌基因和促凋亡基因。通过调控不同底物的稳定性与活性，泛素化影响了一系列肿瘤相关通路，甚至对于某一 E3 连接酶，由于底物的不同而使其同时具有癌基因与抑癌基因的功能。尽管这使治疗干预更加复杂，但由于 E3 连接酶是泛素系统中最具底物特异性的组分，它们依然是十分吸引人的药物靶点。

1. 泛素化修饰与蛋白稳定性调控

Ub 连接酶通过调控癌蛋白与抑癌蛋白的稳定性而在许多方面参与到肿瘤发生发展。最著名的例子莫过于泛素化并降解抑癌蛋白 p53 的连接酶 MDM2，与通过控制周期蛋白依赖性激酶（cyclin-dependent kinase）复合体与细胞周期抑制因子 p27 稳定性而调控细胞周期的 SCF 和 APC/C 连接酶复合体。参与细胞周期与检验点调控的 E3 连接酶对基因稳定性极为关键，而且此类连接酶的突变也并不局限于某一类型的肿瘤而是常见于各种类型并且与临床不良预后紧密相关。例如，前文中提到的 E3 连接酶中的 Cbl 家族成员通过介导激活的受体酪氨酸激酶的溶酶体分选与降解而参与肿瘤发生发展，其中 E3 连接酶 c-Cbl 的突变与异常表达在骨髓异常增生综合征肿瘤中最为常见，并且其突变也不断被发现于原发性结直肠癌及骨髓瘤中。

另一个有趣的例子来自逢希伯 – 林道肿瘤抑制基因（von Hippel-Lindau tumor

suppressor，pVHL），pVHL 的名字源于一种遗传性肿瘤综合征，患有此病的患者易患各种高度血管化的肿瘤如肾细胞癌、胰腺癌以及中枢神经系统肿瘤。而 pVHL 恰好是 VCB-Cul2-VHL Ub 连接酶复合体中负责底物识别的关键组分。在缺氧条件下，HIF－1a 可诱导血管内皮生长因子和葡萄糖转运体－1 的表达，而在正常情况下，HIF－1a 可被 pVHL 识别并泛素化从而被蛋白酶体降解，当 *VHL* 基因发生突变时，HIF－1a 难以被降解而稳定性异常增高，从而促进肿瘤的快速血管化而加快肿瘤生长。

2. 泛素化修饰与蛋白活性调控

泛素化修饰也可以通过影响癌蛋白与抑癌蛋白的活性而参与肿瘤的发生发展。最好的例子莫过于小三磷酸鸟苷（guanosine triphosphate，GTP）酶 Kirsten 鼠肉瘤病毒癌基因（Kirsten rat sarcoma viral oncogene，K-RAS），在缺乏受体刺激的情况下，对其单泛素化修饰即可激活 K-RAS。在以往的研究中，研究者发现 RAS 被 Rabex-5 连接酶泛素化修饰可以调控其内体的定位，而被 b-TrCP 连接酶泛素化则介导其蛋白酶体降解，然而近期研究却发现泛素本身可以影响 K-RAS 对 GTP 酶激活蛋白（GTPase-activating proteins，GAP）的反应从而增加 GTP-RAS 的量，进而增加下游通路的激活。另一方面，研究者又发现 RAS 的泛素化可以增强其与 PI3K 的相互作用，从而强化 PI3K－蛋白激酶 B（protein kinase B，AKT）信号通路，而这正是 RAS 突变体 RAS G12V 致癌能力的机制之一。

（二）泛素化修饰与神经退行性疾病

神经退行性疾病中的 UPS 损伤假说有一系列细胞学和遗传学数据支持。例如这些疾病都存在着不同环节和不同程度的 UPS 损伤，包括泛素化过程，去泛素化过程以及底物传递过程。

神经退行性疾病如帕金森病或阿尔茨海默病又或者多聚谷氨酰胺重复疾病如亨廷顿氏病都以蛋白质聚集体的毒性累积为特征，从而破坏细胞稳态与神经元功能而致病。而尽管不同疾病中蛋白质聚集体的组分与定位都不尽相同，但是它们都对抗泛素抗体有免疫活性。越来越多的研究证明，泛素依赖的 UPS 的异常与蛋白质聚集体的形成紧密相关从而参与神经退行性病变过程中。

1. 泛素化修饰与帕金森病

帕金森病以进行性的黑质多巴胺神经元丧失为特征，从而导致肌肉颤抖、震颤与运动迟缓。路易氏小体，主要是由 a－突触核蛋白组成的蛋白质聚集体，正是帕金森病的诊断特征，而大多数的路易氏小体中的 a－突触核蛋白都处于单泛素化或双泛素化修饰的状态下。在多巴胺能细胞中，泛素化似乎能增加蛋白质聚集程度与 a－突触核蛋白的神经毒性。但是有趣的是，泛素化的效果具有位点特异性，不同赖氨酸位点的泛素化可以显著增强或者抑制原纤维的形成。

PINK1（PTEN-induced putative kinase 1）和 *PARKIN* 基因的突变均可致病。

PINK1 与 E3 连接酶 Parkin 协同作用维持着神经细胞的稳定，Parkin 催化 UB 对靶蛋白的标记，且 Parkin 和 UB 都是被 PINK 磷酸化的。Parkin 是一种多功能 E3 连接酶，还作用于包括 AD 在内的其他神经退行性疾病，Parkin 功能失调会引起神经元变性死亡。

2. 泛素化修饰与阿尔茨海默病

阿尔茨海默病是老年人群体中最常见的神经退行性疾病，患者会出现进展性的记忆丧失与认知障碍，并最终发展为痴呆。神经元胞外的 b－淀粉样蛋白斑和胞内的神经元纤维缠结是阿尔茨海默病患者的病理特征之一，而二者正是由高度磷酸化与泛素化的 tau 蛋白组成的蛋白质聚集体。从阿尔茨海默病患者的脑组织标本与 tau 蛋白病变的小鼠模型的研究中发现，UPS 效率的降低以及受到抑制的自噬－溶酶体通路与 tau 在突触末端的异常累积明显正相关。

经由泛素－蛋白酶体途径（UPP）的蛋白质水解是神经系统行使正常功能的主要分子机制，同时也是一些神经退行性疾病的主要原因。蛋白质的降解在神经系统中具有关键功能，如发育中的突触联结微调以及成年后的突触可塑性。与 UPP 相关的神经退行性疾病包括阿尔茨海默病、帕金森病、亨廷顿病以及肌萎缩性脊髓侧索硬化症。UPP 紊乱也是如快乐木偶综合征等精神疾病的主要原因。

研究显示，在与 AD 相关的 Aβ 前体蛋白形成和 Aβ 代谢信号通路中，Uch-L1（ubiquitin C-terminal hydrolase L1）、UBB＋1（Ubiquitin-B＋1）、E3 连接酶 Fbxo2（F-box protein 2）、蛋白酶体以及促进蛋白聚合的分子伴侣（CRAM－1 与 MOAG－4）均有重要作用。UPP 通过 26S 蛋白酶体调节着 Aβ 代谢和 tau 降解。

3. 泛素化与亨廷顿病

亨廷顿病（HD）是一种以行动异常、认知下降和精神问题为特征的常染色体显性的神经退行性疾病。HD 的发病原因是 4 号染色体上亨廷顿（huntingtin，HTT）基因中三联密码子 CAG 重复数增多（35 个及以上），引起聚谷氨酰胺片段扩大，从而产生突变型亨廷顿蛋白（mutant huntingtin，mHtt），并在神经元细胞内形成聚合体。

鉴于 mHtt 的累积是其神经毒性的首要条件，清除 mHtt 将有助于 HD 治疗。因此，UPS（主要清除真核细胞内可溶的和短寿蛋白）以及自噬（主要清除长寿蛋白、聚合蛋白和损伤细胞器）这两种清除错误折叠蛋白的水解机制就显得尤为重要。研究显示 Lys48 位和 Lys63 位的泛素化均与通过 UPS 和自噬途径的 mHtt 清除有关，正是 UPS 和自噬两者协同作用才能清除错误折叠蛋白，而连接两者的则可能是组蛋白脱乙酰酶（HDAC6）。

三、线性泛素化

线性泛素化修饰 M1，其泛素链的连接方式较为特殊，是由泛素甲硫氨酸 Met1 的氨基端 N 与另一泛素的甘氨酸（Gly76）的羧基端 C 相连形成。线性泛素化修饰主要参与 NF-κB 信号通路的转导和细胞凋亡通路，在免疫细胞内发挥着重要作用。

线性泛素化复合体 LUBAC（the linear ubiquitin assembly complex）是目前已知的唯一一种能催化线性泛素化修饰的 E3 泛素连接酶。

（一）线性泛素化与经典 NF-κB 通路

线性泛素化修饰，主要参与 TNF-α 和 CD40L 刺激下的经典 NF-κB 通路的信号转导。在经典 NF-κB 通路中，上游的刺激导致 IKK 复合体的磷酸化，IKK 复合体磷酸化后激活，发挥出其蛋白激酶活性磷酸化 IKB。IKB 是 NF-κB 家族中一类亚基 RelA 的抑制物，在细胞未接受刺激的情况下与 RelA 结合抑制 RelA 的活性。IKB 磷酸化后即发生 K48 位多聚泛素化被降解，RelA 被释放并被磷酸化激活，激活的 RelA 入核介导多种基因的转录，NF-κB 信号通路被激活。在整个过程中，LUBAC 主要作用于 IKK 复合体。IKK 复合体由 IKK-α、IKK-β 以及 IKK-γ（NEMO）3 个亚基组成，LUBAC 可以调控 NEMO 的线性多聚泛素化，而连接在 NEMO 上的线性泛素化链可以被另一个 IKK 复合体中的 NEMO 反式识别，从而引起 IKK 复合体的二聚化并引起其自身的磷酸化，磷酸化的 IKK 进一步介导下游信号的转导，从而激活经典 NF-κB 通路。

（二）线性泛素化与细胞凋亡

TNF-α 在刺激细胞激活 NF-κB 的同时，也介导了细胞的凋亡，其具体机制为当 TNF-α 的受体被激活后，其膜内肿瘤坏死因子受体相关死亡结构域蛋白（TNFR-associated death domain protein，TRADD）活化并募集 FADD、RIP、cIAP 等分子形成凋亡复合体，该复合体能够裂解 caspase8，caspase8 被裂解后获得活性，进一步裂解下游的 caspase3 并使其具有活性，最终导致细胞的凋亡。研究人员很早就发现缺乏 LUBAC 的细胞在 TNF-α 的刺激下更加容易凋亡。但对于 LUBAC 如何影响细胞凋亡一直众说纷纭，有人认为 LUBAC 直接影响凋亡复合体的形成，也有人认为由于 LUBAC 介导了 NF-κB 通路，使 NF-κB 下游多种抗凋亡的基因（Bcl2、Bcl2l1 等）高表达从而抑制了细胞凋亡。2018 年，研究发现 LUBAC 通过影响了另一个分子 cFLIP 从而影响细胞凋亡。cFLIP 是细胞内 caspase8 的一个竞争性抑制蛋白，其结构与 caspase8 相似，但缺乏具有使细胞坏死功能的坏死结构域，它的存在可以抑制 caspase8 与凋亡复合体的结合，使 caspase8 难以被活化，从而达到抑制细胞凋亡的效果。Yong Tang 等发现 LUBAC 影响了 cFLIP 的降解，正常情况下 LUBAC 介导的线性泛素化能抑制 cFLIP 产生 K48 泛素化，后者能够导致 cFLIP 水解，当细胞内缺乏 LUBAC 时，cFLIP 产生的 K48 泛素化增加，使得其自身降解增加，对 caspase8 的抑制减弱，细胞凋亡增加。

四、泛素链的空间结构、组装方式及其生物学功能

不同的赖氨酸连接形成的泛素链空间结构各异。同质 K48 泛素链彼此紧紧包裹，产生一种紧凑的球状构象。这种链通过与受体蛋白作用，将蛋白导向蛋白酶

体并进行特异性降解。研究表明至少需要 4 个通过 K48 连接的泛素组成的泛素链才能将底物蛋白导向蛋白酶体。泛素单体表面的疏水性残基 Leu8、Ile44 和 Val70 对于蛋白酶体识别 K48 连接的泛素链十分重要。在近中性 pH（pH 6.7）条件下，该泛素链的整体结构非常类似一种关闭的形式，其 Ile44 疏水口袋彼此相对，而 K6 和 K11 连接的泛素二聚体和泛素四聚体则呈现紧凑的空间结构。由于缺少分子间相互作用，Leu8、Ile44 和 Val70 形成的疏水性口袋暴露在外，这有利于识别 NEMO 等伴侣蛋白。K11 连接的泛素链也存在一定的结构灵活性，即在 K11 连接的二聚泛素链上有不对称的表面基团，并覆盖着其 α 螺旋，或者泛素单体通过 Ile36 口袋对称地相互作用。

在泛素结构中，M1 和 K63 位的残基在空间上接近，因此 M1 和 K63 连接的泛素二聚体有相似但不完全相同的空间构象。它们的泛素间因没有任何联系从而都采取等效开放构象。大部分含有泛素结合结构域的结合伴侣通过这种泛素链识别泛素基团之间的距离和灵活性。K27、K29、K33 泛素链由于丰度低，富集困难，针对其晶体结构的研究还较少。

多样的泛素间连接形式形成了多样的泛素链结构。这些多样的结构可与相关蛋白的结构域发生特异而多样的相互作用，从而将底物蛋白导向蛋白酶体、溶酶体或其他信号通路，形成复杂的信号网络，最终调控细胞的重要生命活动。

（一）K48 泛素链

以 Sic1（Cyclin 依赖的激酶抑制剂）为例，其泛素化可分为两步。首先是在 cullin-RING 泛素连接酶 SCFCdc4 与其泛素耦联酶 Cdc34 作用下，添加第一个泛素到 Sic1 上。随后快速延伸 K48 连接的泛素链。Cdc34 酸性环偏好蛋白质底物泛素化中的 K48 连接的泛素链，攻击 SCF 结合的 Cdc34 - 泛素硫酯从而持续合成 K48 连接的泛素链。

和泛素链合成的严格受控相似，泛素链的降解也具有一定的特异性。在酵母中脱泛素化酶 Ubp15 与人的 USP7 同源，可快速移除泛素单体或二聚体以及 K63 连接的长泛素链，但移除 K48 连接的泛素链过程非常慢。这种对长泛素链的耐受性使 K48 链修饰的底物处于游离状态，直到某种泛素连接酶促使其发生降解。相反地，Ubp12 很容易从末端开始裂解所有的泛素链。

K48 泛素链的主要作用是负反馈调节蛋白质稳定性。已知 K48 泛素链的缺乏对细胞是致死的。该泛素链通过与受体蛋白作用，将蛋白导向蛋白酶体降解。K48 连接的泛素链也参与 DNA 损伤应答。当 DNA 损伤时，RNF8 和 RNF168 泛素连接酶转移到 DNA 损伤位点，介导蛋白 JMJD2A、JMJD2B 和 L3MBTL1 的泛素化，一方面引导 JMJD2A 和 JMJD2B 到蛋白酶体降解，从而解除由于 JMJD2A 和 JMJD2B 结合在甲基化的组蛋白 H4K20 上而造成的 53BP1（肿瘤抑制因子 p53 结合蛋白 1）无法结合，促进 CHK2 的高效磷酸化，并激活 p53。另一方面 L3MBTL1 的泛素化会促进 VCP/p97 和 RNF8/168 依赖的染色体提取效应。

（二）K63 泛素链

通常合成 K63 连接的多聚泛素链依赖于一个额外的蛋白——UEV。该蛋白与泛素耦联酶 Ubc13 形成异二聚体。E1 催化硫醇转移反应将供体泛素加载到 Ubc13 的半胱氨酸活性位点上，此后第 2 个泛素单体加到 UEV 和 E2 上，第 63 位的赖氨酸侧链靠近供体泛素，并与 Ubc13 形成硫酯键。由此，K63 能够攻击硫酯键使供体泛素从 Ubc13 的活性位点上转移到受体泛素的第 63 位赖氨酸侧链上，形成异肽键。最后供体泛素转移到受体位点成为受体泛素，继续后续的泛素化。经过多个循环可形成 K63 连接的泛素链。另外含 JAMM/MPN + 结构的脱泛素化酶对 K63 泛素链的共有特异性也在实验中得到了证明。

研究还发现哺乳动物细胞中存在一种可溶性因子 ESCRT0 以及它的组件 STAM 和 Hrs，可选择性地结合 K63 连接的泛素链，阻止其与蛋白酶体结合，并将底物蛋白特异地定位到溶酶体上。因此，K63 泛素链在哺乳动物细胞中主要参与调节 DNA 损伤修复、线粒体遗传、核糖体和 NF-κB 的功能等非蛋白水解信号途径中，并与遗传性帕金森病相关。但在芽殖酵母中，HECT 类泛素连接酶 Rsp5 能以 K63 连接的泛素链修饰 Mga2 – p120，将其转位到蛋白酶体中完成降解过程。同时该研究也发现了蛋白酶体对长的 K63 泛素链的偏好性。

以亨廷顿舞蹈症为例，在年轻的亨廷顿蛋白基因敲入鼠中，K48 泛素链特异性泛素连接酶 Ube3a（也称 E6AP）含量很高，它以 K48 泛素链修饰突变的亨廷顿蛋白，并将其引导到蛋白酶体，进行特异性降解。随着年龄的增长，Ube3a 的含量逐渐减少，蛋白酶体能够有效降解的突变亨廷顿蛋白逐渐减少，导致突变亨廷顿蛋白被 K63 泛素链修饰，进而发生蛋白质聚集，出现选择性神经退行性疾病，并最终形成亨廷顿舞蹈症。

（三）K11 泛素链

K11 连接的泛素链在体内和体外均作为蛋白酶体的高效靶向信号。不同于其他链，K11 泛素链的高效合成依赖于泛素表面的 TEK-box。有意思的是 APC/C 底物中同样发现了同源的 TEK-box 结构，它可促进成核反应。拓扑结构研究发现 APC/C 是一种 Ring finger 类泛素连接酶，猜测 APC/C 识别底物和泛素表面相同的 TEK-box 基序，以此促进第一个泛素到底物赖氨酸残基的转移。之后 APC/C 与其特异性的泛素耦联酶 UbcH10 借助泛素表面的 TEK-box 高效特异地组装 K11 链，从而实现严格的细胞周期调控。

除泛素连接酶外，近年也有研究鉴定到了 K11 泛素链的其他特异性底物，如泛素耦联酶 Ubc6。该酶主要合成 K11 泛素链，且在内质网相关降解途径中发挥作用。另外 OTU 家族的去泛素化酶 Cezanne 特异性地对 K11 泛素链修饰的底物进行去泛素化，再次说明了 DUB 对泛素链的特异性。

（四）K6 泛素链

K6 连接的泛素链可由 Rad6（酵母直接同源 UbcH2）催化形成。有趣的是在合适的 E3 存在时，Rad6 也可以主要催化 K48 连接的泛素链合成。类似的情况在 p53 泛素化时也会发生。当存在 E6AP 时，UbcH5c 主要催化 p53 发生 K48 泛素链修饰；但是当 BRCA1/BARD1 存在时，UbcH5c 主要催化生成 K6 泛素链。此外，红褐蛋白环指蛋白 1（MGRN1）能以 K6 泛素链修饰 α-tubulin。除泛素化修饰的特异性外，最新研究表明去泛素化酶 USP8 能特异性消化 Parkin 蛋白上 K6 泛素链，从而招募 Parkin 到去极化的线粒体中，最后经线粒体自噬得以消除。

K6 连接的泛素链的生理功能至今不甚明了。已有的研究表明 K6 泛素链能够修饰一种肿瘤抑制因子 BRCA1。BRCA1 本身可与 BARD1 组成异二聚体，具有 E3 泛素连接酶的活性，催化泛素链的形成，并参与包括 DNA 修复、转录调节以及细胞周期检验点控制等多种细胞过程。BRCA1 的突变可能造成遗传性胸癌或卵巢癌等多种人类严重疾病。虽然 BRCA1 泛素化后续的信号传递机制尚不清楚，但是这足以说明 K6 连接的泛素链对机体正常生命活动的重要性。

（五）K27、29、33 泛素链

由于 K27/29/33 连接的泛素链在生物体内的含量偏低，富集困难，因此针对这几种泛素链的研究较少，但是一些研究已经表明这几种泛素链在生命活动中也扮演着重要的角色。

泛素连接酶 TRAF6 在组装 K63 连接的泛素链中发挥作用，但也促进 K6、K27 和 K29 泛素链在帕金森疾病相关蛋白 DJ-1 和 α-synucluin 上的组装，从而促进它们在细胞质中的积累。在宿主与病原相互作用时，两种不同的 K27 泛素链修饰 NF-κB 调节亚基 IFF-γ（也叫 NEMO）。在病毒感染时，泛素连接酶 TRIM23 添加 K27 泛素链到 IFF-γ 上，激活 IFF-γ 并产生抗病毒干扰素 β。相反地，当感染志贺氏杆菌时，细菌泛素连接酶 IpaH9.8 添加另一种 K27 泛素链到 IFF-γ 上，促进其降解，从而抑制 NF-κB 信号和宿主防御应答。转录调节蛋白 Jun 的半衰期也严格地受到 K27 泛素链的调控。在多个类型的细胞中很多泛素连接酶能特异性地催化 Jun 发生 K27 泛素链修饰，进而经由 TSG101 和 HRS 的识别将其转位到溶酶体，完成蛋白质自身的降解，以应答不同的刺激。此外，最新的研究还发现 K27 连接的泛素链也在抑制自身免疫性疾病中发挥作用。

Deltex（*DTX*）和 *AIP*4 是果蝇 deltex 与其抑制基因的人类直系同源基因，参与抑制 Notch 信号途径。这两种基因分别编码 RING-H2 和 HECT 类泛素连接酶。研究发现这两种分子相互影响，并且部分共定位于内吞膜泡中。AIP4 主要组装 K29 连接的泛素链，并将自身与 DTX 泛素化，引导 DTX 靶向溶酶体降解，表明 K29 连接形式与溶酶体降解和内吞作用相关。另外 K29 连接的泛素链也参与蛋白酶体靶向信号，与招募底物蛋白解折叠伴侣蛋白（如 VCP/Cdc48p）的过程相关。

最近研究发现一种新的泛素连接酶 CUL3-KLHL20 可催化 CRN7 的 K33 泛素链修饰。修饰后的 CRN7 定位于高尔基体网反面，从而稳定 F 肌动蛋白，并促进 post-Golgi 转运。在 T 细胞中也发现了 K33 的泛素链。这些 K33 泛素链是由泛素连

接酶 Cbl-b 和 Itch 共同催化 TCR-ζ 的泛素化修饰形成的，可抑制 TCR-ζ 信号的磷酸化及与酪氨酸激酶 Zap-70 的联系，最终约束 TCR 信号。

（六）线性泛素链

泛素分子 N 端的甲硫氨酸残基也可与另一个泛素分子 C 末端的羧基共价结合，形成线性泛素链。一个 600 kDa 的 E3 复合物 LUBAC 负责形成线性泛素链。该复合体包括泛素连接酶 HOIL-1、HOIL-1 相互作用蛋白 HOIP 和 SHARPIN 等 3 部分。由于 HOIL-1 含有与泛素相互作用的结构域 UBL，而 HOIP 上有与蛋白酶体结合的结构域 UBA，推测 LUBAC 具有将靶蛋白导向蛋白酶体降解的作用。LUBAC 功能多样，不仅参与炎症抑制和免疫应答调节，还在炎症和固有免疫中参与 NOD2 信号传递、NF-κB 信号激活、TNF 介导的基因诱导、负反馈调节 RIG-1 和 TRIM25 介导的 1 型干扰素感应以及巨噬细胞 Toll 样受体 2（TLR2）应答等多种信号传递过程。

现今研究最清楚的是其在 TNF 受体 1（TNF-receptor 1，TNFR1）中的作用。当有 TNF 信号刺激时，TNF 与 TNFR1 交联形成 TNF-RSC，交联的 TNFR1 招募 TNFR1 相关的死亡结构域（TNFR1 related death domain，TRADD）和受体相互作用蛋白 PIP1、TRAF2 被招募到 TRADD，cIAP（细胞凋亡抑制蛋白）1 和 2 转移到 TRAF2，LUBAC 转移到 Ciap（有 E3 连接酶活性），并形成泛素化。LUBAC 随后以线性泛素链修饰 RIP1 和 NF-κB 必需的调节因子 NEMO。cIAP 和 LUBAC 使用不同的泛素链赋予 TNF-RSC 不同的基因活化功能，使 IKK 和 TAK/TAB（TNF-β 活化激酶 1 和 TAK1 结合蛋白）复合物在 TNF-RSC 中实现正确定位和差异调节。

而最新的研究表明在骨髓衍生巨噬细胞中一种新的 HOIL-1L 作为 NLRP3/ASC 炎性小体活化的必需调节子。当刺激 NLRP3 时，NLRP3 炎性小体适配器蛋白凋亡相关斑点样蛋白 ASC 发生线性泛素链修饰，从而在细胞质中由分散的状态转表现为明显的区域分布。此外 LUBAC 能够活化 caspase 1 从而以一种独立于 NF-κB 的形式促进 IL-1β 的形成。这说明 LUBAC 也可以作为固有免疫的一种调节因子。

（七）混合和分支泛素链

相对于同质泛素链，混合和分支泛素链的组装和拓扑学结构更加复杂，对其进行研究也更加困难。但已有的结果显示混合和分支泛素链同样具有重要的生物学功能。

目前对于混合和分支泛素链的组装机制研究比较清楚的是 APC/C 组装的分支泛素链。首先 Ube2C 以含 K11、K48、K63 的短泛素链修饰 APC/C 的底物，之后 Ube2S 添加大约 6 个 K11 连接的泛素分子到这些短泛素链上，从而在底物上形成分支泛素链。这些分支泛素链能快速地将底物从 APC/C 复合物中移出，导向蛋白酶体发生降解。这一过程能介导包括 Cdc20 在内的许多 APC/C 底物的降解，从而促使纺锤体检验点的去组装，使细胞退出有丝分裂。另外，Kaposi's 肉瘤相关疱疹病毒 K5 基因产物也能以 K11 和 K63 连接的混合泛素链修饰组织相容性复合物 MHC I，从而促进 MHC I 的内吞作用。而 K63 和 M1 连接的混合泛素链能修饰白细胞介素 1 相关激酶 IRAK1、类 Toll 受体 1/2 激动剂 1/2、髓样分化初反应基因 *MyD*88 以及 *IRAK*4 等，从而活化 IKK 复合物。

（八）单泛素化修饰

单泛素化并不像通常的多聚泛素链一样将底物蛋白导向蛋白酶体进行降解，而是受体内化、膜泡分选、转录激活、DNA 修复、Ras 活化 81 和基因沉默的信号。最先鉴定到的泛素化组蛋白 H2A 即是单泛素化蛋白，但这种修饰事件的功能至今未证明。在酵母中 H2B 是唯一已知的存在泛素化修饰的组蛋白。在组蛋白乙酰化或泛素化缺陷的突变中，一种 SWI/SNF 染色体重构因子定位到 GAL1 上游激活序列，但是在二者皆突变时不会出现。这说明 H3 的乙酰化与 H2B 的泛素化在转录激活中存在相同的功能。另外 H3 第 4 位赖氨酸的甲基化与染色体沉默相关。通过突变抑制 Rad6 介导的 H2B 的第 123 位赖氨酸的泛素化，可使 Set1 介导的组蛋白 H3 第 4 位的赖氨酸残基无法发生甲基化，从而造成染色体端粒沉默。此外，H2B 的 C 末端螺旋参与了核小体间的相互作用。因此 H2B 的 C 末端第 123 位赖氨酸残基的泛素化可能破坏这些核小体间的相互作用，改变局部和整体的染色体折叠形式，从而影响基因的表达。

六、未来研究方向

泛素对细胞的生命活动不可或缺。尽管泛素发现已有半个多世纪，与泛素相关的研究成果也层出不穷，但是由于泛素化系统的复杂性，人们目前对其的认知还只是冰山一角，很多问题仍有待研究。例如泛素修饰酶的底物鉴定、细胞平衡打破后蛋白质泛素化修饰的改变等，这些问题的研究有赖于泛素其他性质的发现。此外，底物蛋白上泛素链拓扑结构的解析仍是一项极具挑战性的任务。

目前，泛素 E3 的底物特异性仍然是该领域研究的一个热点问题，这是因为 E3 作为泛素化传递链的最后一步中的关键酶，在底物识别时发挥非常重要的作用。E3 也是最重要的药物靶点，特别是降解抑癌蛋白的 E3 连接酶，例如 MDM2，是各大药企和研究机构关注的热门靶点。然而，采用一些传统方法，如基因敲除、RNAi 等，由于 E3 和底物之间复杂的交叉作用，很难实现这个目标。我们课题组采用噬菌体展示和酵母细胞展示技术，在细胞中构建一条由突变体组成的正交泛素途径，是一个很有效的研究底物特异性的工具。近年来，基于质谱的蛋白质组学发展迅速，成为研究细胞信号传导中蛋白质的强大的工具，已应用于蛋白质翻译后修饰和获得性免疫等多个领域。借助这个工具研究细胞不同生命活动中差异显著的蛋白质的性质，如蛋白质丰度、蛋白质间相互作用、PTM、亚细胞定位、蛋白质合成及降解速率等会变得相对容易，了解这些变化的规律将有助于精确定位靶点，并针对性地治疗相关疾病。可以想象，泛素化中蛋白的蛋白质组学研究将会带来更多令人惊喜的结果。

尽管许多泛素化修饰的原则得到了阐明，但泛素化修饰的生化机制与生理功能远未得到充分理解，例如泛素化本身如何被调控以及泛素化与其他 PTM 如磷酸化、乙酰化之间的相互关系。

近年来，泛素这一信号分子的重要性得到了越来越多的关注和证明。但随着研究的深入，更多的泛素及其修饰的生物学问题逐渐显现，有待多学科的科学家去探索。在泛素化蛋白研究的技术方面，高覆盖定量蛋白质组学技术的飞速发展为泛素－蛋白酶体系统的深入研究提供了契机。抗体、表位标签、串联亲和纯化、定点突变等策略使得富集低丰度的泛素化蛋白质底物成为可能。在数据分析方面，生物信息学人才的加盟为蛋白质泛素化的系统生物学研究提供了便利。他们系统收集、汇总、处理、存储和呈现了泛素/泛素化相关的信息和数据，成功构建了包括 UbiProt（泛素化修饰底物蛋白数据库 http：//ubiprot. org. ru/）、hUbiquitome（实验验证的人类泛素化相关蛋白质数据库http：//202. 38. 126. 151/hmdd/hubi/）、E3Miner（使用文本挖掘方法建立的泛素化 E3 数据库 http：//e3miner. biopathway. org/e3miner. html）、E3Net（升级的 E3Miner http：//pnet. kaist. ac. kr/ e3net/）等系列数据库。这些数据库的构建不仅集中了特定的泛素相关信息，而且为构建细胞内泛素相关信号通路网络及泛素化与其他翻译后修饰的复杂关联奠定了基础，也为更好地为预测泛素化位点和泛素化修饰的基序提供了线索。如何解读这些海量数据并且用生物学的方法验证这些数据隐含的生物学信息，如何获得各种不同连接形式的泛素链是一直以来困扰科学界的难题。最近 Tatjana Schneider 等利用密码子扩张和以点击化学为基础的聚合作用合成了人工泛素链，为我们分析复杂的泛素信号提供了契机。未来人们将继续关注泛素系统的时空活性及其在多种生理过程中所扮演的重要角色，并就泛素链及泛素相关酶类的特异性进行探究。

此外，人们对以泛素－蛋白酶体系统关键蛋白作为药靶的可行性也给予了越来越多的关注。如何将基础研究所得结果快速转变为实际应用，以期找到治疗某些疾病的方法是我们需要面对的重大问题。未来人们希望鉴定所有的泛素修饰酶，揭示泛素化引导的分子信号及其生物学功能，建立泛素化与其他翻译后修饰的串联相互作用网络，从而发现与某些疾病相关的关键蛋白的泛素化靶点，开发单靶点或多靶点药物，为人类战胜现今无法治疗的疾病作出贡献。

未来的研究会进一步聚焦于泛素化修饰这一动态网络，其是如何参与生理学进程又怎样影响生物学功能。例如，不同的 E2 与 E3 之间的联系，不同的泛素化修饰种类（单泛素化、多泛素化，以及多聚泛素化）以及不同的多聚泛素化链（连接通过 Met1、Lys6、Lys11、Lys27、Lys29、Lys33、Lys48 和 Lys63）仍需进一步研究。与此同时，对于泛素化修饰的进一步理解也必将推动一系列相关疾病的研究与治疗。近期，线性泛素化通路与炎症、肿瘤与自身免疫性疾病的相互关系取得了巨大突破，并有望为上述疾病的治疗提供新思路。因此，随着对泛素化修饰的深入研究与治疗技术的不断发展，对泛素化通路进行操作将成为一种富有前景的高度特异性的治疗方法。

参考文献

［1］Petroski MD，Deshaies RJ. Function and regulation of cullin-ring ubiquitin ligases. Nat Rev Mol Cell Biol，2005，6：9 – 20.

［2］Schreiber A，Stengel F，Zhang Z，et al. Structural basis for the subunit assembly of the anaphase-promoting complex. Nature，2011，470：227 – 232.

［3］Matsumoto ML，Wickliffe KE，Dong KC，et al. K11 – linked polyubiquitination in cell cycle control revealed by a K11 linkage-specific antibody. Mol Cell，2010，39：477 – 484.

［4］Geetha T，Jiang J，Wooten MW. Lysine 63 polyubiquitination of the nerve growth factor receptor TrkA directs internalization and signaling. Mol Cell，2005，20：301 – 312.

［5］Sigismund S，Argenzio E，Tosoni D，et al. Clathrin-mediated internalization is essential for sustained EGFR signaling but dispensable for degradation. Dev Cell，2008，15：209 – 219.

［6］Kazazic M，Bertelsen V，Pedersen K W，et al. Epsin 1 is involved in recruitment of ubiquitinated EGF receptors into clathrin-coated pits. Traffic，2009，10：235 – 245.

［7］Jain AK，Barton MC. Making sense of ubiquitin ligases that regulate p53. Cancer Biol Ther，2014，10：665 – 672.

［8］Broemer M，Tenev T，Rigbolt KT，et al. Systematic in vivo RNAi analysis identifies IAPs as NEDD8 – E3 ligases. Mol Cell，2010，40：810 – 822.

［9］Hu S，Yang X. Cellular inhibitor of apoptosis 1 and 2 are ubiquitin ligases for the apoptosis inducer Smac/DIABLO. Biol Chem，2003，278：10055 – 10060.

［10］Salvesen GS，Duckett CS. IAP proteins：blocking the road to death's door. Nat Rev Mol Cell Biol，2002，3：401 – 410.

［11］Schwartz AL，Ciechanover A. Targeting proteins for destruction by the ubiquitin system：implications for human pathobiology. Annu Rev Pharmacol Toxicol，2009，49：73 – 96.

［12］Richardson PG，Barlogie B，Berenson J，et al. A phase 2 study of bortezomib in relapsed，refractory myeloma. N Engl J Med，2003，348：2609 – 2617.

［13］Wade M，Li YC，Wahl G M. MDM2，MDMX and p53 in oncogenesis and cancer therapy. Nat Rev Cancer，2013，13：83 – 96.

［14］Frescas D，Pagano M. Deregulated proteolysis by the F-box proteins SKP2 and beta-TrCP：tipping the scales of cancer. Nat Rev Cancer，2008，8：438 – 449.

［15］Schmidt MH，Dikic I. The Cbl interactome and its functions. Nat Rev Mol Cell Biol，2005，6：907 – 918.

［16］Xu L，Lubkov V，Taylor L J，et al. Feedback regulation of Ras signaling by Rabex – 5 – mediated ubiquitination. Curr Biol，2010，20：1372 – 1377.

［17］Kim SE，Yoon JY，Jeong WJ，et al. H-Ras is degraded by Wnt/beta-catenin signaling via beta-TrCP-mediated polyubiquitylation. Cell Sci，2009，122：842 – 848.

［18］Baker R，Lewis SM，Sasaki AT，et al. Site-specific monoubiquitination activates Ras by impeding GTPase-activating protein function. Nat Struct Mol Biol，2013，20：46 – 52.

［19］Bennett EJ，Bence NF，Jayakumar R，et al. Global impairment of the ubiquitin-proteasome system by nuclear or cytoplasmic protein aggregates precedes inclusion body formation. Mol Cell，

2005，17：351－365.

[20] Tofaris GK，Razzaq A，Ghetti B，et al. Ubiquitination of alpha-synuclein in lewy bodies is a pathological event not associated with impairment of proteasome function. Biol Chem，2003，278：44405－44411.

[21] 樊代明. 整合医学：理论与实践. 西安：世界图书出版西安有限公司，2016.

[22] 樊代明. 整合医学：理论与实践⑦. 西安：世界图书出版西安有限公司，2021.

[23] Lee JT，Wheeler TC，Li L，et al. Ubiquitination of alpha-synuclein by Siah－1 promotes alpha-synuclein aggregation and apoptotic cell death. Hum Mol Genet，2008，17：906－917.

[24] Meier F，Abeywardana T，Dhall A，et al. Semisynthetic，site-specific ubiquitin modification of alpha-synuclein reveals differential effects on aggregation. J Am Chem Soc，2012，134：5468－5471.

[25] Tai HC，Serrano Pozo A，Hashimoto T，et al. The synaptic accumulation of hyperphosphorylated tau oligomers in Alzheimer disease is associated with dysfunction of the ubiquitin-proteasome system. Am J Pathol，2012，181：1426－1435.

[26] Wang Y，Martinez Vicente M，Kruger U，et al. Tau fragmentation，aggregation and clearance：the dual role of lysosomal processing. Hum Mol Genet，2009，18：4153－4170.

[27] Grabbe C，Husnjak K，Dikic I. The spatial and temporal organization of ubiquitin networks. Nat Rev Mol Cell Biol，2011，12：295－307.